中国中医科学院科技创新工程（CI2021A00205）
中国中医科学院医学实验中心协同创新团队建设项目（XTCX2023002）
宋军全国名老中医药专家传承工作室项目

科学出版社"十四五"普通高等教育研究生规划教材

中医导引学

主　审　曹洪欣　宋　军
主　编　代金刚

科学出版社
北　京

内 容 简 介

本教材系科学出版社"十四五"普通高等教育研究生规划教材，全书分三个部分，上篇为基础知识篇，重点介绍中医导引的概念、导引法的起源、发展简史，基本理论，导引的要素，导引常用姿势与要领等内容；中篇为导引习练篇，详细介绍八段锦、六字诀、二十四节气导引术、健心导引术的动作路线、要点、功理功用等，并简要介绍桩功与静功及其他经典导引法的基本知识；下篇为灵活运用篇，具体介绍不同脏腑常见证候的导引处方，并简要介绍导引经典著作。党的二十大报告指出，要推进健康中国建设，把保障人民健康放在优先发展的战略位置。中医导引术可以广泛应用于治未病和慢病康复，是建设健康中国、增进人民福祉的重要手段。本书不仅保持了中医导引学的系统性和完整性，同时客观反映了学科最新进展和成果。

本教材适合高等中医药院校本科生、研究生使用，也可供中医养生爱好者、中西医临床医生、康复科医生阅读。

图书在版编目（CIP）数据

中医导引学 / 代金刚主编. -- 北京 : 科学出版社, 2025. 6.
(科学出版社"十四五"普通高等教育研究生规划教材). — ISBN 978-7-03-082578-0

Ⅰ. R247.4

中国国家版本馆CIP数据核字第2025NQ9316号

责任编辑：鲍　燕　于　淼 / 责任校对：刘　芳
责任印制：徐晓晨 / 封面设计：陈　敬

科学出版社 出版
北京东黄城根北街16号
邮政编码：100717
http://www.sciencep.com

固安县铭成印刷有限公司印刷
科学出版社发行　各地新华书店经销

*

2025年6月第 一 版　　开本：787×1092　1/16
2025年6月第一次印刷　　印张：11
字数：261 000
定价：78.00元
（如有印装质量问题，我社负责调换）

本书编委会

主　　审　曹洪欣　宋　军
主　　编　代金刚
副 主 编　张明亮　王雷永　魏高峡　胡春宇
编　　委　（以姓氏笔画为序）
　　　　　王　智（中国中医科学院医学实验中心）
　　　　　王春云（北京中医药大学）
　　　　　王晓东（浙江中医药大学）
　　　　　王雷永（首都医科大学附属北京中医医院）
　　　　　代金刚（中国中医科学院医学实验中心）
　　　　　刘绍燕（中国中医科学院研究生院）
　　　　　李抒凝（中国中医科学院医学实验中心）
　　　　　张明亮（国际健身气功联合会）
　　　　　陈　姣（中国中医科学院医学实验中心）
　　　　　罗克宇（中国中医科学院医学实验中心）
　　　　　房润丞（中国中医科学院医学实验中心）
　　　　　胡飞雪（南昌大学）
　　　　　胡春宇（中国中医科学院研究生院）
　　　　　姜秀新（中国中医科学院）
　　　　　黄　鑫（中国中医科学院医学实验中心）
　　　　　梁　佳（中国中医科学院研究生院）
　　　　　谢继鼎（中国中医科学院医学实验中心）
　　　　　雷洪涛（中国中医科学院医学实验中心）
　　　　　魏高峡（中国科学院心理研究所）
学术秘书　李抒凝　王　颖
摄　　影　郑　璐　任坤鹏

序

习近平同志指出，中医药学凝聚着深邃的哲学智慧和中华民族几千年的健康养生理念及其实践经验，是中国古代科学的瑰宝，也是打开中华文明宝库的钥匙。对习总书记讲话的深刻内涵，中医药工作者必须认真领会和实践。中医药作为中华民族的瑰宝，博大精深，承载着数千年的智慧与实践经验。在中医丰富的理论与技术体系中，中医导引学占据着独特而重要的地位。它不仅是中医传统治疗方法的重要组成部分，更是一种融合了身心调节、天人合一、养生康复的独特体系。

中医导引学历史悠久，可追溯至远古时期。《黄帝内经》中便有关于导引按跷的记载，将其与针刺、灸焫、砭石、中药等并列为中医的重要治疗手段。历经数千年的发展，中医导引学不断丰富和完善，形成了一套完整的理论和方法体系。它以中医经络学说、气血理论为基础，通过肢体运动、呼吸吐纳和精神调节相结合的方式，达到疏通经络、调和气血、平衡阴阳、扶正祛邪的目的，从而起到强身健体、防病治病、延年益寿的作用。

中医导引学具有独特的优势和广泛的应用价值。在养生保健方面，它能够帮助人们增强体质、提高免疫力、改善心理状态，预防疾病发生。对于处于亚健康状态的人群，中医导引学的锻炼方法可以有效缓解疲劳、调节情绪、改善睡眠，促进身心健康。在疾病治疗和康复领域，中医导引学也发挥着重要作用。它可以作为辅助治疗手段，与药物、针灸、推拿等疗法相结合，提高临床疗效，促进患者的康复。例如，对于一些慢性疾病如心血管疾病、糖尿病、慢性呼吸系统疾病等，以及康复期的患者，如中风后遗症、术后恢复等，中医导引学的针对性锻炼方法能够帮助患者恢复肢体功能、改善脏腑功能、提高生活质量。

然而，长期以来中医导引学的理论和技术散落于众多中医典籍之中，缺乏系统的整理和研究。随着医学的发展和人们健康观念的转变，中医导引学的价值逐渐被重新认识和重视。

代金刚研究员多年来扎根中医导引学领域，出版《中医导引养生学》《中医导引与疾病防治》《常练导引术 提高免疫力》《经络导引》等书，承担国家自然科学基金、国家社会科学基金等各类科研项目20余项，发表学术论文100余篇。他深入研究古代典籍，探寻中医导引学的发展脉络，在实践中不断摸索和总结，积累了丰富的经验；他带领团队将八段锦、五禽戏、六字诀、太极拳等导引术带到中央电视台《健康之路》、北京卫视

《养生堂》等节目中,参与录制电视节目800余期;他全面继承传统导引学术体系,推动"二十四节气中医导引养生法"入选国家级和北京市级非物质文化遗产代表作名录。

在该书的编写过程中,代金刚研究员带领编写团队,以"传承精华、守正创新"为指导思想,对中医导引学进行了全面、系统的梳理和阐述。他精心厘清了导引的传承脉络,将散落于各中医典籍中的导引之理、法、方汇编成册,为中医导引学的研究和学习提供了丰富的资料。同时,他还积极收集整理近年来各医院(含临床机构)运用导引与中药、针灸、推拿、手术及其他非药物疗法相结合开展临证治疗的思路与经验,使该书兼具专业性和实用性。

该书有助于中医从业者更好地掌握和应用中医导引技术,提高临床治疗水平,也为广大中医爱好者和普通民众了解和学习中医导引学提供了一本实用的教材。

该书的出版,是中医导引学领域的一项重要成果。它对于传承和发展中医文化、推广中医导引学的应用、提高人民群众的健康水平具有重要意义。我相信,该书的问世,将为中医导引学的发展注入新的活力,同时,也希望广大读者能够从书中汲取智慧和力量,了解和掌握中医导引学这一古老而又现代的养生保健方法,让自己和家人拥有更加健康、美好的生活。

国家级非物质文化遗产项目(中医生命与疾病认知方法)代表性传承人

中国中医科学院原院长

2025年5月

前　言
——传承中医导引、服务健康中国

党的二十大报告指出，推进健康中国建设，把保障人民健康放在优先发展的战略位置。《中共中央 国务院关于促进中医药传承创新发展的意见》指出，强化中医药在疾病预防中的作用，大力普及中医养生保健知识和太极拳、健身气功（如八段锦）等养生保健方法，推广体现中医治未病理念的健康工作和生活方式。"中医导引学"学科建设旨在落实党的二十大报告关于健康中国的重要论述，以及《"健康中国2030"规划纲要》《国务院关于实施健康中国行动的意见》《中共中央 国务院关于促进中医药传承创新发展的意见》等文件精神，充分发挥中医药作用，从以治病为中心转变为以人民健康为中心，以全社会预防为主，传承创新。

中医导引学是一门深入挖掘和研究导引养生、疗病和康复作用的学科。《素问·异法方宜论》记载了"汤药、针刺、灸焫、砭石、导引、按跷"六大治疗方法。导引与药物、针灸并列，是一种具有鲜明中医学、传统运动特色的治疗手段。导引防病治病思想在《引书》《养性延命录》《诸病源候论》《备急千金要方》《遵生八笺》等经典著作中都有详细论述。

中医导引术作为中医养生文化的重要组成部分，融合了中医理论、养生、起居等多种元素，通过调身、调息、调心的方式，达到强身健体、调畅情志、防病治病、延年益寿的目的。在新时代背景下，传承和发展中医导引术，对于推动健康中国建设、提升全民健康素养具有重要意义。

一、中医导引术的价值与意义

党的二十大报告明确指出要"传承中华优秀传统文化"，中医药学是中华优秀传统文化的瑰宝，是打开中华文明宝库的钥匙。中医导引术是在中医理论指导下，将自身形体运动、呼吸吐纳、精神调节相结合的一种运动方式，也是中华优秀传统文化的载体。中医药工作者传承和练习导引术对于弘扬中华优秀传统文化具有深远意义，具体表现在以下几个方面。

1）强身健体：中医导引术注重身体的柔韧性和力量训练，通过特定的动作和呼吸方法，可以锻炼全身肌肉和关节，增强身体机能，提高身体免疫力。

2）防病治病：中医导引术强调内外兼修，通过调和气血、疏通经络，达到预防和治疗疾病的效果。对于慢性病、亚健康状态等有良好的调理作用。

3）心理调适：中医导引术中的调心环节有助于缓解压力、平静心情，提高心理健康水平。在快节奏的现代生活中，这一点尤为重要。

4）文化传承：中医导引术是中华传统文化的重要组成部分，传承和发展中医导引术有助于弘扬民族文化，增强民族自信心和自豪感。

二、传承中医导引术的策略

1）加强理论研究：深入挖掘中医导引术的理论基础，结合现代医学研究成果，不断完善和丰富中医导引术的理论体系。

2）推广普及教育：将中医导引术纳入学校教育体系，特别是在中小学和高校中开设相关课程，培养学生的健康意识和养生习惯。同时，利用媒体和网络平台扩大宣传，提高公众对中医导引术的认知度和接受度。

3）培养专业人才：加强中医导引术师资力量的建设，培养一批具有扎实理论基础和丰富实践经验的专业人才。通过举办培训班、研讨会等方式，提高现有从业人员的专业素养和教学水平。

4）创新发展模式：结合现代科技手段，创新中医导引术的传承和发展模式。例如，开发中医导引术教学软件、建立在线学习平台等，方便更多人随时随地学习中医导引术。

5）加强国际合作：积极参与国际交流合作，将中医导引术推向世界舞台。通过举办国际研讨会、展览等活动，展示中医导引术的独特魅力和价值，增进国际社会对中医文化的理解和认同。

三、服务健康中国的实践路径

1）融入公共卫生体系：将中医导引术纳入公共卫生服务体系，为公众提供科学、便捷、有效的健康指导和服务。例如，在社区卫生服务中心、养老院、医院等机构充分应用中医导引术，提高居民的健康素养和生活质量。

2）助力慢性病管理：针对慢性病患者制定个性化的中医导引术干预方案，通过长期跟踪和评估，观察其对慢性病管理的积极作用。同时，加强与医疗机构的合作，实现中西医结合的慢性病管理模式。

3）推动全民健身运动：将中医导引术与全民健身运动相结合，推动形成具有中国特色的全民健身文化。通过举办中医导引术比赛、表演等活动，激发公众参与热情，提高全民健身的普及率和实效性。

4）促进健康产业发展：依托中医导引术的独特优势，推动健康产业的发展。例如，开发中医导引术相关的健康产品、旅游项目等，满足公众多样化的健康需求，促进健康产业的繁荣和发展。

本书作者团队自2013年起在中国中医科学院研究生院开设"中医导引学"课程，带领博士研究生、硕士研究生、西学中班学员习练导引术，学习传统文化，通过导引术感悟中医学理论，取得良好效果。为了更好地开展导引术传承、教学、传播、研究等工作，在多年教学、临床和科研基础上，撰写《中医导引学》，以满足学科建设需要。

本书分为基础知识篇、导引习练篇、灵活运用篇，使读者能够系统了解中医导引学的体系。书中介绍了中医导引的基本理论、基本姿势、要点和易学易练的导引法，如八段锦、六字诀、二十四节气导引术、健心导引术等，以及导引术在慢病防治中的应用思路等，便于读者全面认识导引术在养生、疾病治疗及康复中的应用思路。

本书图文并茂，便于读者参考习练。因导引术为连贯动作，无法对每张图片逐一命名，因此大部分图片仅展示动作过程，不设图题，仅有图号。基于动作的连贯性，书中无法用图片完整呈现每一个动作细节，若读者在原文中遇到某句话描述的动作找不到对应图片，或少数原文内容找不到完全一致的图示时，需参考图片动作，结合文字进行习练。书中八段锦、二十四节气导引术、健心导引术均配有视频，供读者参考。

中医导引术属于主动健康的重要手段，应加强对导引术的传播和应用。党的二十大报告指出，要推进健康中国建设，促进中医药传承创新发展。传承和应用中医导引术符合健康中国战略的需要，有助于应对人口老龄化。传承中医导引、服务健康中国是一项长期而艰巨的任务。需要从多个方面入手，不断加强理论研究、推广普及教育、培养专业人才、创新发展模式以及加强国际合作工作，为推动健康中国建设贡献智慧和力量。

在书稿撰写过程中，中国中医科学院原院长、国家级非物质文化遗产项目代表性传承人曹洪欣教授审阅了全书并提出宝贵意见。全国名老中医药专家学术经验继承工作指导老师、中国中医科学院医学实验中心研究员宋军教授给予了悉心指导。中国中医科学院医学实验中心主任樊新荣主任医师对中医导引学学科建设和书籍出版给予了大力支持。中国中医科学院研究生院教育管理处，医学实验中心科教处、办公室为书籍的出版也作出了贡献。

本教材由多所科研院所、高校的研究员、教授、骨干教师、博士共同编写。参与编写的单位有中国中医科学院医学实验中心、中国中医科学院研究生院、中国中医科学院、北京中医药大学、中国科学院心理研究所、首都医科大学附属北京中医医院、浙江中医药大学等。多名博士研究生、硕士研究生参与了书稿的整理和校对工作。

本教材的出版得到中国中医科学院科技创新工程（CI2021A00205）、中国中医科学院医学实验中心协同创新团队建设项目（XTCX2023002）、宋军全国名老中医药专家传承工作室项目资助。

因为编者水平有限，本书错误、不当之处在所难免，恳请各位专家、老师，各位读者不吝赐教。

《中医导引学》编委会

2025年1月

目　　录

上篇　基础知识篇

第一章　中医导引法概述 ··· 2
　第一节　导引的概念 ··· 2
　第二节　导引法的起源 ··· 2
　第三节　中医导引法发展简史 ······································· 3

第二章　基本理论 ··· 14
　第一节　藏象学说 ··· 14
　第二节　经络学说 ··· 14
　第三节　精气神学说 ··· 15
　第四节　整体观念 ··· 17

第三章　导引的要素 ··· 18
　第一节　调身 ··· 18
　第二节　调息 ··· 19
　第三节　调心 ··· 21

第四章　常用姿势与要领 ··· 23
　第一节　手型 ··· 23
　第二节　步型 ··· 25
　第三节　坐姿 ··· 27
　第四节　基本要领 ··· 28
　第五节　导引四大要诀 ··· 30

中篇　导引习练篇

第五章　八段锦 ··· 34
　第一节　学与练 ··· 35
　第二节　八段锦在养生康复中的应用 ································· 44

第六章　六字诀 ··· 47
　第一节　学与练 ··· 47
　第二节　六字诀研究进展 ··· 57

第七章　二十四节气导引术 59
第一节　春季导引术 60
第二节　夏季导引术 73
第三节　秋季导引术 84
第四节　冬季导引术 94

第八章　健心导引术 108
第一节　学与练 108
第二节　健心导引术动作内涵 117

第九章　桩功与静功 119
第一节　桩功 119
第二节　归一清净法 121
第三节　存想法 123

第十章　经典导引法选介 125

下篇　灵活运用篇

第十一章　导引法的临床应用 140
第一节　导引法的主要功效 141
第二节　导引法的适应证与禁忌证 142
第三节　导引药饵疗法——导引与医药、饮食相结合的综合疗法 143

第十二章　五脏病导引药饵疗法 145
第一节　肝病导引药饵疗法 145
第二节　心病导引药饵疗法 147
第三节　脾病导引药饵疗法 149
第四节　肺病导引药饵疗法 150
第五节　肾病导引药饵疗法 152

第十三章　导引经典著作选介 154

参考文献 163

上篇　基础知识篇

第一章 中医导引法概述

导引一词首见于《庄子·刻意》篇记载："吹呴呼吸，吐故纳新，熊经鸟申，为寿而已矣。"在中医学经典《黄帝内经》中也把导引按跷作为疗愈疾患的重要手段。隋代名医巢元方于其著作《诸病源候论》中阐述道："令此身囊之中满其气。引之者，引此旧身内恶邪伏气，随引而出，故名导引。"历代经典著作，如《养性延命录》《备急千金要方》《遵生八笺》《圣济总录》等书中皆对导引之法详加论说，足见古代医家对此术高度重视。从养生角度看，导引能强健体魄、增强体质，使人形神兼备，常葆青春活力，神采奕奕，是一种非常重要的主动保健手段。从治疗角度看，导引运动具有调和阴阳、调节脏腑、疏通气血、扶正祛邪等作用，对高血压、糖尿病、冠心病、慢性炎症等疾病均具有较好疗效，也可以通过药物、饮食的配合促进患者健康生活方式的养成，从而达到缩短病程、减少用药、延缓并发症出现的效果。

第一节 导引的概念

关于导引的概念，自古以来，各位医家的理解虽稍有差异，却共同织就了一幅丰富多彩的理论画卷。东晋时期杰出的医学家葛洪，在其著作《抱朴子》中以深邃的笔触描绘了导引的精髓："明吐纳之道者，则曰：'唯行气可以延年矣。'知屈伸之法者，则曰：'唯导引可以难老矣。'"晋代李颐注《庄子·刻意》篇论述导引为："导气令和，引体令柔。"这一解读，强调了导引在调节气息与柔化身体方面的独特作用。隋朝名医杨上善，于《黄帝内经太素》一书中对导引进行了更为具象的阐述："导引，谓熊经鸟伸，五禽戏等。近愈痿躄万病，远取长生久视也。"进一步阐述了导引的具体方法和作用。

唐代王冰在注解《素问·异法方宜论》有关导引的经文时，重点强调导引的肢体关节运动的特点："导引，谓摇筋骨、动肢节。按，谓抑按皮肉。跷，谓捷举手足。"也有将导引和按摩对比来论述，如唐代释玄应、释慧琳等编著的《一切经音义》："凡人自摩自捏，申（伸）缩手足，除劳去烦，名为导引；若使别人握搦身体，或摩或捏，即名按摩也。"尽管历代学者对导引定义的侧重点稍有不同，但通过对古籍中导引法记载的全面分析可以得出：导引是一种既包括肢体运动，也包括呼吸吐纳，同时兼具心理调节、存想的方法。综合历代医家的论述，可以认为导引是在中医理论指导下，将肢体运动、呼吸吐纳和精神调节相结合的"三调合一"的保健和医疗体育方法，具有强身健体、防病治病、调畅情志、延年益寿的作用。

第二节 导引法的起源

一、导引法源自生活实践

导引法的形体动作、呼吸吐纳大多能在生活和生产实践中找到原型。在形体运动方面，八段锦的"两手托天理三焦",两手上托,充分拉伸整个身体,其实就是把生活中伸懒腰的动作进行规范、加大幅度而形成的。"左右开弓似射雕"是模仿射箭姿势而形成的,"攒拳怒目增气力"是模仿人生气的时候冲拳以发泄怒气等。而以呼吸吐纳为主的六字诀也源自生活,并在《养性延命录》《诸病源候论》等均有系统记载。在日常生产生活实践中,人们会根据特定状态自发应用不同的字诀。比如在心情不畅时,会自然地长出一口气,甚至长吁短叹,这是人的自我保护和调节,有疏肝的作用,这个状态就是"嘘"字诀的雏形。冬天手指发凉,因为人体呼出的热气会温暖手,所以会自然用嘴对手哈气。古人经过总结,认为这个字诀有除热的作用,于是逐渐形成"呵"字诀。在一些集体劳动场面中,几个人抬一个重物,往往会"一、二、三,嘿——"以前码头搬运工们,搞建筑的石工们开石方,泥工们筑土方,在劳动工作中,都口念"嘿哟!"或"嘿!嘿!哟!"的号子,这便是"吹"字诀的雏形。当然,生活中的各种动作姿势、呼吸吐纳的字诀是孤立的、静止的、缺乏理论指导的。在长期的观察和实践中,各医家把源于生活的方法上升到理论,形成了系统的养生理论,并进一步指导养生保健,从而挖掘出了各具特色的导引法。

二、导引法对仿生思想的运用

导引法的雏形出现于生产力发展低下的原始社会。先民在长期生活和生产实践活动中,远取诸物,近取诸身,不断观察自然界日月星辰的变化规律、鸟兽虫鱼的生活特点,经过反复的试验,取法自然,模仿生物,象形取义,逐渐形成了各种强身健体的功法。先民通过效仿自然界动物的行为,编制了可以丰富自身生产、生活的"仿生舞",以求从动物本能行为中发掘出与人类"同类相动"的"适应性行为"。同时,动物的各种特征对古代导引养生思想的产生和发展起着启蒙作用,为古代导引提供了素材。如汉代竹简《引书》中就有"虎引""复鹿""兔沃"等仿生动作。东汉名医华佗编创的五禽戏,单从名称就可以知道它是模仿动物姿势的导引法。其中,既有偏重肢体运动、模仿"五禽"的动作,又不乏取其神态以求养形的成分,使"虎之威猛、鹿之安舒、熊之沉稳、猿之灵巧、鸟之轻捷"体现得淋漓尽致,将仿生导引和医学紧密地结合起来。

在现代科学中,仿生学是生物学和技术学相结合的交叉学科。人们不断发现,植物和动物的某些功能,实际上超越了人类在此方面的功能。植物和动物在几百万年的自然进化中不仅适应自然,其适应程度还接近完美。仿生学试图在技术层面模仿出动物和植物在自然中的功能。这一思想在生物学和技术学之间架起了一座桥梁,并且为解决技术难题提供了帮助。

中医导引法对仿生的运用也源于对自然界动物和植物的长期观察。例如,人们观察到大树静止不动,靠着大自然赐予的土壤和阳光能存活数百年,甚至上千年,由此出现了"桩功",即采用特定的姿势,使肢体安静下来,以促进身心的统一和协调;人们观察到鸟儿自由地飞翔,无拘无束,呼吸新鲜的空气,根据中医学"百病生于气"等理论,考虑到可以像小鸟一样展开双臂以放松心情、调畅情志,于是模仿鸟振翅高飞和展翅运动产生了鸟戏的鸟飞和鸟伸;人们观察到老虎的威猛,虎爪的有力,根据中医理论中"勇者气行则已,怯者则着而为病也",于是模仿老虎的搏斗、扑食等姿态产生了虎举和虎扑的动作。在《引书》和马王堆《导引图》中,仿生动作占有非常大的比重,蛇、蛤蟆、鹿、龟、猿、猴等都是被模仿的对象。中医导引法对仿生学的应用虽然没有像现代科学一样将生物学和技术学紧密结合起来以产生新的发明,但是仿生导引、仿生体育在增进人类健康、提高防病治病手段等方面发挥了非常重要的作用。

第三节 中医导引法发展简史

中医导引法的产生和发展与中医学,甚至中华文明的发展都是相依共存的,因为导引法是中医学的重要组成部分，中医学是中华文化和古代科学的瑰宝，文化和科技的发展是与生活环境、劳动环境、生产力的提高密切联系的。如根据《吕氏春秋·古乐》记载："昔陶唐氏之始，阴多滞伏而湛积，水道壅塞，不行其原，民气郁阏而滞著，筋骨瑟缩不达，故作为舞以宣导之。"这段话是说古人为了适应环境，克服环境带来的不良影响而选用某种舞蹈动作，以舒筋壮骨、通利血脉，这便是导引的雏形。《黄帝内经》是中医学的奠基之作，也对导引法的发展起到重要作用，《素问·异法方宜论》中将导引按跷作为一种治疗方法。《诸病源候论》作为中医学病因病机学专书，集中医证候学之大成，其中一大特色是书中记载的287条能治疗疾病的导引法。《备急千金要方》在讲述各科疾病的治疗思路的同时也介绍了天竺国按摩法、老子按摩法等导引方法，金元四大家虽各成一派，但均对导引法推崇有加。

导引法在发展过程中受到中医学、儒学、道学、佛学、武学等多个学科的影响，如经典导引法易筋经，从学术理论上看，易筋经与中医学、道家思想关系密切，从传播媒介上看，少林寺在传播过程中起到关键作用。再如峨眉十二庄，虽然在峨眉山秘密流传，其理论基础却是中医学的经络学说、气化理论、脏腑理论等。从这个意义上讲，导引法发展史的学习需要与中医学发展史的学习相结合，才更便于理解。

一、先秦至汉代——导引方法和理论积淀

公元前8世纪以后，周王室走向衰落，诸侯争霸乃至兼并，历史进入春秋战国时期。诸子百家，学术争鸣，导引学理论水平得到空前发展。"坐忘""导引""熊经鸟申""屈伸""心斋""吐纳""全形""宣导舞"等导引实践活动常出现在很多著作中。

《吕氏春秋·古乐》记载："昔陶唐氏之始，阴多滞伏而湛积，水道壅塞，不行其原，民气郁阏而滞著，筋骨瑟缩不达，故作为舞以宣导之。"陶唐氏即尧帝，姓伊祁，名放勋，中国上古时期部落联盟首领、"五帝"之一。今山西临汾人，尧为帝喾之子，母为陈锋氏庆都。十三岁封于陶。十五岁辅佐兄长帝挚，改封于唐地。二十岁，尧代挚为天子，定都平阳。这一记载反映出相当于尧时的氏族公社末期，洪水为患，曾引发"筋骨瑟缩"之类的疾病。而当时的人们则通过"舞"来活动肢体以治疗这类疾病。《古乐》篇前后文均论述了古代音乐的发展应用情况，由此推论，当时的宣导舞是在乐器的伴奏下进行的，这是我国人民应用音乐和舞蹈治疗疾病的最早记载，而当时的舞蹈便是导引的早期雏形。

藏于天津博物馆的《行气玉佩铭》是现存最早的行气理论文物资料之一，据考证为战国后期的作品。其形为十二面棱柱状体，中空，顶端未透，每面刻有篆书三字，加上重文九字，共四十五字，原文为"行气，深则蓄，蓄则伸，伸则下，下则定，定则固，固则萌，萌则长，长则退，退则天，天几舂在上，地几舂在下，顺则生，逆则死。"结合对当时经济和社会发展水平的分析，战国时纸张还没有发明出来，写字要写在竹板或丝绸上，故惜字如金，本文刻在玉器上，肯定是隐含高深含义的文字。从中医学术上看，本文介绍的是导引行气、呼吸吐纳的方法、步骤和作用，包含了以下几层含义，其一是深长的呼吸，导引过程中呼吸要求匀细柔长，这样才能通过锻炼腹式呼吸，从而更好地收敛精神；其二是吐纳行气的步骤，包括蓄气、练气、行气、归元等几个阶段；其三是行气和精神的配合统一，文中说的萌、长、退等是需要精神与呼吸紧密结合才能做到的，也是神与气合、神与脉合的口诀要求；其四是行气的作用，可以顺应天地，保养生命。

秦始皇统一六国后，中华文明达到前所未有的繁荣程度。马王堆汉墓出土的文物中，保存了10余万字的竹简帛书，包括马王堆《导引图》《却谷食气》《周易》等，对导引研究具有重要的价值。

1984年，湖北省荆州市江陵县张家山发现西汉墓葬群，出土了大量极富价值的竹简，一部导引之书《引书》位列其中。该书是我国古代专门记述导引与养生的一部著作。书分三部分，共有竹简112枚，书中无小标题，每一独立段落之首有墨书圆点。"引书"一词题在最后一枚竹简的背

面，这是导引学专著最古老的版本。墓主人身份不明，下葬时间约为公元前186年，其抄写年代不会晚于西汉吕后二年（公元前186年），故该书是迄今为止所能见到的记载导引养生的最古老的文献之一，对研究导引在防病治病中的应用仍有重要参考价值。《引书》共三部分内容。第一部分论述四季养生之道，篇首指出"春产、夏长、秋收、冬藏，此彭祖之道也"，接着依四季之序介绍各季的养生方法，这一部分的基本精神与《素问·四气调神大论》所载"春三月，此谓发陈……冬三月，此谓闭藏"等理论相同，即养生必须顺应自然界的运行规律。第二部分论述导引术式及其作用，《引书》共载导引术110种，除去重复者还有101种。其中述术式者85种，用于治病者50种，仅述功用者16种。汉初以前运用导引治疗疾病已经积累了相当丰富的经验，《引书》是汉初之前中医导引法的一次总结。《引书》第三部分讨论了致病因素、防治方法以及养生理论等问题。

1973年，在长沙马王堆汉墓（西汉初期诸侯家族墓地）出土的帛画是世界现存最早的导引图谱（图1-1）。原帛画长约100厘米，画高40厘米。分上下4层，绘有44种人物的导引图式。每图式为一个人像，男、女、老、幼均有，或着衣，或裸背，均为工笔彩绘。其术式除个别人像做器械运动外，多为徒手操练。图旁注有术式名，部分文字可辨，其中涉及各种动作，有弯腰、伸臂、马步、转头、后仰等。从这幅图可以看出，导引法在古代并不是某一阶层的专属健身法，而是不同职业、不同年龄的人都熟知并普遍采用的养生方法。

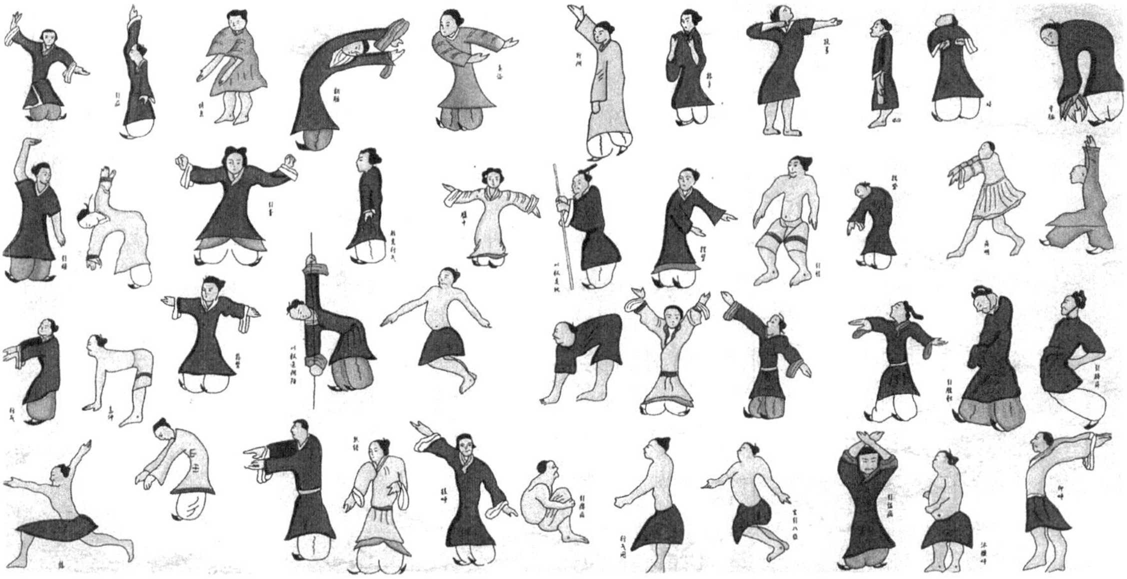

图1-1 帛画《导引图》

《引书》所载导引术与马王堆帛画《导引图》相比较，两者风格相近，命名原则相同。其中"折阴""熊经""引膝痛""引聋""引颓"等5种导引名称相同，有3种导引术名称相同而动作不同。马王堆帛画《导引图》人物刻画逼真、栩栩如生，但所载导引数量不到《引书》的一半，而且单个动作的静态画面，很难反映导引的动态过程，更难描述呼吸、意念方面的要领，《引书》较之所载导引法数目门类更多，内容更丰富，可以弥补马王堆帛画《导引图》的诸多不足。总之，《引书》和马王堆《导引图》一文一图，相互补充，相得益彰，两者珠联璧合，从不同侧面反映了当时导引法的最高成就，共同见证了导引在2000多年前的繁荣，为研究汉以前导引法提供了极为珍贵的资料。

《黄帝内经》奠定了中医学的理论基础，也奠定了中医导引法的原则和地位。该书系集先秦医学之大成的经典著作，也是中医导引学的宝典。其养生理论、精气神理论、经络理论、天人合一理论均是导引法的思想理论支撑。除此之外，该书非常重视导引在养生保健和防病治病方面的作用，《素问·异法方宜论》记载："黄帝问曰：医之治病也，一病而治各不同，皆愈。何也？岐伯对曰：地势使然也。故东方之域，天地之所始生也……故砭石者，亦从东方来。西方者金玉之域，沙石之处，天地之所收引也……故毒药者，亦从西方来。北方者，天地所闭藏之域也……故灸焫者，亦从北方来。南方者，天地所长养，阳之所盛处也……故九针者，亦从南方来。中央者，其地平以湿，天地所以生万物也众，其民食杂而不劳，故其病多痿厥寒热。其治宜导引按跷，故导引按跷者，亦从中央出也。故圣人杂合以治，各得其所宜，故治所以异而病皆愈者，得病之情，知治之大体也。"

从上文可以清晰看出，在《黄帝内经》时期，治疗手段主要有毒药、砭石、九针、灸焫、导引按跷五种，医者针对同一种疾病，采取不同治疗手段，这充分体现了中医学"同病异治"的思想。后世医书《诸病源候论》《备急千金要方》《敬慎山房导引图》等均继承了这一思想，对导引法防病治病的作用进行了更为系统的阐述。

《汉书·艺文志》记载了《黄帝杂子步引》和《黄帝岐伯按摩十卷》两部导引专著，可惜均已经亡佚。五禽戏是这一时期的代表性导引法，《三国志·华佗传》记载："吾有一术，名五禽之戏，一曰虎，二曰鹿，三曰熊，四曰猿，五曰鸟，亦以除疾，并利蹄足，以当导引。"南北朝时期范晔在《后汉书·华佗传》记载与此基本相同。由此可见，五禽戏受到了历代中医养生家的重视，《养性延命录》亦用文字描述了五禽戏的动作。华佗认为"人体欲得劳动，但不当使极尔。动摇则谷气得消，血脉流通，病不得生，譬犹户枢不朽是也。"华佗编创的五禽戏便是对这一理念的实践，对后世影响深远，其弟子吴普坚持练习，到晚年仍然"耳目聪明，齿牙完坚"。五禽戏的出现，代表着导引法从单一动作向套路动作的发展，也代表着仿生导引法的盛行。

汉代张仲景在《金匮要略·脏腑经络先后病脉证》中讲道："四肢才觉重滞，即导引、吐纳、针灸、膏摩，勿令九窍闭塞。""四肢才觉重滞"是气血不通，筋脉失养的表现，应采用可以行气活血、疏经通络、柔筋缓急的治疗方法。如以肢体活动为主的导引、以呼吸调节为主的吐纳、或通过针灸刺激穴位，或用推拿按摩的方法等促使人体生理机能恢复如常。《金匮要略》对导引的高度重视说明在当时的历史时期，导引法和针灸按摩等方法都是临床常用的治疗手段。遗憾的是，《金匮要略》重点讲述了方药，而没有详细论述导引治疗的理论和方法。

结合该时期的中医学、导引学著作，在秦汉时期，导引法的理论和方法就已初步形成，其方法多种多样，包括肢体运动、呼吸吐纳、精神调节等。更为可贵的是，这一时期的导引法没有迷信色彩，而是和医学理论紧密结合在一起。这一时期是导引法理论和方法的积淀时期。

二、三国至南北朝——导引理论形成

这一时期社会动荡不安，使各学科发展受到了一定程度的影响，而在此背景下的道学、佛学却逐渐走向繁荣。历史上，道学和中医学水乳交融，道家追求长生久视的神仙之道，以祛病延年为要务。因此，导引在这一时期得到道学养生家的重视，并缓慢发展。佛教虽东渐于汉明帝，但到这一时期才逐步完成"中国化"进程，为民众所接受。佛学东渐，客观上对中、印两个文明古国的文化、学术交流起到推动作用，印度瑜伽也在这一时期传入中国。

魏晋南北朝时期，社会上在养生方面掀起了"服食"之风。人们误以为金石是恒久的象征，迷信服食金石，便会将金石恒久的因素摄入体内，进而获得长寿。而实现这种"转移"的最简单的方法，莫过于直接服食金石类药物，于是便有了最初的服食黄金，魏晋以后发展为风行服食"五石散"。至于服石所造成的严重危害，那是显而易见的。早在我国战国时期的医学经典《黄帝内经》中就有明确论断，记载了服用石药致病之事，所谓："石药发癫，芳草发狂"。汉代医家淳于意在他回答文帝的廷讯所留下的"诊籍"（我国古代最早的病案）中，也记述了服石所造成的恶果。这一时期也是中医临床医学迅速发展的时期，此时出现的《黄庭经》《抱朴子》《养性延命录》

等书，对导引发展有重要影响。

《黄庭经》是魏华存所传（约成书于公元317年）。该书秉承黄老道家思想，重视精气神之调养，为研究中医藏象和五脏藏神理论提供了诸多思路，并阐述了以存想为主体的导引方法。有一段关于著名书法家王羲之与《黄庭经》的传说：山阴有一道士，欲得王羲之书法，因知其爱鹅成癖，所以特地准备了一笼又肥又大的白鹅，作为写经的报酬。王羲之见鹅欣然为道士写了半天的经文，高兴地"笼鹅而归"。因此《黄庭经》又称为《换鹅帖》。除此之外，在历史上还有不少书法家、文学家喜好《黄庭经》，或为文作序，或写字帖，传为千古佳话，故此经的持久影响，已远远超出道家范围。

东晋著名医药学家葛洪著有《抱朴子》，其中内篇二十篇，外篇五十篇。《抱朴子·内篇·杂应篇》载："或问聪耳之道。抱朴子曰：'能龙导、虎引、熊经、龟咽、燕飞、蛇屈、鸟伸、天俯地仰，令赤黄之景，不去洞房；猿据、兔惊，千二百至，则聪不损也。'"《抱朴子·内篇·别旨》中记载："夫导引不在于立名、象物、粉绘、表形、著图，但无名状也。或伸屈、或俯仰、或行卧、或倚立、或踯躅、或徐步、或吟、或息，皆导引也。"该书还载有一些实用养生法，如叩齿、漱咽、按耳等。

《养性延命录》为梁代名医陶弘景撰，共二卷。陶弘景博学多才，著作甚多，特别是他所编著的《养性延命录》，搜集"上自农黄以来，下及魏晋之际"的养生之法，采撷前人养生要语，删弃繁芜，归纳提要而成。上卷叙教诫、食诫、杂诫、祈禳等项，下卷述服气疗病、导引按摩、房中术等养性延命的理论与方法。书中引用《大有经》《小有经》《服气经》《黄庭经》《养生论》《老子河上公注》等古籍三十余种，对道教的养生理论和方法作了较系统的论述，特别强调"我命在我不在天"，即通过发挥人的主体能动性，可以延年益寿乃至长生。该书系南北朝道教养生学的重要著作，收入《正统道藏》洞神部方法类。《云笈七签》卷三十二亦有节本。

《养性延命录》强调每个个体可自行修习导引，进行呼吸吐纳、肢体运动，以达到长寿延年的目的。《养性延命录》集先人养生之大成，在中医养生理论研究中有着不可替代的作用，其对导引动作的记载，无论"六字诀"还是"五禽戏"虽主要宣扬其养生保健之功用，但对后世研究中医导引防治疾病仍具有重要影响。书中还记载了"以意运气攻病处"的功法："凡行气，欲除百病，随所在作念之。头痛念头，足痛念足，和气往攻之，从时至时，便自消矣。"由此可见，《养性延命录》中导引养生法，对我们研究中医导引理论的源流及发展有着不可忽视的作用，对当前中医"治未病"的学术思想也起着重要的支撑作用。

总之，魏晋南北朝时期的导引法随着中医学理论、道学思想的发展而得到发展，与中医理论的结合更加紧密。同时更加注重人体内部积极因素，强调动静功结合，并提倡不必拘于形式，要重实效，注重精神层面的练习，重视人体整体调节，形成完整的套路。至此，导引的理论和方法已逐步形成。

三、隋唐五代时期——导引理论与方法相融合

隋唐时期生产力空前发展，文化氛围活跃，中外文化交流频繁。在这个过程中，博大精深的中华文明远播海外。受到文化背景的影响，中医药学也得到充实和发展，从官方到医家都注重全面整理以前的医学成就，并结合医疗实践总结新经验和吸收新成就，达到医学理论和实践在更高层次上的综合发展。与此同时，导引的理论得到了发展并逐步走向成熟，导引法也得到了官方的重视。隋唐时期，按摩科被列入太医署，开展医学教育。按摩科设有按摩博士，按摩博士掌管教学工作，教授导引、按摩法等内容。记载如下："掌教导引之法以除疾，损伤折跌者，正之。"成书于隋大业年间（公元605~618年）的《诸病源候论》将证候和导引法紧密结合。该书是中医证候学专著，论述证候之后未记载方药，而是附以相应导引法来进行治疗。统观全书，凡导引法出

现前都有"其汤熨针石，别有正方；补养宣导，今附于后"16个字。这里的"汤熨针石"指的是导引以外的治疗方法，包括药物、艾灸、九针、砭石这四种治疗方法和手段，正好与《素问·异法方宜论》中的治疗手段相一致。本书重点介绍补养宣导之法。考《隋书·经籍志》《新唐书·艺文志》，在同时期还有一部《四海类聚方》。该书共有2600卷，相对于《诸病源候论》50卷而言，更是一部汇集各地区、各医家成就的方书大全。该书在《新修本草》（唐）和《证类本草》（宋）等书中均有引用，不过现已亡佚。从历史背景看，两书均为隋炀帝下令编撰，都成书于隋大业年间，应是相互补充的关系，《诸病源候论》主论证候，《四海类聚方》主论方药。

《诸病源候论》对导引的应用，是在隋朝儒、释、道三教合一的文化背景下，医学界博采众家之长，将对身心健康有益，能起到防病治病作用的手段均纳入医学范畴的条件下开展的。在《汉书·艺文志·方技略》中记载有"医经、经方、神仙、房中"，导引法多被归于神仙之术，在道家书籍中对导引丰富的记载亦可看出这一点。而道家书籍中，对导引的论述多被蒙上神秘色彩，得道成仙是其主要目标，延年益寿只是伴随作用。医学上更重视导引防病治病功能，而这一功能从马王堆汉墓出土的帛画《导引图》和张家山汉代竹简《引书》中均可找到清晰的印证。导引法受到道家学者的重视，并得到长足的发展，虽被披上长生不老、神仙之术等神秘面纱，但它突出的防病、治病功能不但没有被遮蔽，反而更有一番风韵。正如《神农本草经》一书中的上品药，其功能也多冠以"久食轻身不老、延年神仙"等，如此富有道家色彩的描述并没有影响医学界对其作用的客观认识和充分合理的应用。

《诸病源候论》对导引法的发展起到承上启下作用。全书共有导引法287种，主要集中在前36卷。这些导引法并不全是该书作者所编创，而是参考隋以前多部医学、道学书籍，将大量古导引法的精华完好地保存下来。书中引用的"赤松子""宁先生""彭祖""上清真人""王子乔"等人名都是隋以前著名的导引养生修炼家。这些人的专书多已经亡佚，部分内容收录于《道藏》之中，医学领域则可在《诸病源候论》中找到大量原文，为研究古导引法提供了珍贵材料。同时《诸病源候论》介绍了诸多导引方法，如六字诀、仿生导引法、动静功法等。该书对后世功法创编的启示同样不可忽视。隋以后直至近、现代的许多优秀功法中，有许多《诸病源候论》导引法的影子。这一特征在流行广、影响大的八段锦、二十四节气养生法、导引养生功等功法中尤为鲜明。如八段锦中的"调理脾胃须单举"与《诸病源候论·卷一》中的"立身，上下正直，一手上拓，仰手如似推物势，一手向下如捺物，极势"；导引养生功中的"叩齿咽津""擦掌浴面"与《诸病源候论》的"叩齿二七过，辄咽气二七过""摩手掌令热以摩面，从上下二七止"均有异曲同工之妙。《诸病源候论》导引法还被隋以后的《备急千金要方》《普济方》《遵生八笺》等医学典籍收录。这说明《诸病源候论》在导引法的发展史上起到了承上启下的作用。如果没有《诸病源候论》对导引法的整理和归纳，诸多古导引法的内容就可能亡佚。

《诸病源候论》将导引法规范地引入治疗领域，在论述相应证候病因病机之后，根据病因、病机、症状确定可以缓解该疾病的导引法。如《卷一》在论述"风四肢拘挛不得屈伸候"时谓："此由体虚，腠理开，风邪在于筋故也……其经络虚，遇风邪则伤于筋，使四肢拘挛，不得屈伸。"亦如"养生方导引法云，手前后递互拓，极势三七，手掌向下，头低面心，气向下至涌泉、仓门。却努一时取势，散气放纵。身气平，头动，膊前后欹侧，柔转二七"。风痹候附的导引法"左右拱两臂，不息九通"。可以"治臂足痛，劳倦，风痹不随"。偏风候导引法"一足踏地，一手向后长舒努之；一手捉涌泉急挽，足努手挽，一时极势，左右易，俱二七"。这种导引方法可以治"上下偏风，阴气不和"。可以说，《诸病源候论》确定了医学导引与辨证论治相结合的理论体系，奠定了辨证导引的基础。辨证论治是中医学的核心，在导引疗法中体现为辨证导引，将导引与证候结合，这在中医导引法发展史上是一次创举。

唐代孙思邈所著的《备急千金要方》和《千金翼方》记载了大量导引法的内容，将导引分为静功和动功。书中用大量篇幅介绍养生、导引按摩，包含了东汉以来养生、按摩、导引、吐纳等养生方法，是对唐以前中医导引学发展很好的总结。《备急千金要方》认为"每日必须调气补泻，按摩导引为佳"。在调适情志的同时，"兼之以导引，行气不已，亦可得长年"。

书中记载的天竺国按摩法是一套自我锻炼保健的方法，"天竺"为古印度名，有关此法是否源于印度，学术界尚有不同意见。有人认为，该导引术在道家的导引法中可以找到类似动作，由此推断天竺国按摩法被冠以天竺，只是托名。从当时的历史时期和学术背景看，天竺国按摩法在一定程度上受到了印度传入中国的传统运动方法、康复手段的影响。这说明本土创造与外来疗法相结合为中医导引法的发展提供了新的动力，也说明唐朝开放程度较高，能够以包容的气度吸纳天竺健身术的合理和有益成分，从而使我国导引健身术不断丰富、完善、充实和创新。天竺国按摩法、婆罗门导引法的引进，表明中华医学文化广泛汲取外来文化成果。然作为医学、佛学、道学之集大成者，孙思邈使得外来导引学成为中国传统医学的一个组成部分。孙思邈在《备急千金要方》中不仅记载了天竺国按摩和婆罗门导引，同时用更多笔墨介绍了老子按摩法。这些方法适用于中老年人的养生保健以及多种慢性病患者的自我调摄，尤适用于软组织劳损和肢体关节病变的治疗，如颈椎病、肩周炎、腰肌劳损、风湿性关节炎、类风湿关节炎、坐骨神经痛、脊椎骨质增生、腰椎间盘突出症等。

这一时期另一部论述导引法的重要书籍是胡愔所著《黄庭内景五脏六腑补泻图》。可见隋唐以来，在文化繁荣的背景下，中医导引法得到了长足的发展，不同的流派互相融合，自身体系得以构建。

四、宋金元时期——导引形成不同套路

宋前期社会比较稳定，社会生产力提高，经济发展迅速，科学技术获得了突出进步，活字印刷术开始使用，为书籍的广泛推广提供了可能。广泛整理和印刷大部头的中医学书籍成为这一时期的一个鲜明特点。中医学理论在宋金元时期得到了较快发展，医学导引则更突出实用的特点。宋徽宗时期官方组织编撰了《圣济总录》，该书收集了丰富的中医学理论和方法。其中关于导引法的论述有三卷之多，以整理宋以前的各种锻炼方法为主。该书总论继承了《黄帝内经》治疗思想："汗下补泻，针灸汤醴，各有所宜。知其要者，一言而终；不知其要，流散无穷。善治病者，随其所宜，适事为故，然后施治，则病不足治。假令邪在皮肤，当汗而发之；其有邪者，渍形以为汗。中满内实者泻之，形精不足者补之。其高者，因而越之，为可吐也；剽悍者，按而收之，为按摩也。脏寒虚夺者，治以灸焫；脉病挛痹者，治以针刺；血实蓄结肿热者，治以砭石；气滞痿厥寒热者，治以导引；经络不通，病生于不仁者，治以醪醴；血气凝泣，病生于筋脉者，治以熨药。而况治有先后，取标本不同者，法有逆从，用多少为制者。药性轻重奇偶制度，必参其所用；土地风气高下不同，当随其所宜。诚能参合于此，为治疗之法，则万举万全矣。"由此观之，对于气滞痿厥寒热等证，中医导引法是首选的干预手段。导引和灸焫、针刺、砭石、醪醴、熨药等亦不能偏废，作为一名中医，应该"随其所宜，适事为故，然后施治"。同时，书中强调了"因地制宜"和"导引辨证"的思想。

在导引治疗作用方面，《圣济总录》认为，导引能调节气机的升降出入、疏通气血的周流运行，同时调和阴阳，防止外邪入侵。论述如下："一气盈虚，与时消息，万物壮老，由气盛衰。人之有是形体也，因气而荣，因气而病，喜怒乱气，情性交争，则壅遏而为患。炼阳消阴，以正遣邪，则气行而患平。矧夫中央之地，阴阳所交，风雨所会，其地平以湿，其民食杂而不劳，其病多痿厥寒热，故导引按跷之术，本从中央来。盖斡旋气樞，周流荣卫，宣摇百关，疏通凝滞，然后气运而神和，内外调畅，升降无碍，耳目聪明，身体轻强，老者复壮，壮者益治。圣人谓呼吸精气，独立守神，然后能寿敝天地；调和阴阳，积精全神，然后能益其寿命。盖大而天地，小而人物，升降出入，无器不有。善摄生者，惟能审万物出入之道，适阴阳升降之理，安养神气，完

固形体，使贼邪不得入，寒暑不能袭，此导引之大要也。"

《遵生八笺》对"六字诀"的临床应用和禁忌作了详细说明，指出"六字泻而不补，但觉壅即行，本脏疾已即止"。书中的有关呼吸吐纳、防病祛病的论述，可与侧重于道家延年长寿之法的《云笈七签》一书相互参考，虽侧重点不同，其原理、方法是互通的。

金元四大家刘完素、张从正、李东垣、朱丹溪虽然学术观点各有千秋，但都将导引作为一种临床常用的医疗手段。如张从正，以善用汗、吐、下三法著称，其汗法历史悠久，经过张氏的发展而自成体系，在其《儒门事亲》一书中，就有除药物外还用灸、蒸、洗、熨、导引取汗的记载，丰富了汗法的内容，也赋予导引法新的内涵。刘完素潜心研究《内经》及当时盛行的五运六气学说，并结合临床实际，阐明生理、病理及治疗规律，推荐用"六字诀"治病，并有医案记录在册。可见刘完素采用了六字诀"以泻为主，以平为期"的治疗理念，针对火热之邪气"应泄热以攻之"的病候特征，进行临床治疗。并记载于《素问玄机原病式》："早令导引摩按，自不能者，令人以屈伸按摩挽之，使筋脉稍得舒缓，而气得通行"。李东垣擅长脾胃治疗，著有《兰室秘藏》，在论及"木旺乘土"之症时说："当病之时，宜安心静坐，以养其气。"朱丹溪在《丹溪心法》中亦写道："气滞、痿厥、寒热者，治以导引。"

张锐著《鸡峰普济方》记载："气之使意有所到则气到，每体不安处则微闭气，以意引气到疾所而攻之，必瘥。"书中对导引行气的论述非常精辟，并推荐了很实用的导引行气法。

宋代名医蒲虔贯在《保生要录》中推荐了一套行之有效、简单易学的导引法。他认为当时的导引法复杂难学，为解决这一问题而自创了一套"小劳术"，对导引法的普及推广起到了一定作用。北宋陈直与元代邹铉合撰的《寿亲养老新书》详述修身养性、药物与食治调理、按摩腧穴等保健内容，向老年人推荐"六字诀"，并对方法作了具体介绍。

与此同时，导引法也得到了士大夫和文学家们的青睐。苏轼在其著作《教战守策》中，用人体来比喻天下的格局，指出"畏之太甚则脆弱，养之太娇则惰"的观点。在《苏沈良方》一书中，记载有苏轼编创的一套以澄心内视、关注丹田、调息漱津的调养法。该功法分为叩齿、握固、闭息、摩面等7节。苏轼评价说："其效初不甚觉，但积累百余日，功用不可量。比之服药，其效百倍。"其弟苏辙曾患肺病，修炼该功法后，颇有疗效。欧阳修对中医导引也有所涉猎。导引法继承和发扬了古代"动以养生"的思想，并经过改编，形成了导引的套路。如"八段锦"及"二十四节气导引养生法"便形成于这个阶段。八段锦将导引动作与脏腑紧密结合起来，广泛流传。二十四节气导引养生法将导引和顺时养生的理论紧密结合起来，由唐末宋初陈抟老祖所编创，将中国特有的二十四节气历法应用到导引领域，对研究导引疗法和中医时间医学具有较高的价值。八段锦和二十四节气导引养生法都是本书介绍的重点。

宋代继承了《黄帝内经》以来将导引作为医学手段之一的思想，并加以重视。但对比隋代《诸病源候论》中将导引作为纯粹医治手段之一的特点，《圣济总录》更多从神仙修炼方面去介绍导引服气等法，这与宋徽宗崇尚道教，相信神仙不老的思想有关，体现了其鲜明的时代特征。但该书依然强调导引的祛病之功，并从精气神的角度加以阐释，认为其有强化辅助药物疗效的作用，是值得医家关注的。

五、明清时期——导引得到推广普及

明清时期导引法呈现出多元融合的特点，导引、药物、食饵相互融合，形成了中医学独特的养生体系。明初由官方组织编写的《普济方》收录了数百种导引治病的方法，其方法以《诸病源候论》导引法为主，同时包括了《养性延命录》《备急千金要方》等。《普济方》共一百六十八卷，载方达61739首，是明以前最大的方剂书籍。由明太祖第五子、周定王朱橚（1361～1425年）主持编写，教授滕硕、长史刘醇等人执笔汇编而成，刊于1406年，初刻本已散佚。几百年来除少数藏书家藏有一些残卷，如永乐刻本存19卷、明抄本存35卷等外，唯《四库全书》收有全文。《三因极一病证方论》中有大量的中医导引内容，其卷266记载了养性法、服气法、按摩法和导引法。论述也颇为在理："人之五脏六腑，百骸九窍，皆一气之所通，气流则形和，气壅则形病。导引之法，所以行血气，利关节，辟除外邪，使不能入也。传曰：户枢不蠹，流水不腐。人之形体，其亦由是。故修真之士，以导引为先。"收录了叩齿、栉发、摩腹、捏眦、赤松子服气法等方法，通过导引疏通气血，驱除疾病，为"修真"之士所推崇。

导引法治病祛邪之功效由来已久，《诸病源候论》中的部分疾病，常附有导引法，内容涵盖各科疾病。如在《诸病源候论·大便诸病》中，引《养生方》云："偃卧，直两手，捻左右胁，除大便难，腹痛，腹中寒。口纳气，鼻出气，温气咽之数十，病愈。"《三因极一病证方论·息积证治》记载导引法治厥逆上气："以两手拇指压无名指本节作拳，按髀趺坐，扣齿三十六，屏气二十一息，咽气三口，再屏息，再咽，如是三作，以气通为效，遇子午卯酉时则行。然按摩导引之法甚多，随意行之皆可，不必拘此法。"《普济方》作为官方组织编撰的方书，将导引作为医学手段与方药并行列举，说明在明朝，中医导引是被普遍应用和尊重的，也是导引在明朝繁荣和发展的一个佐证。

《遵生八笺》由明代高濂撰，共二十卷，刊于公元1591年。据说高濂幼时患眼疾等疾病，因多方搜寻奇药秘方，终得以康复，遂博览群书，记录在案，汇成此书。全书分为《清修妙论笺》《四时调摄笺》《起居安乐笺》《却病延年笺》《饮馔服食笺》《燕闲清赏笺》《灵秘丹药笺》《尘外遐举笺》八笺。该书是一部内容丰富且实用的养生专著，也是我国中医养生学的主要文献之一，很有参考价值。现有清嘉庆十五年（1810年）弦雪居重订本等。该书记载的六气治肝法、《灵剑子》导引法、脏腑导引法等都堪称经典，直至目前，也是应用较多、流传较广的导引法。

《万寿仙书》是这一时期的另一典籍，由明代罗洪先编著，清代曹无极增辑。该书卷一主要收辑历代名人的养生理论及功法要点；卷二主要收辑著名的导引功法，如六字诀、八段锦坐功等；卷三为诸仙导引图，按病证开列导引处方，并附有方药；卷四为延年总论，辑前人的养生观点而成，似是曹氏所增。

在这一时期，中医导引法的国际传播也步入轨道，约瑟夫·玛里·阿米奥（Joseph Marie Amiot）是生活在中国多年并在北京去世的传教士，在中医向欧洲传播的历史上值得一提。他曾经在国王路易十五的宫殿里宣讲导引法，让皇家一睹中医传统导引运动的风采。英国医学传教士德贞（J. Dudgeon）曾于1895年将《万寿仙书·四时幽赏录》译成英文，在国外广为流传。

清代有关养生导引的书籍也非常丰富，并注重功法的汇编总结和推广，出现了大量通过绘图来展示导引操作方法的书籍。如《敬慎山房导引图》是清代关于日常实用保健导引功法的图集，共有二十四幅彩图，图旁有文字，以问答的形式说明动作和功用。这二十四幅图表示二十四种导引功法，其中有治病作用的导引法十六种，其他八种以强身健体作用为主。在陈士铎所著的《石室秘录》和汪启贤与汪启圣所辑的《动功按摩秘诀》等书中也收录了大量导引法的文献。明清时期，导引法得到充分普及，规模较大，慈禧太后也通过练习八段锦锻炼身体。医家的研究更加关注导引操作方法、功理功用和应用范围，为导引法的广泛传播提供了可能。

清代出版的导引相关书籍有《寿世传真》《易筋经》《内功图说》《卫生要术》等。在《寿世传真·修养宜行外功》中，叙述了心功、身功、首功、面功、耳功、目功、口功、舌功、齿功、鼻功、手功、足功、肩功、背功、腹功、腰功、肾功等导引之法。又记录了十二段锦诀与图、八段杂锦歌、擦面美颜诀、六字治脏诀等内容。作者徐文弼认为，"延年却病，以按摩导引为先"。

明清时期，导引获得了长足发展，主要体现在更加注重导引习练的套路和动作的系统化，并对历代导引法的记载进行了重新整理。动功与静功在医疗保健上发挥了很大作用，坐式导引法日臻完善，经过多位学者提炼更新，我国导引养生学更加系统、科学。这一时期，中医导引法以其独特的风格流传于国内外，深受国际友人喜爱。

六、民国时期——导引法缓慢发展

近代西方科学文化传入后，大多数传统学科或被外来科学所取代，或消亡殆尽。只有中医药学，虽然遭受了前所未有的冲击、打压，甚至险遭取缔，但总体上仍然保持着传统学术风貌，可谓一枝独秀。

中西医汇通派张锡纯发表《论医士当用静坐之功以悟哲学》一文，指出静坐之法对中医的重要性："今时学校中学生多有用静坐之功者，诚以静坐之功原为哲学之起点，不但可以卫生，实能瀹我性灵，益我神智也。医者生命所托，必其人具有非常聪明，而后能洞人身之精微，察天地之气化，辩药物之繁赜，临证疏方适合病机，救人生命。若是则研究医学者顾可不留心哲学，借以瀹我性灵、益我神智乎哉。愚生平访道，幸遇良师益友指示法门，而生平得力之处，不敢自秘，特将哲学静坐之真功夫详细言之，以公诸医界同人。"

在这一时期，与中医导引养生法有关的著作有蒋维乔的《因是子静坐养生法》、席裕康的《内外功图说辑要》、伍廷芳的《延寿新法》、胡宣明的《摄生论》、沈宗元的《中国养生说辑览》等。

总之，在这一时期，由于历史原因，中医导引养生学的发展相对缓慢。

七、新中国成立之后——中医导引法逐渐得到重视

新中国成立之后，在卫生工作方针的指导下，疾病防治、科学研究、医学教育均走向正轨。中医导引作为一种重要的养生康复、防病治病的手段和中医学的重要组成部分得到长足发展。五禽戏、八段锦、六字诀等都进入了中医院校的课程，部分学者开始采用现代科学方法开展中医导引法的多学科研究，如观察导引对神经功能、脑电、心率、呼吸等生理机能的影响，观察某一导引法在慢性疾病中的应用，观察导引法对生理生化指标的影响。

伴随"气功"一词的广泛流行，加之气功和导引在方法上的诸多相同或相似之处，"导引"一词的应用逐渐减少。八段锦、五禽戏、二十四节气导引术等既是导引法的代表，也是优秀的健身气功功法的代表。从历史上看，"导引"一词在中医学古代文献如《养性延命录》《备急千金要方》《遵生八笺》等书中应用广泛。"气功"一词在《云笈七签》中出现了三次，但并未得到历代医家的重视和使用。20世纪50年代，北戴河气功疗养院成立之后，"气功"一词才逐渐广泛流传。"导引"和"气功"的内涵有诸多相同之处，都重视三调合一，强调肢体运动、呼吸吐纳和心理调节相结合，都可以起到强身健体、防病治病的作用。二者的不同之处在于，气功理论中存在外气理论，而导引法中诸多行气的方法只限于对自身的调节而不存在外气说。在诸多因素的影响下，人们往往对气功外气理论理解片面，常常夸大其治疗作用。虽然在短时间内带来气功的流行，但是伴随着真相的揭开，又导致气功从理论研究到实践应用的大衰退。

这一时期的重要著作有周潜川编撰的《气功药饵疗法与救治偏差手术》《峨眉十二庄释密》，马济人编著的《实用中医气功学》，刘天君主编的《中医气功学》，陈可冀所著的《中国传统康复医学》等。

在《气功药饵疗法与救治偏差手术》书中，作者系统地阐述了气功与药饵合一的辨证论治理论，介绍了峨眉十二庄、武当太极九圈十三式、易筋经、虎步功、五禽图等几种流传较为广泛的导引法，为导引的个体化应用奠定了基础。

《中国传统康复医学》一书以现代医学病名为纲，侧重于对慢性病、某些疾病的恢复期、身体残疾、功能障碍、精神障碍和老年病等疾病的康复治疗方案进行阐述，其中也包含中医导引法的应用。该书不仅反映出我国传统康复医学的水平，还借鉴了现代医学知识和方法，以及康复医学的临床和实验进展等，实用性强，很有特色。陈可冀院士认为，养生以保养正气为本。正气，包括人体抗病、调节和代偿等诸多功能。从脏腑功能来看，又重在脾肾，可通过节欲、导引运动、

针灸、按摩、食疗和药物等措施来进行多方面调理。

近三十年，随着中国文化向世界的传播，中医导引法也大踏步地走出国门，受到诸多国家的欢迎。本书编者就曾多次赴法国、瑞士、德国、西班牙、葡萄牙、英国、美国、加拿大、埃塞俄比亚等地讲授中医导引养生法。

国务院办公厅2015年5月印发《中医药健康服务发展规划（2015—2020年）》（简称《规划》）。《规划》提出大力发展中医养生保健服务，推广太极拳、健身气功、导引等中医传统运动，开展药膳食疗。国家中医药管理局、各地中医药管理机构、科研院所都制定了落实《规划》的具体措施。

八、小　　结

中医导引法作为中医养生的重要组成部分，起源于先秦，在西汉时期初步发展，隋唐五代时期初具规模，宋金元时期在融合中进一步发展，明清时期得到普及，近现代逐渐走向正规发展道路。导引法不但丰富了中医"治未病"的手段，也为中医临床提供了重要的治疗方法，从而丰富了中医学防病治病、保健康复的理论和方法体系。从目前导引法的应用看，导引法外练筋骨皮，内养精气神，可以起到通畅气血、舒筋活络、调节脏腑阴阳的作用，在养生保健、防治亚健康领域应用广泛，其临床治疗作用也得到广泛认可。

第二章 基本理论

导引法是在中医学理论指导下逐步发展和完善的，中医学的藏象学说、经络学说、精气神学说、整体观念都指导着导引法的发展及应用，本章对基本理论作简要介绍。

第一节 藏象学说

"藏象"是指隐藏在身体内部的脏腑及其表现于身体外部的生理病理现象。"藏"是象的内在本质，而"象"是藏的外在反映，两者结合为"藏象"。藏象学说通过外在"象"的变化，来研究内在脏腑，掌握其生理活动及病理变化。藏象学说的内容，主要是研究脏腑的生理功能及相互关系，形体官窍的生理功能及其与内脏的关系。

五脏包括肝、心、脾、肺、肾。五脏的生理功能是"藏精气"，特点是"满（指精气）而不能实"。六腑包括胆、胃、小肠、大肠、膀胱、三焦。六腑的生理功能是"传化物"，特点是"实（指水谷）而不能满"。奇恒之腑包括脑、髓、骨、脉、胆、女子胞。奇恒之腑在形态上与六腑相似，皆为中空，但在功能上与五脏相似，皆为储藏精气。"奇"为异常的意思，而"恒"是常的意思，称为奇恒之腑指功能有异于正常的六腑。

藏象学说的重点是，人体是以五脏为中心的整体，人体的各个部分，无论在结构上、功能上、生理病理上都是不可分割、相互联系、相互影响的，是一个有机的整体，而五脏则是整个人体生命活动的核心，六腑以及身体其他各个部分，以至各种精神情志都分别归属于五脏，形成五大系统。五脏系统与五行对应关系见表2-1。

表2-1 五脏系统与五行对应关系

表里关系		五行	形体	五华	官窍	五志	五液
六腑	五脏						
胆	肝	木	筋	爪	目	怒	泪
小肠	心	火	脉	面	舌	喜	汗
胃	脾	土	肉、四肢	唇	口	思	涎
大肠	肺	金	皮	毛	鼻	悲（忧）	涕
膀胱	肾	水	骨、齿	发	耳、二阴	恐	唾

第二节 经络学说

经络是人体气血的运行通路，是一个复杂而庞大的系统，有运行气血、联络脏腑肢体官窍等各部、沟通内外上下的功能。经络是经脉和络脉的统称，经脉是经络系统的主干，而络脉则是经脉的各种大小分支，整个经络系统由经脉、络脉及其他连属部分共同组成。

经脉主要由十二正经、奇经八脉、十二经别构成，内容见表2-2、表2-3。

表2-2　经络系统构成

经络系统	经脉	十二正经（十二经脉）	手三阴经	手太阴肺经
				手厥阴心包经
				手少阴心经
			手三阳经	手阳明大肠经
				手少阳三焦经
				手太阳小肠经
			足三阴经	足太阴脾经
				足厥阴肝经
				足少阴肾经
			足三阳经	足阳明胃经
				足少阳胆经
				足太阳膀胱经
		奇经八脉		
		十二经别		
	络脉	十五络脉		
		孙络		
		浮络		
	十二经筋			
	十二皮部			

表2-3　十二经脉的命名及循行

经脉名称	循行
手经	循行于上肢
足经	循行于下肢
阴经	循行在四肢内侧面，属于脏经
阳经	循行在四肢外侧面，属于腑经

络脉是经脉的分支，有别络、浮络、孙络之分。别络是较大、主要的络脉，十二经脉和督任两脉各分出一支，加上脾之大络，合共为十五别络。浮络是循行在人体浅表部位的络脉，孙络则是最细小的络脉。连属部分有十二经筋和十二皮部，十二经筋是十二经脉之气"结、聚、散、络"于筋肉关节的部分，而十二皮部是十二经脉及所属络脉在体表的反映区。

第三节　精气神学说

古语有云："天有三宝日月星，地有三宝水火风，人有三宝精气神。"武术界也常说"内练精气神，外练筋骨皮"，可见应该十分重视精气神。精气神学说最早出现在先秦时期的各种著作中，包括《老子》《庄子》《管子》《孟子》《黄帝内经》等。其中所指的精、气、神是人体生命活动的三大基本要素。

（1）精

精是构成人体的精微物质，是生命活动的物质基础。精有先天、后天之分，先天之精禀受于父母，是生命的本原；而后天之精为人体吸收饮食空气中的精微物质化生而成。人体之精以先天之精为本原，并得到后天之精的不断充养，两者互相促进，互助互用。

精有狭义、广义之分。狭义之精指的是肾中所藏，有繁衍后代功能的生殖之精；而广义之精则涵盖人体内所有精微物质，包括储藏在各个脏腑之中的脏腑之精，以及精、血、津液等。精的主要功能有繁衍生殖、生长发育、生髓化血。

（2）气

气虽无形，却是人体内不断运动的一种精微物质，是构成人体及维持生命活动的最基本物质。根据气一元论，宇宙万事万物皆由气所构成，人体也不例外，《庄子》有云："人之生，气之聚也。"说明有形的人体其实是由肉眼所看不到的气凝聚而成。由于气是不断运动变化的，因此产生了人的各种生命现象，表现在人体各部和脏腑器官的生理功能上，例如心的功能是心气的作用，脾的功能是脾气的作用等。气的来源也分为先天、后天。先天之气就是禀受于父母的精气，而后天之气则是脏腑从饮食中吸收的"谷气"，以及从空气中吸收的"清气"结合化生而成的"宗气"。人体之气是先后天之气两者结合而成，任何一方面的不足，都可影响人体之气的生成。

气是活力很强、运动不息的。而人体及生命的各种运动变化皆是由于气的运动而产生，而气的各种功能，其实就是气的不同运动形式。气的运动称为"气机"，虽然形式多种多样，但《黄帝内经》将其概括为升、降、出、入四大类：升，即气自下而上的运动；降，即气自上而下的运动；出，即气由内而外的运动；入，即气由外而内的运动。

气作为构成人体的、维持生命活动的最基本物质，主要有以下几方面的生理功能：①推动作用，推动和激发人体的生命活动及生理功能。②温煦作用，产生热量以温暖机体，使人体维持相对恒定的体温，各脏腑组织器官才可正常运行。③防御作用，包括护卫全身肌表，防御外邪，与入侵人体之外邪斗争，祛邪外出。④固摄作用，对人体内之器官脏腑组织以及各种液态物质有固护、统摄和控制的作用。⑤气化作用，指因为气的运动而产生的各种变化，气化作用的过程即是人体内物质代谢及能量代谢的过程。⑥营养作用，因为气是构成人体的精微物质，包含具有营养作用的后天宗气，并可转化、化生血液津液，所以对机体及其各脏腑组织器官有营养作用。

由于气的生成组成、分布和功能特点的不同，所以有多种不同的名称，主要分为以下几种。

1）元气（又称原气、真气），是人体最根本之气，为生命活动的原动力。主要来源于禀受于父母的先天之精，并依赖后天之气的不断充养。元气主要藏于肾中，并通过三焦运行全身。元气主要有推动、温煦和固摄的作用。

2）宗气（又称大气），为后天之气，是肺所吸入的自然清气和脾胃所吸收的水谷精气结合而成。宗气聚于胸中，胸中宗气积聚之处称为"气海"。宗气的功能与居于胸中的心肺之功能有密切关系，并与先天之气结合成为元气。

3）营气，是与血共同运行于脉中，具有营养作用的气。营气与血关系极为密切，可分而不可离，所以常常并称为"营血"。营气是由脾胃运化的水谷精微中的精华部分所化生。营气在血脉之中运行，循血脉而运行于全身。营气有化生血液、营养全身的作用。

4）卫气，是运行于脉外具有护卫作用的气，可以保卫人体，避免外邪入侵。与营气相比较，卫气主卫外属阳，营气主内守属阴，所以往往将两者分别称为"卫阳"及"营阴"。卫气也是由脾胃运化的水谷之气生成，但生成卫气的水谷之气为水谷之悍气，而生成营气的为水谷之精气。卫气与营气相随而行，布散全身，但行走于脉外，不受脉管之约束。另外卫气有昼行于阳、夜行于阴的特点。卫气除防御外，还有温养机体各部和调控腠理、体液、体温的作用。

虽然上述气有不同的功能和名称，但并非气有不同的种类。不同名称和功能的气只是气因分布位置不同而表现出不同的功能状态，其本质并无不同，不同名称的气本质仍然为气。

人的生命就是气的体现，人的生命活动变化其实是气的运动变化。所以，升降出入运动正常，气机调畅，脏腑功能的各种生命活动才可维持正常；若升降出入失常，气机不调，人体功能也会失常；而升降出入运动停止的话，人的生命活动也会随之终止。

（3）神

神有广义、狭义之分，广义之神是对生命活动现象的高度概括，而狭义之神指的是人的精神、思维、意识、情志等心理活动。狭义之神隶属于广义之神，因为人体的生理和心理活动都由广义之神所主宰。

从中医角度看来，神也有先天、后天之分。先天之神称为"元神"，是人与生俱来的先天本性；后天之神，又称为"识神""欲神"，是出生后受到人体外界事物影响而逐渐发展形成的。两者作用有所不同，元神不受精神、思维、意识、情志等的支配而主宰人的整体生命活动；而识神、欲神则支配人的精神、思维、意识、情志等心理活动。两者对立统一，而又相互为用，共同维持人的生命活动。

精气神在人的生命活动中起着非常重要的作用，被称为"人身三宝"。三者是三位一体，不可分离的。精化气，气生精，精气互化；精舍神，气生神，神又为精气之主宰，三者存则俱存，亡则俱亡。简单来概括，精、气可互生互化，而两者共同为神的物质基础，而神则为精、气之主宰；三者互相依存，互根互用。而精气神学说与藏象学说相通，精气神的活动可以被纳入五脏的系统之中，因为五脏中的每一脏皆藏精、舍神，每一脏也都有气的功能运动。

第四节　整体观念

整体观念是中医学的基本特点之一。它认为人体是一个有机的整体。构成人体的各个组成部分之间，在结构上是不可分割的，在功能上是相互协调、相互为用的，在病理上是相互影响的。同时也认识到人类生活在自然界中，人体的生理功能和病理变化，不断受自然界的影响，人类在能动地改造和适应自然的斗争中，维持着机体正常的生命活动。因此，中医在临床对疾病的诊断和治疗时，不是单从局部的病变着眼，而是从整体出发，全面考虑问题。

整体观念是中医认识机体及诊疗疾病的一种思想方法。把事物看成是统一的和完整的，即强调事物本身的统一性、完整性及与其他事物联系的观点。整体观念是中医学的主导思想，也是中医学的特点之一。

中医学非常重视人体本身的统一性、完整性及其与自然界的相互关系，它把人体内脏和体表各部组织器官之间看成是一个有机整体，认为构成人体的各个组成部分之间，在结构上是不可分割的，在功能上是互相协调的，在病理上是相互影响的。同时认为四时气候、地土方宜、环境等因素的变化，对发病以及人体生理、病理有不同程度的影响。既影响人体内部的协调完整性，也重视人体和外界环境的统一性。这种观念，称为整体观念。用这种从整体出发，全面考虑问题的思想方法贯穿于对疾病的诊断治疗，而不是单从局部的病变着眼，这种整体观念，是中医学基本特点之一。

整体观念的基本内容包括两部分：一是人与自然界的统一性；二是人体本身的整体性。从整体观念出发，全面考虑问题的思想方法贯穿于中医对疾病的病理认识、诊断和治疗中。中医整体观念以阴阳五行学说作为理论基础，用阴阳理论说明相对的运动平衡，用五行理论说明人体本身及与自然环境相辅相成、相互制约的整体关系。

在中国的哲学思想中，无论是中医还是其他各方面的理论学说中，都非常重视"整体"的观念。整体观念是指事物的统一性和完整性，这一点在上述的各个学说都可以反映出来，整体观念是天人合一理论的基础，也是中医导引学的基本理论。

第三章 导引的要素

人体是由身体和精神两部分所组成，两者的协调统一是健康的标准，也是我们所追求的目标。中医理论将身体和精神归纳为"形"和"神"，而"气"则是联系"形"和"神"的纽带，三者从而形成一个有机的整体，所以人的生命是形、气、神的三位一体。正如《淮南子》中所说："形者，生之舍也；气者，生之充也；神者，生之制也。"

中医导引理论中有调身、调息、调心（神），简称为"三调"，分别对应人的"形""气""神"，是习练导引的最基本要素。

第一节 调 身

调，即调整；身，即身体、身形。调身，就是调整身形，是对身体姿势或动作进行主动地、自觉地调整、锻炼，并使之逐渐达到导引的要求和目的。调身是调息和调心的前提，是导引入门的基础。传统功法中的导引练形、庄严身象、四种威仪等，均属于调身的范畴。

一、调身的方法

调身，不仅是对身体躯干及四肢的调整，更具体涵盖从头、颈、肩、肘、腕、掌、指、胸、腹、胁、肋、脊、背、腰、臀、髋、腿、膝、踝、足、趾等肢体部位，到眼、耳、鼻、舌等感官器官，针对各部位均有详尽的方法与要求。具体训练方式会因功法传承、姿势规范、动作要领的差异而呈现不同特点。如功法中常讲的松静站立、头正、颈直、竖脊、含胸、沉肩、坠肘、松腰、沉髋、舌抵上腭、目视前方等，这些都属于调身的内容。任何功法体系，无论是动功、站（桩）功，还是坐功、卧功，其训练架构中必然包含系统的调身规范。

至于功法姿势中的行、立、坐（正坐、盘坐、跪坐）、卧（仰卧、侧卧、半卧），动作的屈、伸、俯、仰、摇、转、跑、跳等具体方法和要求，将在功法的教授中进行讲解。

二、调身的要求

调身的基本要求是形正体松，包括行、立、坐、卧等各种姿势和屈、伸、俯、仰、摇、转、跑、跳等各种动作的正确规范，要求做到中正安舒、松紧合度、柔和缓慢、圆活连贯、刚柔相济、动静相兼。

三、调身的作用

(1) **调息与调心的基础**

古人云："形不正则气不顺，气不顺则意不宁，意不宁则气散乱。"明确指出了调身是调息和调心的基础，只有形正体松，才能达到气定神敛。

（2）柔筋健骨，强壮身体

合理的姿势与动作练习，可以起到伸筋拔骨、柔筋健骨的作用。古人说："动摇则谷气得消，血脉流通，病不得生。"这一点已经通过科学研究得到证实，研究显示，习练易筋经对习练者的呼吸系统、柔韧性、平衡、肌肉力量均有良好的锻炼作用。

（3）疏通经络，调畅气血

以正确的方式习练健身气功，有助于疏通经络，调畅气血。经络是人体周身气血运行和输布的通道，也是将人体连成一个整体的重要系统。经络系统保持通畅，人身气血才可以正常运行，生命便得以在正常的状态下延续。

第二节　调　　息

调为调整，在此有调和之意；息指呼吸。古人说"一呼一吸谓之息"。调息，就是主动地、自觉地调整和控制呼吸，以改变它的频率、节律、深度等，并使之逐步达到练功的要求和目的。清代汪昂《勿药元诠》中提到："调息一法，贯彻三教，大之可以入道，小用可以养生。"可见呼吸与生命是息息相关的，要研究生命，必须要研究呼吸。因此，调息是气功"三调"中的重要环节和方法。传统功法中的吐纳、练气、调气、服气、食气等均属于调息的范畴。

一、调息的方法

调息方法非常多，如鼻吸鼻呼、鼻吸口呼、口吸鼻呼、口吸口呼、单鼻孔吸单鼻孔呼、停闭呼吸、胸式呼吸、腹式呼吸，以及传统功法中的肚脐呼吸、毛孔呼吸，佛家天台宗的"十二息"、峨眉临济宗的"九息"等。

在此只介绍中医导引法中常用的几种调息方法。

（1）自然呼吸

对于健身气功初学者来说，除功法特殊要求外，一般均宜采用鼻吸鼻呼的自然呼吸法。就是在平时所习惯的自然呼吸基础上，随着练功的深入，自然而逐步地达到形、气（呼吸）、神三者合一的要求。

（2）鼻吸口呼

上面所提到的"自然呼吸"一般属于鼻吸鼻呼的方法，而在练功中，呼气吐音、运气发声或功前呼吸放松时，一般采用鼻吸口呼的方法。如健身气功六字诀中六个字诀的吐音，健身气功易筋经"三盘落地势"吐"嗨"音时，运用的都是这种呼吸方法。

（3）腹式呼吸

常见的呼吸方法分为胸式呼吸和腹式呼吸两种。其中，腹式呼吸又分为顺腹式呼吸和逆腹式呼吸。

1）顺腹式呼吸：吸气时，腹部向前自然鼓出；呼气时，腹部自然内收。顺腹式呼吸，生理学上也称为等容呼吸。吸气时，腹肌放松，横膈肌随之下降，腹壁逐渐鼓起；呼气时，腹肌收缩，腹壁回缩或稍内凹，横膈肌也随之上升还原。历代养生家认为，这种呼吸方法是一种"离合"的作用，有利于通过后天呼吸之气，来引动"先天真气"的发生、发展，用后天之气引动先天之气。

2）逆腹式呼吸：吸气时，腹部自然内收；呼气时，小腹自然外鼓。逆腹式呼吸，生理学上也称为变容呼吸。吸气时，腹肌收缩，腹壁回缩或稍内凹，横膈肌随之收缩下降，使腹腔容积变小；呼气时，腹肌放松，腹壁隆起，横膈肌上升还原，使腹腔容积变大。逆腹式呼吸对于内脏器官的影响较大，有类似按摩或运动内脏的作用，尤其对于改善肠胃功能有较大的帮助。历代养生家认为，这种呼吸方法是一种"爻变"的作用：吸气时，体内"先天真气"由腹部提升到胸中，同时，由鼻孔吸入自然界之清气的"后天呼吸之气"也进入胸中，先后二天之气在胸中交会融合；呼气时，先、后二天之气交融后的真气缓缓降回腹部，产生的浊气则同时由口或鼻慢慢呼出体外，从而达到炼气、养气的目的。

逆腹式呼吸在各类功法中应用非常广泛。如健身气功六字诀在呼气吐音，发出"嘘""呼"等六个字诀时，采用的均是鼻吸口呼的逆腹式呼吸方法，健身气功易筋经在"三盘落地势"吐"嗨"音时，采用的也是这种方法。

由于逆腹式呼吸的方法有一定难度，对于初学者而言要认真掌握要领，细心体会，才可慢慢熟练。另外，在练习功法时也不宜连续使用这种呼吸方法。

（4）提肛呼吸

提肛呼吸是把提肛动作和呼吸配合起来的一种练习方法，是在吸气的同时收提肛门及会阴部肌肉，呼气时则放松。这时采用逆腹式呼吸方法较为适宜。如健身气功五禽戏"猿戏"中的"猿提"动作即可配合这种呼吸方法进行习练。

二、调息的要求

调息的基本要求是匀（均匀）、细（细密）、柔（柔和）、长（深长）。同时，还要遵循顺其自然、循序渐进的原则，切忌刻意追求、生搬硬套。调息是在形正体松（即调身）、心神安静（即调心）的基础上，通过长久练习，自然地逐步达到形、气、神三者合一的状态，此时不调息而息自调，呼吸自然也会变得匀、细、柔、长。

古人把气功习练中的呼吸，归纳为风相、喘相、气相、息相四种。呼吸时，气出入有声，为风相；呼吸出入结滞而不均匀通畅，为喘相；呼吸虽无声，也不结滞，但不够静细，为气相；呼吸既无声，也不结滞，呼吸匀细柔长、绵绵细细、心息相依、若存若亡，为息相。在这"四相"中，只有"息相"才是呼吸调和的状态，也是练功调息的要求和目的。我们把练功中的呼吸调整称为调息，这也是原因之一。

三、调息的作用

（1）**调身与调心的重要环节**

调息是调身与调心的重要环节。一方面，形正体松，则气定而神敛；另一方面，正如《庄子》中提到传说中黄帝的老师广成子所说的一句话："抱神以静，形将自正。"心神安宁，自然就会气息平和、形正体松。

（2）**吐故纳新**

调息的练习，能使人体更有效地吸入大自然的清气，呼出体内的浊气，并促进先天、后天之气在体内的充分交汇融合，达到吐故纳新、促进全身气血运行、调节改善人体呼吸系统功能、改善各组织器官生理功能、增强活力等作用。

（3）**行气活血**

呼吸是体内"真气"运行的动力，而"真气"又是血液运行的动力，所谓"气为血之帅，血为气之母"。因此，呼吸的练习，可以促进体内真气的发生、发展及全身血液的运行和输布，起到行气、活血的作用。

（4）**强壮脏腑**

《难经》记载"呼出心与肺，吸入肾与肝"，呼吸长短、深浅、粗细的不同，可以直接影响、促进相应脏腑的功能。现代医学认为，经常进行深长的呼吸锻炼可使横膈肌的升降幅度增大，从而促进内脏器官及肠胃的功能。流传千年之久仍昌盛不衰的六字诀就是极佳的呼吸锻炼方法。

第三节 调 心

调，即调整；心，即思想、精神、心理。调心，就是对自我的精神意识、思维活动进行主动地、自觉地调整和控制，并使之逐步达到练功的要求和目的。

《峨眉十二庄释密》记载练功要效法天地，重在调心。调心，是气功"三调"中最重要的内容。因为在练功中，无论是调整动作姿势的调身，还是调整呼吸吐纳的调息，都是在意识的指挥、参与下进行和完成的。传统功法中的意守、存思、观想、调神、炼意等，均属于调心的范畴。

一、调心的方法

人的精神、意识、思维活动是非常活跃、复杂多样的。在情绪上有喜悦、快乐，也有愤怒、忧郁、思虑、悲伤、惊恐。因此，气功中的调心方法相应地也就千姿百态、丰富多彩。归纳起来，可以大致分为以下两大类。

（1）"以一念代万念"的意守类

意，即意念；守，即相守不离。意守即摄心归一、专其一处，把全部注意力集中到某一处而相守不离，借以排除胡思乱想的杂念，逐渐达到练功的要求和目的。意守一词，是从古代气功中的"精神内守"（《素问·上古天真论》）、"守一存真"（《抱朴子·地真》）、"一心内守"（《太上老君内日用妙经》）、"守一处和"（朱熹《调息箴》）等词语衍化而来的，现在已经成为气功中最为常用的术语。功法中常用的意守方法有：意守身体部位法，如丹田、命门、肚脐、涌泉、百会等；意守体外一点法，如蜡烛的火苗、墙壁、花朵、静物等。

（2）"以念制（治）念"的存想类

存想，古代又称为存思、观想、存神、返观、默照、禅观、内视等，是气功中常用的练功术语和方法。存想是在调身、调息及基本安静的状态下，把注意力集中或存放在预前已设定好的"目标"上，这个目标是一套既定的"程序"，通过运用这种有序化意念思维的"正念"，来不断排除杂乱无章、胡思乱想的"杂念"，从而达到练功的要求和目的。

功法中常见的存思观想法有：注意动作姿势法、注意呼吸法（如数息法、随息法、听息法等）、注意心理法（如无念法、想象法等）、注意特定事物法（如大海、明月、蓝天、白云、字句、诗词、音乐等）。在本书所介绍的导引法习练过程中，没有复杂的意念活动，因此其更加易学易练、安全稳妥。

二、调心的要求

调心的基本要求是"入静"。无论是以一念代万念的意守法，如意守丹田、命门等，还是以念制念的神与形合、形神合一、寓意于气（呼吸）等方法，目的都是要达到意（神）、气、形三者和谐统一，并趋于相对"静"的状态，从而达到强身健体、养生康复的作用。

三、调心的作用

（1）调身和调息的核心

调心，在气功中起着主导作用，是调身和调息的核心。调心入静，也是健身气功的基本要求和目的。

（2）调节心理，促进身心健康

功法习练中安宁、轻松、愉快、喜悦的良性心理活动，不仅有利于调节心理、心态，也有利于身体功能的促进，以达到身心健康的目的。

（3）开发潜能，增长智慧

古人认为"练功要旨唯入静"，而"静能生慧"。《大学》中说："知止而后有定，定而后能静，静而后能安，安而后能虑，虑而后能得。"现代科学研究也证实，"入静"有助于开发人的潜能、增长智慧，提高人动作的灵活性、思维的敏捷性、情绪的稳定性、意志的坚强性，以及注意力、观察力、记忆力、自制力、适应力等。

调身、调息、调心分别对应人体形、气、神，三者是互相联系，不可分割的统一体。其中，调身是调息和调心的基础和前提；调息是调身与调心的重要环节；调心则是"三调"中的核心环节，也是调身和调息的目的。

不同的功法对三调各有侧重，在练习过程中，严格按照功法的要领和要求，就能达到三调的统一。以易筋经"韦驮献杵第一势"为例，两掌合于胸前并与"膻中穴"相对。这个姿势属于调身，可使肺脏上下左右的"位置"适中、升降开阖与呼吸吐纳合乎标准，有利于肺气的调节。功法一开始便从这里下手，直接掌握了"肺主气、司呼吸"的关键，控制了全身"气"之运行的总枢纽，从而达到"息调""气定"的要求，气机能定，则自然心境澄清、神意内敛，从而达到三调的统一，这也是易筋经古传口诀中"气定神皆敛，心澄貌亦恭"的深刻内涵。

以上将三调分别予以说明，是为了使初学者能够正确理解和习练。而调身、调息、调心三者，实际上是同时进行、相互促进而不可分割的，这一点习练者需谨记。所以，很多功法中都特别强调神与气合、寓意于气、形神合一等理念，原因即在于此。

第四章　常用姿势与要领

第一节　手　型

一、拳

四指并拢卷握，拇指紧扣食指和中指的第二指节（图4-1）。

我们的双手存在许多穴位与功能反射区，经常做反复握拳的动作可以按摩这些穴位或区域，达到养生保健、增强内脏功能、使体力倍增的作用。

二、握　固

拇指内屈轻抵无名指根，再将其余四指依次屈拢成拳，此拳法为握固（图4-2）。

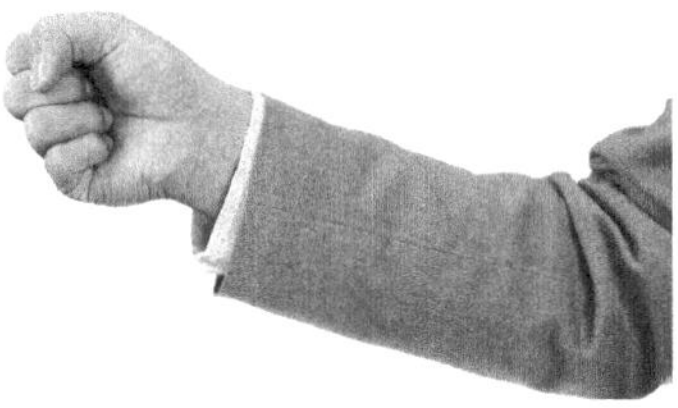

图4-1

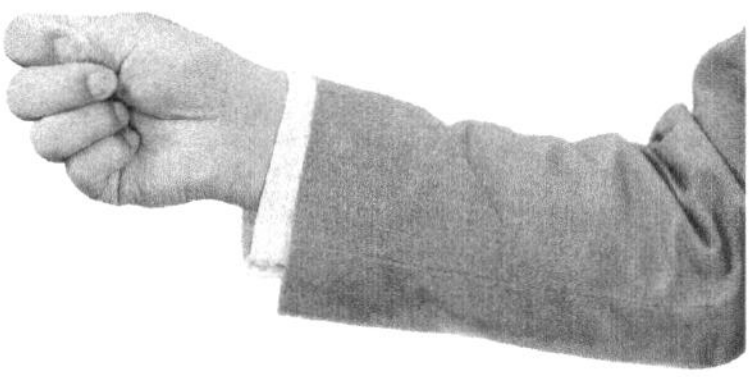

图4-2

该方法在八段锦、易筋经、十二段锦等导引法中都有使用。"握固"是中医导引法中常用的一种手势。《养性延命录》载："拘魂门，制魄户，名曰握固，与魂魄安门户也。此固精明目，留年还白之法，若能终日握之，邪气百毒不得入。"握固之法，就好像关上房门一样可以起到静心安魂的作用。《老子》中说"骨弱筋柔而握固"。握固可以固护精气，明目延年。若整日握固甚至睡眠中也进行握固，还可以辟邪防毒。《道枢·众妙篇》云："握固者，何也？吾以左右拇掐其三指之文，或以四指总握其拇，用左右手以柱乎腰腹之间者也。"《寿世青编·十二段动功》中也说："两手当屈两大指抵食指根，余四指捻定大指，是为两手握固。"

三、鹰　爪

五指尽量张开，力达指尖，此为鹰爪（图4-3）。鹰爪劲在行功导气、内功按跷中应用广泛。

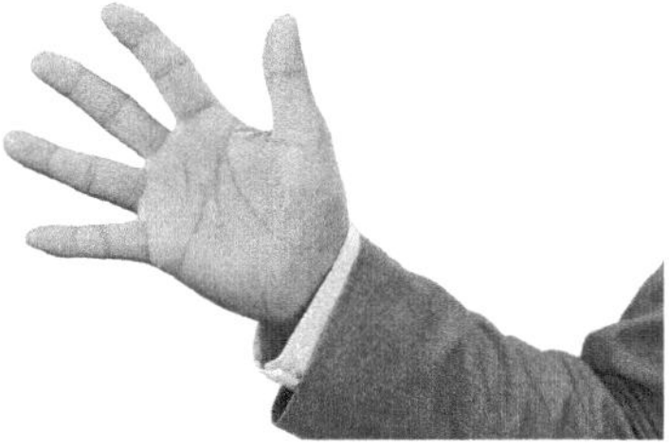

图4-3

口　诀

鹰爪弛张左右分，阴阳背负统乾坤。
清升浊降任冲督，一揽三家进火温。
拦腰下爪攫双关，夹脊椎分十四间。
两掌横开齐带脉，真阳火祛肾阴寒。
鸠尾中焦取食宫，实虚痞满水分通。
肝横二土因乘克，积聚癥瘕切掌中。

四、虎　爪

在鹰爪的基础上，屈曲十指第1、2指关节，力贯指尖，形如虎爪，故名（图4-4）。虎爪必须是在鹰爪的基础上，若直接屈曲手指，则力量很难贯达指尖。在峨眉十二庄中，把这种掌法的变换连同立"须弥掌"一起，被称为"连环三昧掌"。须弥掌是将气、力、劲贯注两掌，鹰爪使之畅达指尖及整个手掌，虎爪则使之直达指尖。

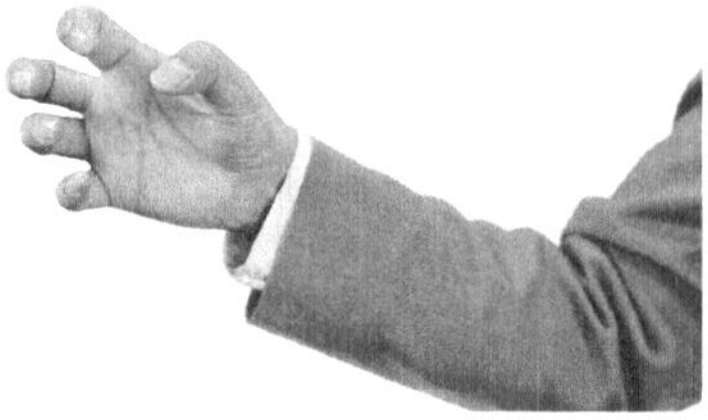

口　诀

迎面山头白虎吼，双双爪下爪尖抖。
用时劲却在肘端，千斤坠着中央走。
顶上太阳抓左右，青龙五处分前后。
两爪交逢督脉中，摩云小调低低奏。
爪攫震三兼七兑，腨肠下取上臑臂。
瑟瑟梭巡似齿寒，还阳引入寰中醉。
虎爪擒拿威力猛，千斤闸着解消笮。
运气开声吐白虹，教他臂折倒栽踵。

图4-4

五、剑　诀

无名指、小指向手心内屈，大指第一节压住小指、无名指的第一节，中指、食指伸直。无名指和小指尽力向外绷，而拇指则尽力将其压紧，三指共同构成一个"太极圈"（图4-5）。此时，内劲自然由食、中指发出而直达指尖。

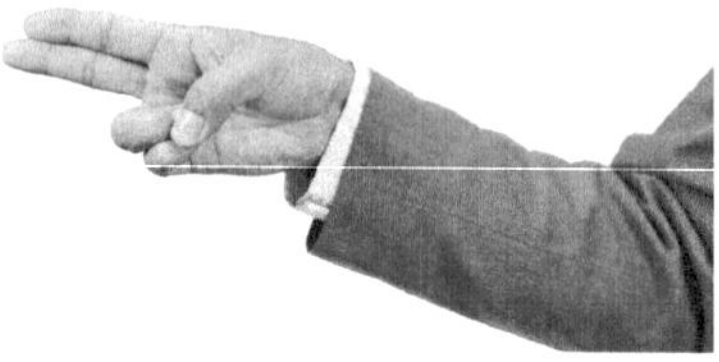

图4-5

口　诀

双开剑诀出云门，中府循经接缺盆。
绕角来回行蛹动，胸前一气化三清。
推窗候望月明来，舞剑哦呀唱几回。
左右飞车奔地阁，庄严呙嘴美桃腮。
单双宝剑别雌雄，半寸青锋刺脐中。
旨候黄庭吞吐意，天嘘地吸应穷通。
太阿一旦授凶人，慧剑追收决死生。
任尔真元刚似铁，还叫气破胆魂惊。
剑下无情却有情，噫嘻绝穴解随迎。

阳翻九死阴亡血，管教门墙水样清。
剑诀双双左右开，离经食指两骈排。
无名小指圈无极，挫腕翻阳杀气来。

六、八 字 掌

手掌翘立，中指、无名指、小指弯曲，大指和食指伸直，虎口打开，有如八字（图4-6a、图4-6b）。八字掌的主要作用是伸展、牵拉肺经和大肠经，起到调节肺气，舒筋活络的作用。

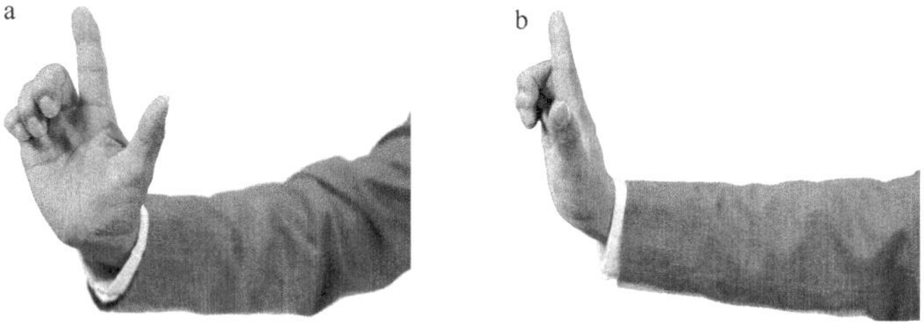

图 4-6
a. 正面；b. 侧面

七、须 弥 掌

五指并拢伸直，手掌翘立，指尖向上，掌心向外，使手掌与腕、臂尽力成直角（图4-7）。

手掌立起时，要以中指带动逐渐立直；手掌与腕、臂要尽量成直角，"内劲"则自然到手掌阴面，须弥掌力在掌根，而且力量很大，用须弥比喻其力量之大，犹如排山倒海一般，在峨眉天罡指穴法三十六式中，又把它称为"排山掌劲"。须弥掌在峨眉十二庄中天、地、鹤、云、小等庄法中都有运用，在行功导引、内功按跷、武术技击等都有很重要的功用。

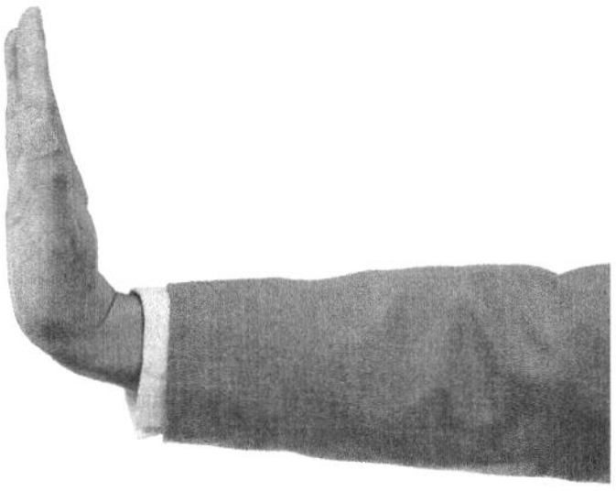

图 4-7

第二节 步 型

一、弓 步

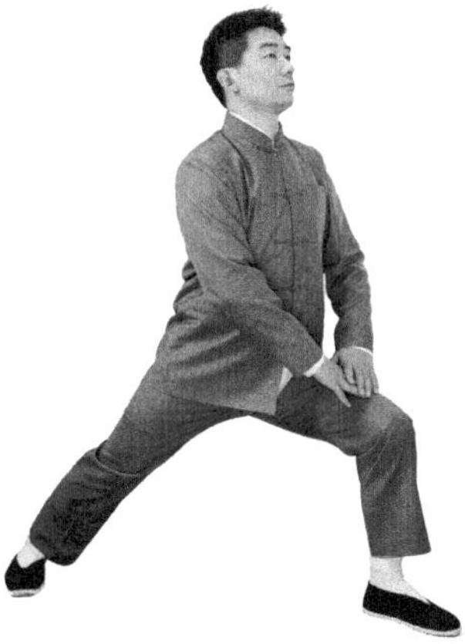

两脚之间相距约为自己脚长的3倍，前腿弓，后腿绷，挺胸，塌腰，沉髋；前腿同后腿成一直线（图4-8）。

此步型前腿屈膝如"弓"，后腿挺膝伸直似"箭"，也称为"弓箭裆"，又因状如登山之势，故又名"登山势"。左腿在前称为左弓箭裆，右腿在前称为右弓箭裆。弓步时前腿的膝盖不能超出脚尖，大腿略高于水平；后腿要挺膝伸直，全脚掌着地。

二、马 步

马步桩双脚分开略宽于肩，采用半蹲姿态，因姿势有如骑马一般，而且如桩柱般稳固，因而得名（图4-9）。

图 4-8

马步可以壮腰健肾,强筋补气,调节精气神,可使下盘稳固,平衡能力增强,不易被人打倒,还能提升身体的反应能力。

三、虚　步

两脚前后开立,后脚(支撑腿)外展45度,屈膝半蹲;前脚脚跟离地,脚面绷平,脚尖稍内扣,虚点地面(图4-10)。

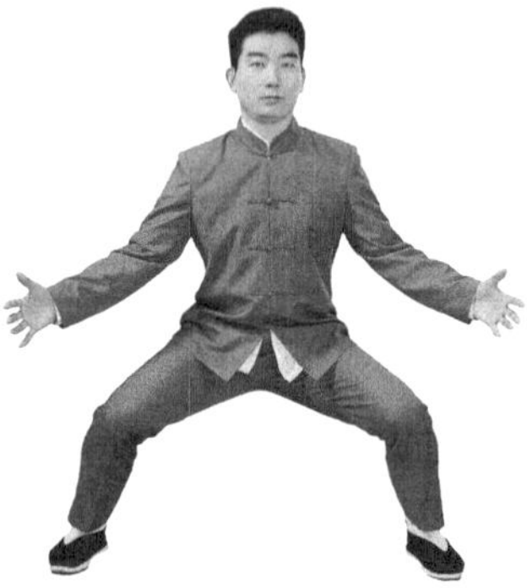

图4-9

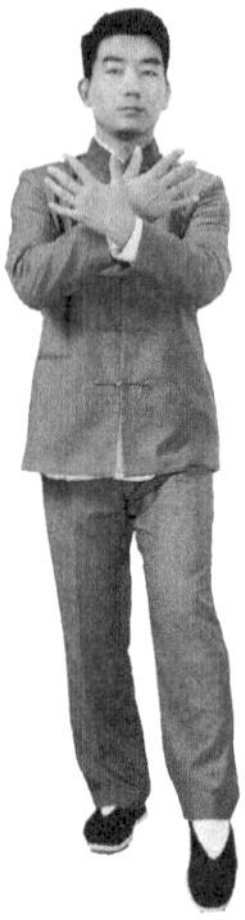

图4-10

四、仆　步

两脚左右开立,一腿屈膝全蹲,另一腿向体侧伸直,目视伸直一侧的腿脚(图4-11)。

五、歇　步

前后腿交叉下蹲,臀部坐于后脚接近脚跟处,挺胸抬头(图4-12)。

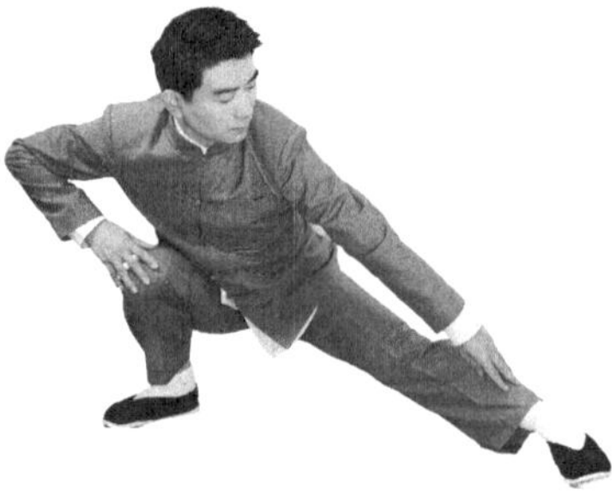

图4-11

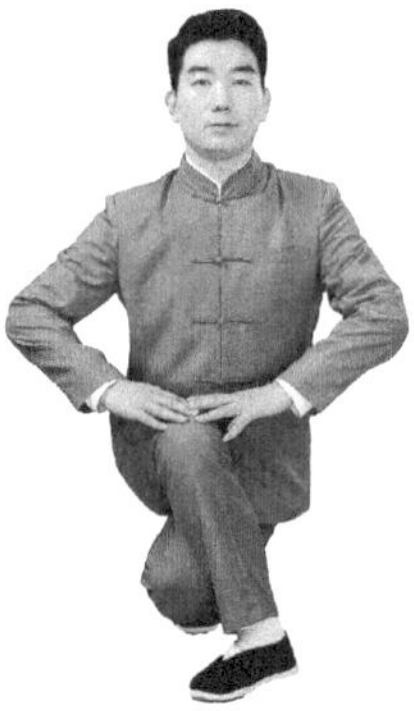

图4-12

六、平　肩　裆

两脚分开,与肩同宽,两脚平行,两膝微屈,松静站立;头正顶悬,竖脊正身,两臂自然垂于身体两侧；唇齿合拢，舌尖放平，轻贴上腭（图4-13）。

平肩裆是导引常用的姿势，做好此姿势，需保持鼻吸鼻呼，自然呼吸，同时心神安定，全身放松。

七、一 字 裆

两脚分开，两脚之间距离约为两脚半到三脚宽，两脚平行，两膝微屈，松静站立，将两臂抬起至侧平举，两臂有如一字（图4-14）。

一字裆是导引常用的姿势，也是基本动作。在八段锦、峨眉十二庄中都有广泛应用。

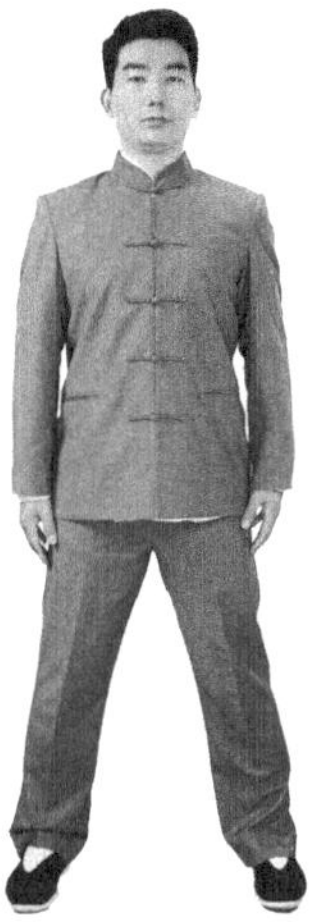

图4-13 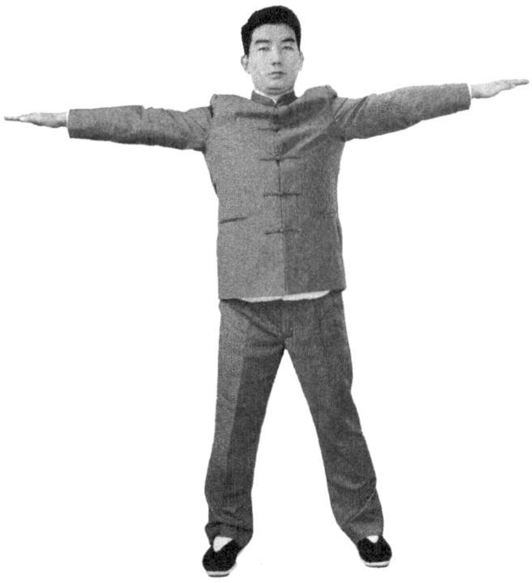　　　　　　　　　　　　　图4-14

第三节　坐　姿

一、盘 坐 式

盘坐式就是盘腿而坐，准备一个特制的坐凳，凳子大约二三尺见方，前脚高三寸，后脚高五寸（一尺约为33.3厘米，一寸约为3.3厘米），形成前低后高的徐缓斜坡，上面再铺上一个薄垫子。如没有这种特制的凳子，改在硬板床上练习也可以，但不能坐软的沙发或钢丝床。

（1）自然盘坐式

正身端坐，两小腿交叉，右腿在外，左腿在内，两脚位于两大腿下，脚心斜向外后方。左右腿可以互换练习（图4-15）。

此坐式适合于年老和身体虚弱的习练者。

（2）散盘坐式

正身端坐，以左脚脚后跟轻轻抵在"会阴穴"处，右脚脚后跟则轻轻抵在左脚脚背的"冲阳穴"处，两腿放松，腿脚的外侧平铺在坐垫上。左右腿内外可以互换练习（图4-16）。没有盘坐基础的习练者可以采用散盘坐式。

（3）单盘坐式

正身端坐，以左脚脚跟轻轻抵在"会阴穴"处，右脚置于左腿上靠近大腿根部，脚心朝上，两腿放平。左右腿可以互换练习（图4-17）。

本坐式难易程度适中，能达到动作要求并且在练习过程中不感到疲劳的人都可以使用。单盘坐式也是双盘坐式的基础。

（4）双盘坐式

正身端坐，右脚置于左腿上靠近大腿根部，脚心朝上，再将左脚置于右腿上靠近大腿根部，脚心朝上，两腿放平。左右腿可以互换练习（图4-18）。

双盘坐时，两膝与尾闾三点之间正好形成一个等边三角形，也就是用这个三角形支持全身，所以盘坐姿势安稳，可以防止坐中的各种"动触"。盘坐练好之后，即使坐二三小时或者更久，也不会觉得腿脚麻木、疼痛，反能安住身形助益久定。

肢体柔韧性好的习练者可以采用这个坐式。需注意，盘腿静坐时，腿部气血运行减慢，极容易被风寒等外邪乘机侵入。因此，在寒冷的天气里，用毛毯围覆双腿，即使天气炎热也要用薄布巾覆盖双腿。

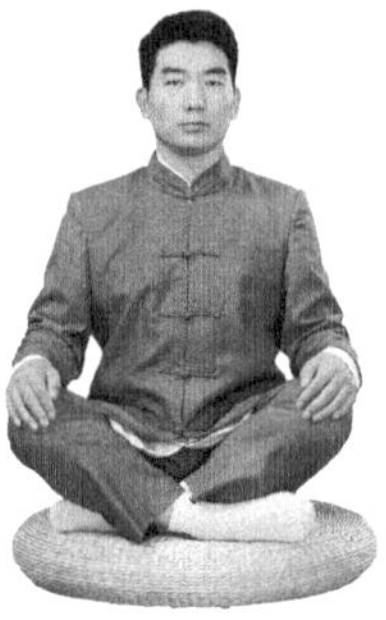

图 4-15 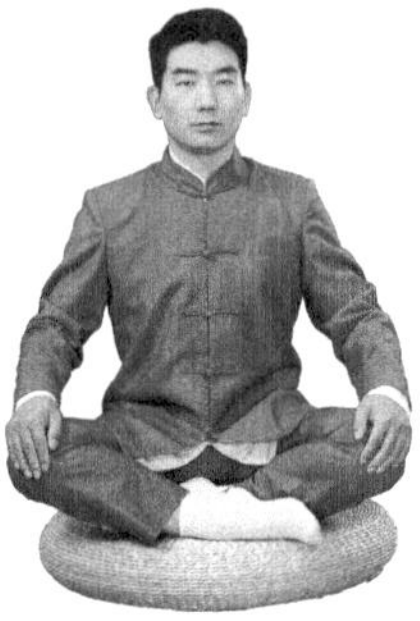　　　　图 4-16 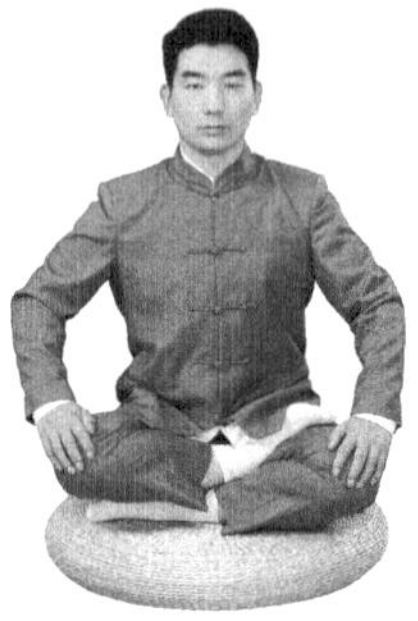　　　　图 4-17 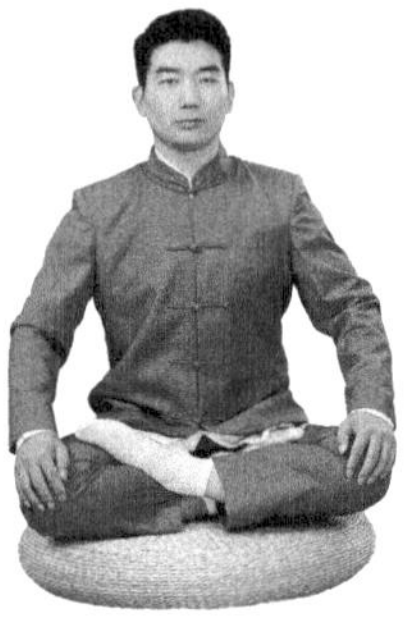　　　　图 4-18

二、正 坐 式

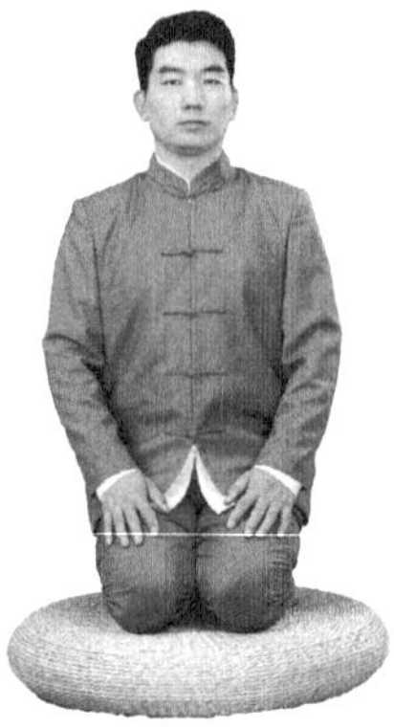

选择高度与自己小腿长度相当的椅子，端坐于椅凳的前半部，不要倚靠在靠背上。两脚分开与肩等宽，脚尖向前平正地踏实地上，上身与大腿、大腿与小腿之间均折叠成约90度角。

办公室一族可用此法忙里抽闲锻炼身体，此法相对平稳，高血压、心脑血管病人也可以采用。

三、跪 坐 式

两腿弯曲呈跪姿，两膝靠拢，两足大趾交叉，两脚跟微外翻，脚背着地，脚心向上，臀部坐在两脚跟及其内侧。身体正直，上体与地面呈90度（图4-19）。

图 4-19

此法较易掌握，不习惯盘坐的人可以采用。但膝关节疾患患者最好不用这个姿势。

第四节　基本要领

一、头 正 顶 悬

方法：将下颌微微内收压向喉结，使头正、颈直，百会穴微微上顶。

要领：下颌内收要自然，头要中正，不可低头、仰头。

百会穴为督脉经穴，位于头顶中央，两耳尖对正之处，折中正取之。此穴位于人身最高之巅顶，为"三阳五会"，是厥阴之气上会三阳之处，也是阳维脉、阴维脉之大会之处，诸多经气聚汇于此,故曰"百会"。

二、竖脊正身

方法:在上一项"头正顶悬"之后,将整个脊柱微微向上提起,使脊柱竖直、身体中正。

要领:脊柱竖直,身体不可驼背弯腰、前俯后仰、左右倾斜;伸直的同时还要保持放松,不可过分紧张。这样才能使气血通畅、久坐不疲。

整个脊柱要在伸展中放松,脊柱的每块脊椎骨都要自然地重叠笔直,松紧合度,有如宝塔之状,故诀曰"腰松脊竖若塔桩"。

三、握手结印

盘坐时有各种各样不同的握手方法,又称"结手印"。根据"内景功夫"的经络理论,手三阴(太阴、厥阴、少阴)和手三阳(阳明、少阳、太阳)的气脉运行,都出入循环于手掌十指尖的"井穴",同时手部三条阴经、三条阳经的气脉又统辖于足部的相应经脉。下面介绍两种最常用的握手结印方法。

(1)定印

方法:掌心向上,两手重叠,左手在上或右手在上皆可随意,两手小指一侧轻轻倚靠在脐下四指的小腹部,或者轻轻放在盘坐的腿脚上。

要领:两手掌及十指自然伸直,两拇指指尖轻轻接触,然后将拇指略向掌心内收,以两指笔直、自觉有一股内劲自然发出并互相抵触为准。如法操作,那股内劲自然发生,切忌故意用力。另外,两拇指与左右手的两个食指要在与水平垂直的同一个平面内。

(2)太极印

方法:两手虎口交叉相握,右手拇指贴在左手掌心的"劳宫穴",其余四指自然握在左手背上,两掌心向内轻轻贴在脐下四指的小腹部,或者两掌心向下轻轻放在盘坐的腿脚上。

要领:以左掌掌指关节为界,右手食指、中指轻轻贴在左掌掌指关节靠近腕关节一侧的手背上,而无名指、小指则轻轻贴在左掌掌指关节靠近指尖一侧的手指上,两手相握,四指自然接触。

四、两肩齐平

方法:将两肩微微向上提起二三分高,左右两肩同高、齐平。

要领:两肩有微微上提之意,但是不能提起太高,两肩不可以左右低昂、高低不平。两肩齐平,不仅可以辅助"头正顶悬""竖脊正身",同时也有助于下一项"飞肘含胸"的正确操作。

五、飞肘含胸

方法:上述各项操作完毕之后,把两肘尖微微向前内合二三分,有如鸟雀张翅欲飞的样子,使胸部微微内含,同时腹部放松。

要领:两肘微微向前,不要太用力,也不要向前太多,否则反而容易造成手臂和胸部紧张,使呼吸急促。含胸的主要部位是针对胸前"膻中穴"而言。膻中穴为任脉经穴,位于胸腹正中线,两乳连线的中点,平第四肋间隙。膻中穴为"上焦"之分野,又为"八会穴"之"气会膻中",故又称为"上气海",佛家之合掌当胸、道家儒家之拱手、武家之拳礼皆与此穴有莫大关系。

六、缄口砥舌

方法：缄口即闭口，即在静坐时要将口唇轻闭，牙齿轻叩，此时，舌尖则自然轻轻地抵在上门牙内牙根与牙龈的交接处，也就是"龈交穴"处，这就是砥舌。

要领：口唇轻闭，自然合拢，嘴角微微后引，似笑非笑，舌尖轻抵上腭，纯属自然，不要用力。静坐重在调心。经曰："舌为心之苗"。舌头是心脏"苗气"的反映之处，而心又是"五脏六腑之大主"，中医故有"望舌"的诊断方法，静坐中要求缄口、砥舌，有利于"心平"，而心平才容易促进气和，进而达到神静、神旺的目的。

七、合眼垂帘

方法：两眼上眼皮如"帘子"般自然下垂，两眼之间微露一线之光，目视前下方。

要领：两眼不太张开，也不太合拢，微有垂目观鼻之意，但不可真用力观鼻端，否则时间太久，容易眼睛疼痛。

第五节　导引四大要诀

学练中医导引法，需要掌握好强度、幅度，并且要持之以恒，坚持不懈，才能获得理想的效果，学练导引法的过程也是培养和锻炼意志与毅力的过程。此外，还应做到循序渐进，不能急于求成，否则欲速则不达。要遵循导引法最基本的四字要诀"大、慢、停、观"，现简述如下。

一、大——让气血畅达全身

大，是指在练习伸展功时，所有动作都要尽可能做到最大幅度，确切地说就是接近动作幅度的最大极限。当然，每个人的极限不同，甚至同一个人每天练习的极限也不同，只要掌握好自己动作幅度的极限就可以了，切不可蛮力冒进。换一句话说，就是在保证安全、避免肌肉拉伤的前提下，将动作幅度做到最大。

大，是导引动作的第一步，就是要尽力伸展，先不要考虑放松。只有将身体各个部位都伸展开了，气血才能顺利通行，更好地运送到全身各处，甚至毫发末端。峨眉派古传口诀曰"圆空法生"，这句话的本意正是由"大"开始，只有大才能圆、圆才能空、空才能通、通才能泰（健康）。

二、慢——时、空的控制

慢，是指在练习伸展功时，所有动作的速度一定要缓慢，要慢慢地、匀速地完成每一个动作。这样的练习方法不仅有利于精神集中、凝神入静，而且更有利于引导体内气血的运行。传统中医和养生理论认为，形、气、神三者协调统一是生命和健康的基础，三者的失调则是疾病、衰老与死亡的根本原因，且这三者不协调统一的状态在现实中普遍存在。如人心（即神）好动，心猿意马，刹那间可以周游十万八千里；形体则多好逸恶劳，进而导致筋骨瑟缩、形体衰败；对于气，大多数人们对它知之甚少，甚至不相信它的存在，以为那只是迷信或纯粹的理论而已，更不会去主动认识它、控制它、运用它，遂逐渐导致气血瘀滞、经脉不畅。加上这三者各行其是，不能够很好地协调统一，进而成了疾病、痛苦、烦恼的根源。伸展功"慢"的练习，除了对"形"的锻炼作用之外，还有利于等候最慢的"气"的到来，同时能够使最快的"心"慢下来，可以逐步达到形、气、神三者协调统一，进而达到健康、快乐和延缓衰老的目的。这种方法从气脉内景的角度而言，是一种通过时、空来控制形、气、神的方法。

三、停——等候"气"的到来

停，是指在练习导引过程中，当动作做到最大幅度时，要稍停顿，保持3～5秒，不能在上一个动作刚到位甚至还没到位时就开始做下一个动作，这一点非常重要，却常常被忽视。真气在体内运行速度缓慢，若动作太快，则气血不能充分到达，所以动作不仅要慢，动作至极还要停顿，以等候"气"的到来。中医针灸疗法中所说的"留针候气"、武功中的"形断神连"，都是这个道理。从某种意义上讲，静坐、站桩其实也是"候气"的方法。"慢"和"停"的方法，给气的运行与变化、气血的交汇与融合，提供足够的时间，而"大"的方法则为其提供了足够的空间。如此久而久之地练习，自然气血调和、经脉畅达，也才能够逐渐明白伸展与放松的真实含义，以及大、慢、停口诀的妙用之处。

从气脉内景和导引的角度而言，所谓"行云流水""连绵不断"，所指的并不仅仅是外形动作的流畅，而是指内景气脉运行的连续性与通畅性。我们所讲的大、慢、停的口诀和方法，正是为了达到气脉如"行云流水""连绵不断"的境界。否则，难以达到通过屈伸、松紧来导引气血的目的，也很难理解"形断气不断""形断神连"的概念。若只是望文生义，则难免差之毫厘，失之千里。

四、观——发现自己，认识自己

观，就是"返观内视"、观察、体会的意思。在导引法的练习过程中，要静静地观察、体会这些动作对自己身体的哪些部位有怎样的影响与反应，对自己的呼吸、气息有怎样的影响，对自己的精神、情绪有怎样的影响等。观属于调心、炼心的方法，是深入体会中医导引法的核心与重点，是由动入静、动静结合的基础。在道家及医家被称为存想、存思、内视、返观等，《管子》则称其为内业，佛学称其为毗钵舍那、观想、内观、内明等，儒家称其为内求。对于中医导引法的练习而言，应在肢体动作熟练之后，再开始慢慢加入"观"的方法。

中篇　导引习练篇

第五章　八段锦

八段锦历史悠久，是中医导引法的代表，它起源于北宋时期，流传至今已有近900年历史。南宋曾慥《道枢》辑其基本功法为"仰掌上举，以治三焦者也。左肝右肺，如射雕焉。东西独托，所以安其脾胃矣；返复而顾，所以理其伤劳矣；大小朝天，所以通其五脏矣；咽津补气，左右挑其手，摆鳝之尾，所以祛心之疾矣；左右手以攀其足，所以治其腰矣。"陈元靓《事林广记·修真秘旨》中记载了八段锦的具体动作方法。《医方类聚》《灵剑子导引子午记》等也均载有类似功法。现今流行的是晚清时所传的歌诀：两手托天理三焦，左右开弓似射雕。调理脾胃须单举，五劳七伤往后瞧。摇头摆尾去心火，两手攀足固肾腰。攒拳怒目增气力，背后七颠百病消。

除此之外，文八段称为南派，多用坐式，注重凝神行气。其图式出自南宋河滨丈人的《摄生要义》。明代王圻《三才图会》亦载有类似图式并附有功法。高濂《遵生八笺》记载了坐式八段锦的习练方法，也附有功法八图，并附有歌诀和详细注释。曹无极的《万育仙书》曾转载此诀。清末《新出保身图说·八段锦》中绘有动作图像，形成歌诀并沿用至今。

八段锦有"千年长寿操"和"古代的广播体操"之称。所谓千年，指的是这套导引法历史悠久，《夷坚志》中记载的政和七年是公元1117年，距今900余年。从其动作特点上看，两手托天、左右开弓、两手攀足、攒拳怒目等动作都能在马王堆《导引图》和《诸病源候论》中找到类似动作，所以部分动作已经有2000多年的历史，故名千年。长寿操指的是八段锦的作用，习练之能够延年益寿，八段锦每一式锻炼侧重点不同，既可以外练筋骨，又可以内强脏腑，使得三焦、肝肺、脾胃、心肾等脏腑都得到相应的调理，综合起来则可以对人体五脏六腑、气血经络进行整体调节，同时对头项、五官、躯干、肩腰、胸腹等全身各部位也进行锻炼，是机体内外全面调养的导引方法。而之所以称为广播体操是因为八段锦易学易练，动作势正招圆，相对于五禽戏、易筋经等导引法，动作路线相对简单。

从练习的姿势看，八段锦分为站式和坐式两种，坐式适合于在床上或垫子上练习，运动强度相对较小，坐式八段锦又演化为十二段锦和十六段锦，清乾隆时《寿世传真》对十二段锦有明确记载。站式适合于在户外或练功房练习。站式八段锦分为文八段和武八段，文八段动作缓慢、柔和，适合于健身养生；武八段动作强度大。站式八段锦在1982年被作为医学类大学保健体育课内容，2003年，国家体育总局整理创编了八段锦新功法并逐步推广，习练群众很广泛。本书中收录的八段锦是国家体育总局编创、推广的"健身气功·八段锦"。

八段锦口诀

两手托天理三焦，左右开弓似射雕。
调理脾胃须单举，五劳七伤往后瞧。
摇头摆尾去心火，两手攀足固肾腰。
攒拳怒目增气力，背后七颠百病消。

第一节 学 与 练

一、预 备 式

八段锦视频

【动作】

1）两脚并步站立，两臂垂于体侧，目视前方（图5-1）。

2）左脚向左开步与肩同宽（图5-2）；两臂内旋向两侧摆起，与髋同高，掌心向后（图5-3）；两腿膝关节稍屈，同时两臂外旋，向前合抱于腹前，掌心向内，两掌指尖距约十厘米，目视前方（图5-4）。

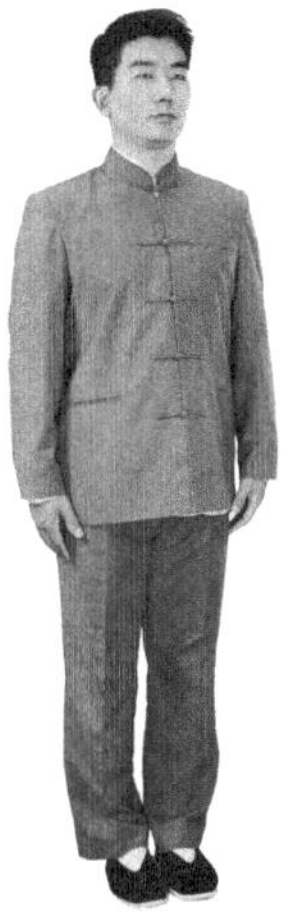

图5-1 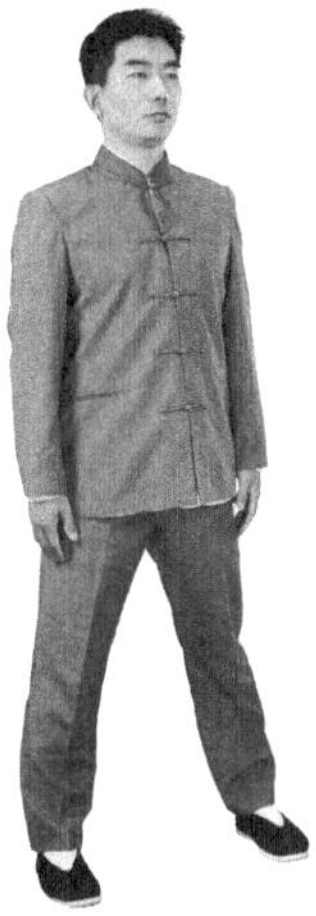　　　　图5-2 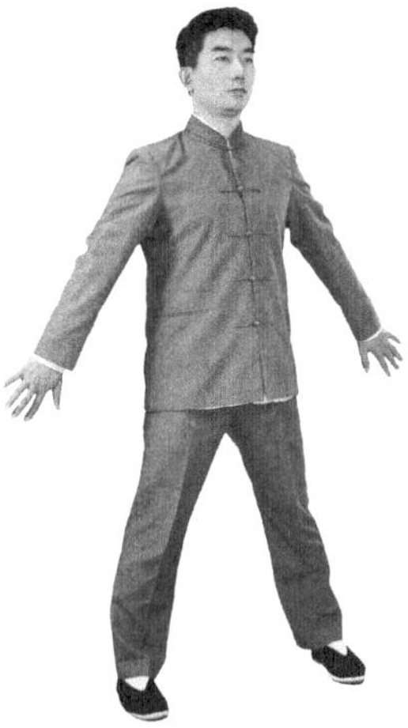　　　　图5-3 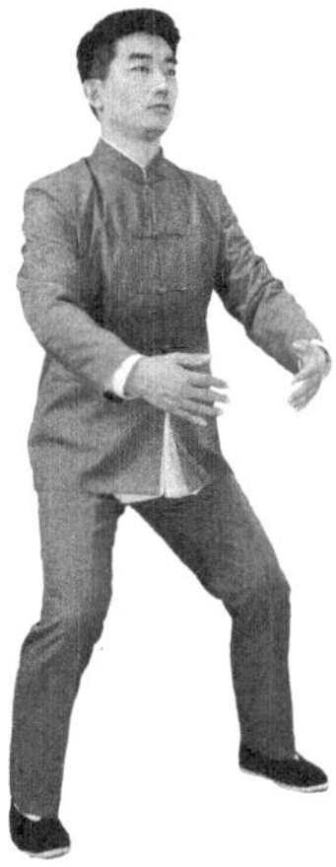　　　　图5-4

【要点】

1）头向上顶，下颚微收，舌抵上颚，嘴唇轻闭。

2）沉肩坠肘，腋下虚掩，胸部宽舒，腹部松沉，收髋敛臀，上体松正。

【作用】

宁静心神，调整呼吸，内安五脏，端正身形，从精神和肢体上作好练功前的准备。

二、两手托天理三焦

【动作】

1）两臂外旋微下落，捧掌于腹前（图5-5）；两掌五指分开，在腹前交叉，掌心向上，目视前方（图5-6）。

2）两腿挺膝伸直，同时两掌上托于胸前（图5-7）；随后，两臂内旋向上托起，掌心向上，抬头，目视两掌。

3）两掌继续上托，肘关节伸直，同时下颚内收，动作稍停，目视前方（图5-8）。

4）两臂分别向身体两侧下落，经侧平举（图5-9）；两掌捧于腹前，掌心向上，两膝微屈，目视前方（图5-10）。

5）该式一上一下为一次，共做六次。

图 5-5　　　　　　　　　图 5-6　　　　　　　　　图 5-7

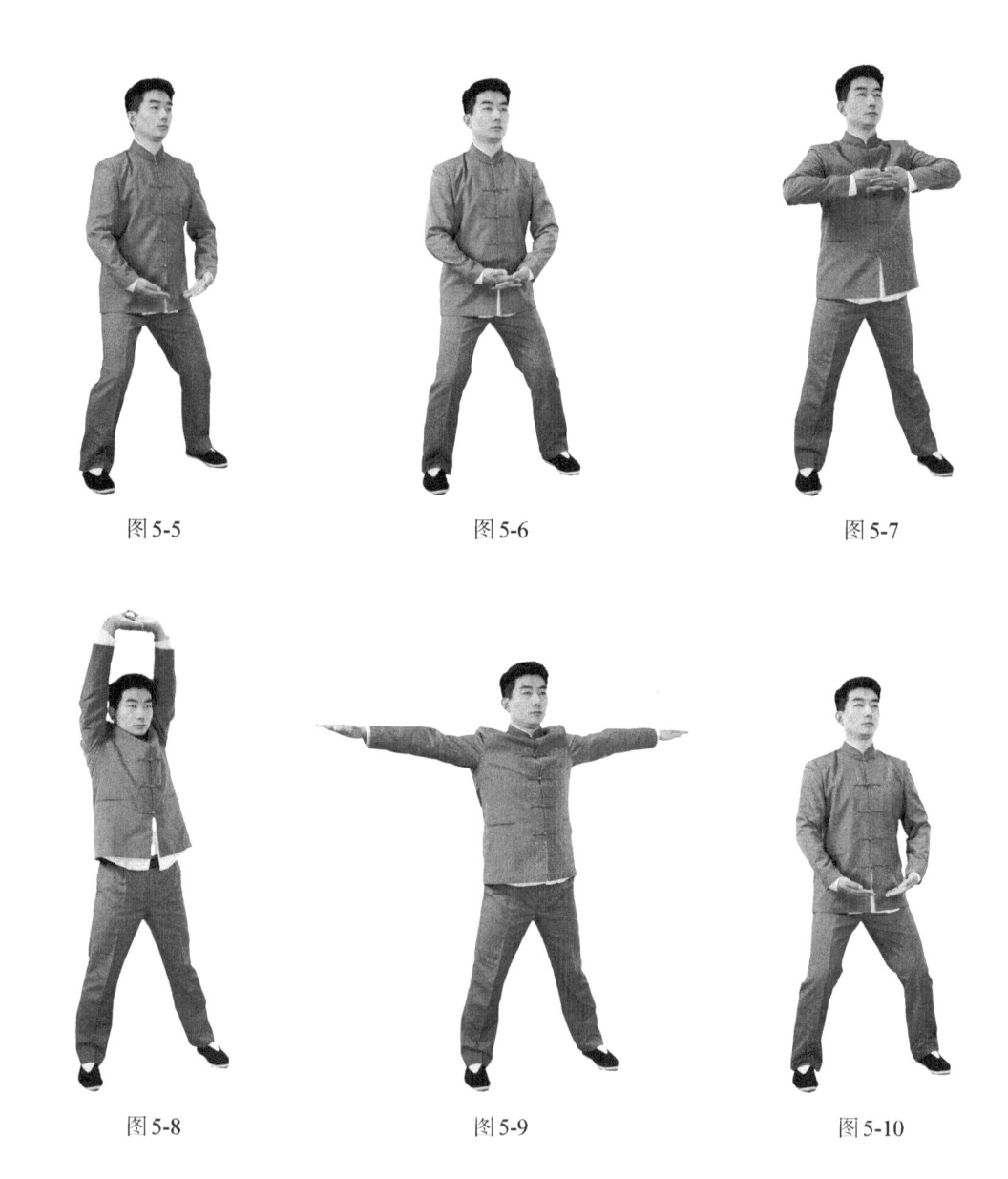

图 5-8　　　　　　　　　图 5-9　　　　　　　　　图 5-10

【要点】
1）两掌上托要舒胸展体，略有停顿，保持伸拉。
2）两掌下落，松腰沉髋，沉肩坠肘，松腕舒直，上体松正。

【作用】
1）通过两手交叉上举，缓慢用力，保持伸拉，可使三焦通畅，气血调和；通过拉长躯干与上肢各关节周围的肌肉、韧带及关节软组织，对提高关节的灵活性、防治肩部疾患和颈椎病具有良好的作用。

2）三焦为六腑之一，上焦胸部，包括心、肺两脏；中焦上腹部，从解剖部位来说，应包括脾、胃、肝、胆；下焦下腹部，包括肾、膀胱、小肠、大肠。

三、左右开弓似射雕

【动作】

1）重心右移，左脚向左开步站立，膝关节缓慢伸直，两掌向上交叉于胸前，左掌在外，目视前方（图5-11）。

2）右掌屈指，向右拉至肩前，左掌成八字掌，左臂内旋，向左推出与肩同高，同时，两腿屈膝、半蹲成马步，动作略停，目视左前方（图5-12）。

3）重心右移，两手变自然掌，右手向右划弧，与肩同高，掌心斜向前（图5-13）；重心继续右移，左脚回收成并步站立，同时两掌捧于腹前，掌心向上，目视前方（图5-14）。右式动作与左式相同，方向相反。

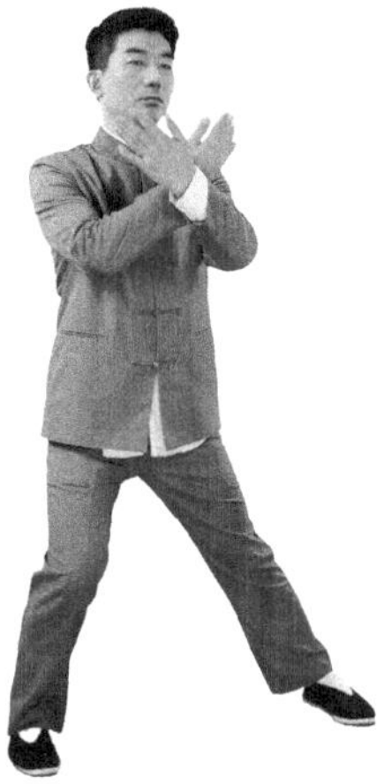

图5-11 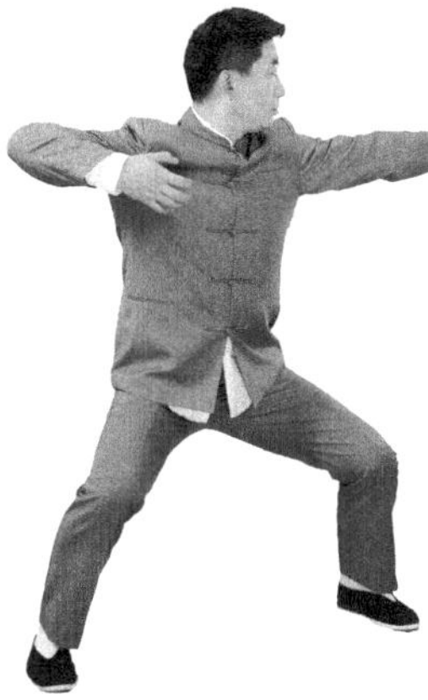　　　图5-12 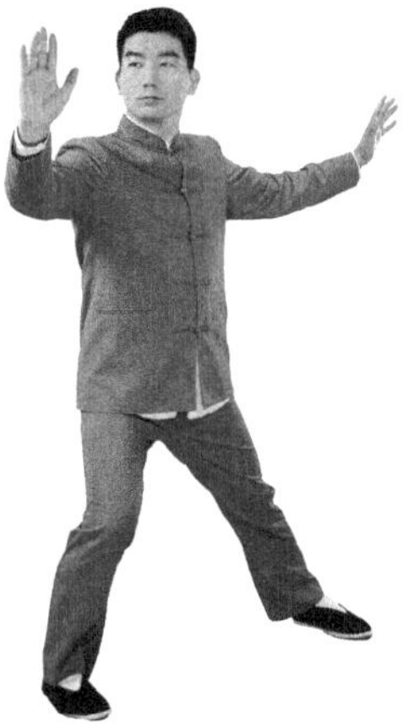　　　图5-13 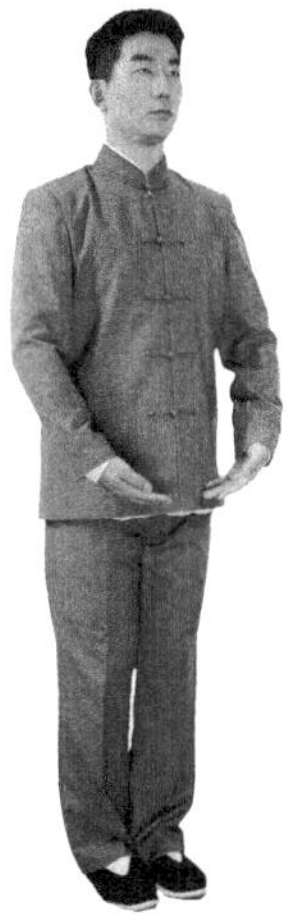　　　图5-14

4）该式一左一右为一次，共做三次。做到第三次最后一个动作时，身体重心继续左移，右脚回收成开步站立，膝关节微屈，同时两掌下落，捧于腹前，目视前方（图5-15）。

【要点】

1）侧拉的手拇指要并拢，屈紧，肩臂放平。

2）八字掌侧撑需沉肩、坠肘、屈腕、竖指、掌心含空。

【作用】

1）展肩、扩胸可刺激督脉和背部腧穴，同时调节手太阴肺经、背部膀胱经等经脉之气，进而起到调节肺主气司呼吸和膀胱主水液代谢的功能。

2）变换马步，能有效地发展下肢肌肉力量，提高平衡和协调能力。

3）开弓射箭可以增加前臂和手部肌肉的力量，提高手腕关节及指关节的灵活性，并有利于校正驼背、肩内收等一些不良姿势，很好地预防肩、颈疾病。

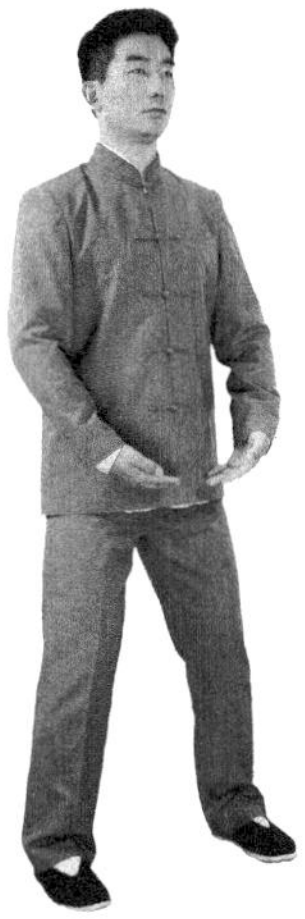

图5-15

四、调理脾胃须单举

【动作】

1）两腿挺膝伸直，同时，左掌上托，经胸前转掌（图5-16）；再经面前上穿，随之臂内旋上举至头的左上方，右掌同时随臂内旋下按至右髋旁，指尖向前，动作略停（图5-17）。

2）两腿膝关节微屈，同时左臂屈肘外旋，左掌经面前下落于腹前，同时右臂外旋，右掌向上捧于腹前，目视前方（图5-18）。

3）右式动作与左式相同，方向相反。

4）该式一左一右为一次，共做三次。做到第三次最后一个动作时，变两腿膝关节微屈，右掌下按于右髋旁，指尖向前，目视前方（图5-19）。

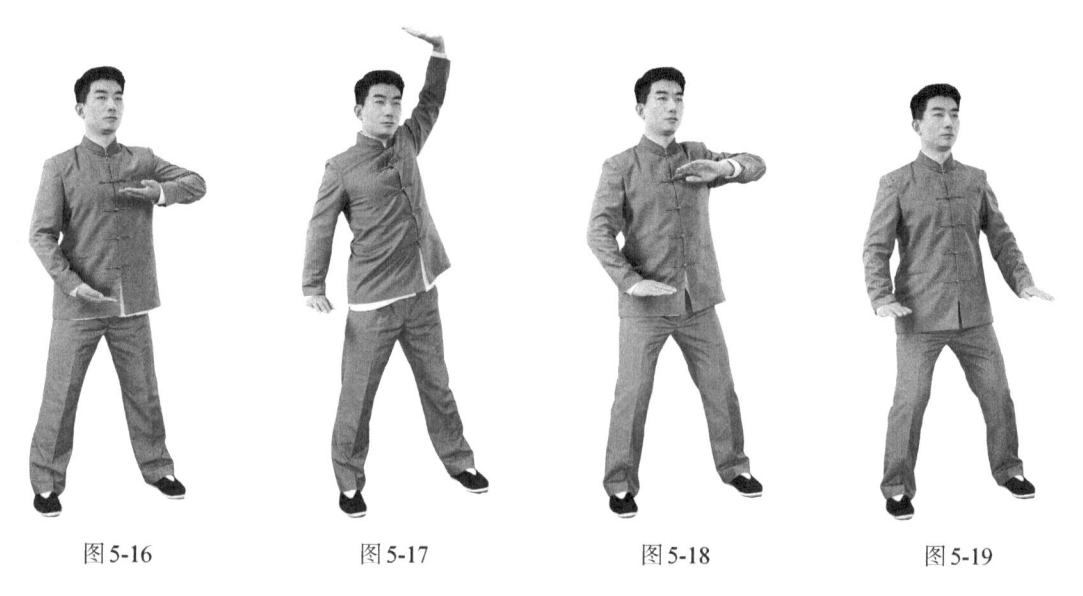

图5-16　　　　图5-17　　　　图5-18　　　　图5-19

【要点】

1）舒胸展体，拔长腰际，两肩松沉，上撑下按，力在掌根。
2）两肩微外展，头部保持中正。

【作用】

1）通过左、右上肢一松一紧地上下对拉，可以牵拉腹腔，对中焦脾胃起到按摩的作用。
2）刺激位于胸胁部的相关经络以及背部腧穴等，具有调理脏腑经络的作用。该式动作使脊柱内各椎骨间的小关节及小肌肉得到了锻炼，从而增强了脊柱的灵活性与稳定性，有利于预防和治疗肩、颈疾病。

五、五劳七伤往后瞧

【动作】

1）两腿挺膝，重心升起，同时两臂伸直，指尖向下，目视前方（图5-20）。
2）上动不停，两臂外旋，掌心向外，头向左后转，动作稍停，目视左斜后方（图5-21）。
3）两腿膝关节微屈，同时两臂内旋，按于髋旁，指尖向前，目视前方。右式动作与左式相同，方向相反。
4）该式一左一右为一次，共做三次。做到第三次最后一个动作时，变两腿膝关节微屈，同时两掌捧于腹前，目视前方（图5-22）。

图 5-20　　　　　　图 5-21　　　　　　图 5-22

【要点】

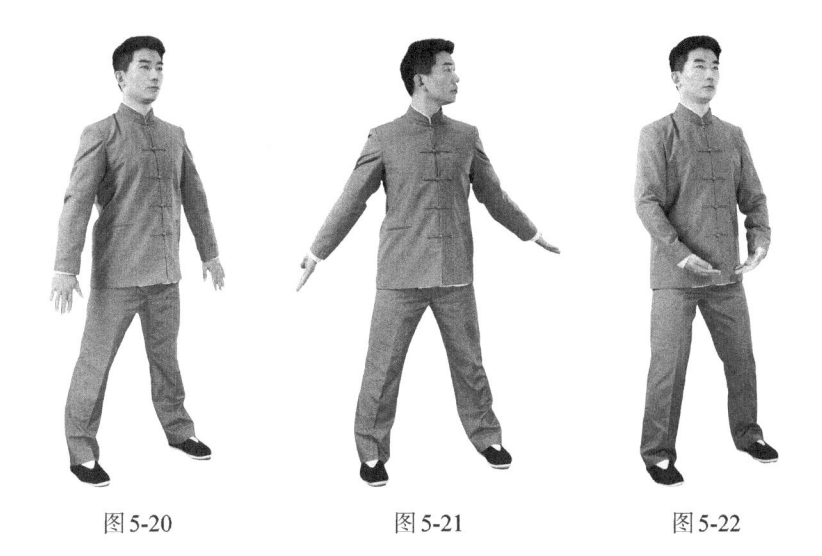

1）头向上顶，肩向下沉，转头不转体。

2）旋臂，两肩后展。

【作用】

1）通过上肢伸直、外旋扭转的静力牵张作用，可以扩张牵拉胸腔、腹腔诸脏腑；往后瞧的转头动作，可以刺激颈部大椎穴以及背部五脏六腑腧穴，达到防止五劳七伤的目的。五劳指心、肝、脾、肺、肾等五脏的劳损。七伤指喜、怒、悲、忧、恐、惊、思等七情伤害。

2）增加颈部及肩关节周围参与运动肌群的收缩力，增加颈部运动幅度，活动眼肌，预防眼肌疲劳及肩、颈等背部疾患，改善颈部及脑部血液循环，有助于解除中枢神经系统的疲劳。

六、摇头摆尾去心火

【动作】

1）重心左移，右脚向右开步站立，同时两掌经腹前、胸前上托（图5-23）；至头上方，肘关节微屈，指尖相对，目视前方（图5-24）。

2）两腿屈膝、半蹲成马步，同时两臂向两侧下落，两掌扶于膝关节上方（图5-25）；重心向上，稍升起，随之重心右移，上体向右侧倾，俯身，目视右脚面（图5-26）。

3）重心左移，同时上体由右向前、向左旋转，目视右脚跟（图5-27）；重心右移成马步，同时头向后摇，上体逐渐立起（图5-28），随之下颌微收，目视前方（图5-29）。右式动作与左式相同，方向相反。

4）该式一左一右为一次，共做三次。做完三次后，重心左移，右脚回收成开步站立，同时两臂经两侧上举（图5-30），至两手指尖向上，两臂平行，两掌心相对（图5-31），两腿膝关节微屈，同时两掌下按至腹前，指尖相对，目视前方（图5-32）。

【要点】

1）马步下蹲要收髋拧臀，上体松正。

2）摇转时，脖颈与尾闾对拉伸长，速度应柔和、缓慢、圆活、连贯。

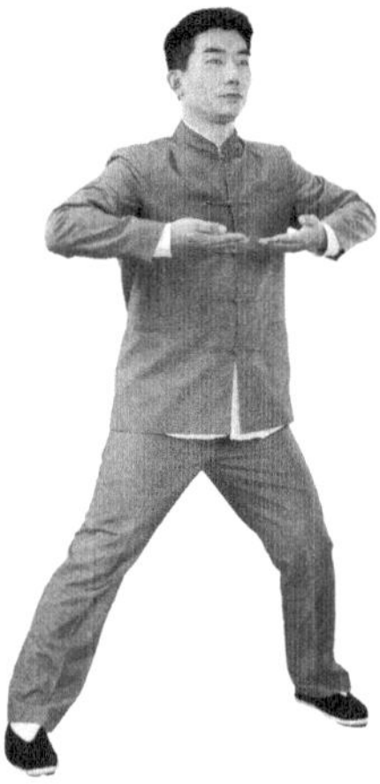

40 / 中医导引学

图 5-23 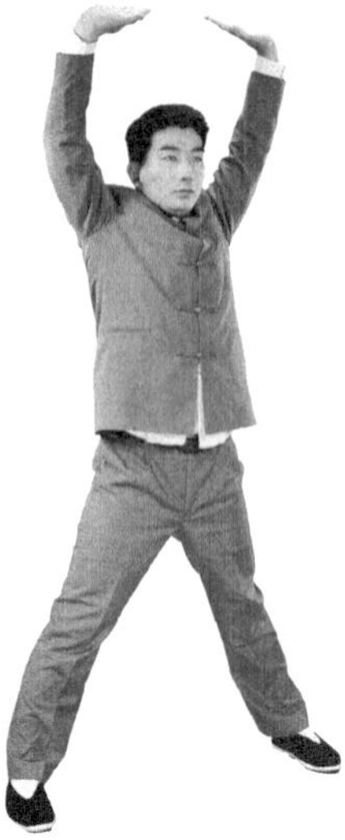　　　　　图 5-24 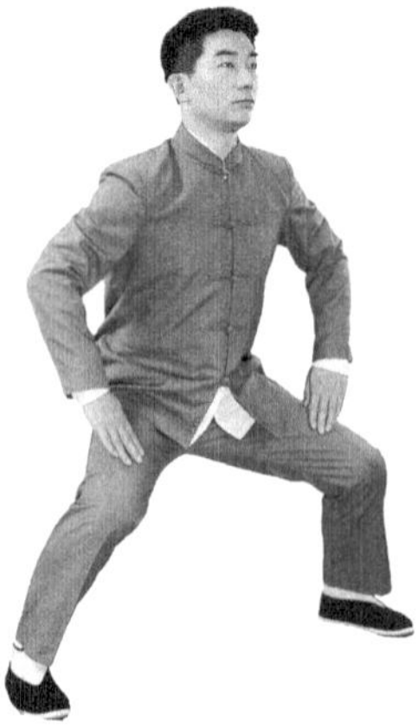　　　　　图 5-25 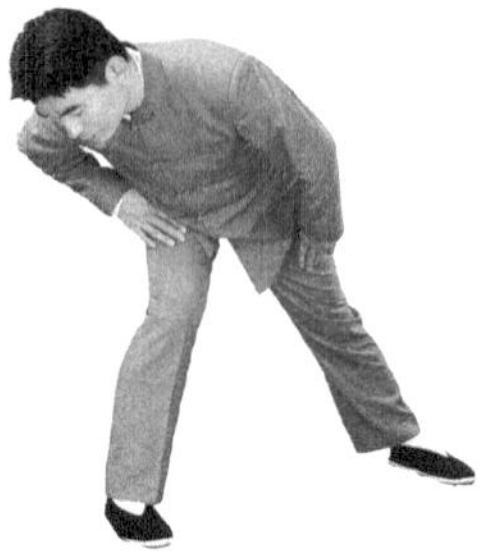　　　　　图 5-26

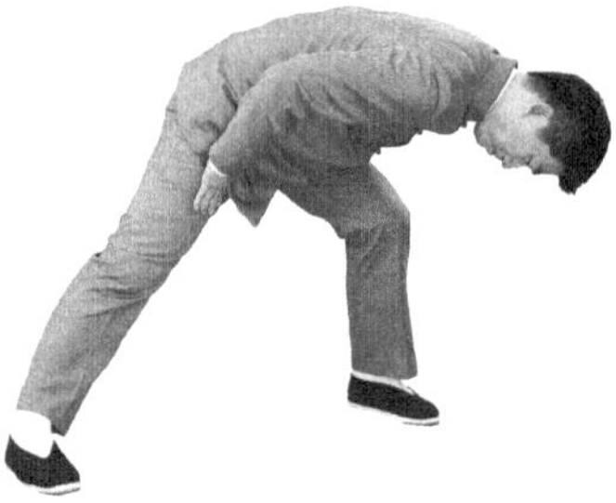

图 5-27 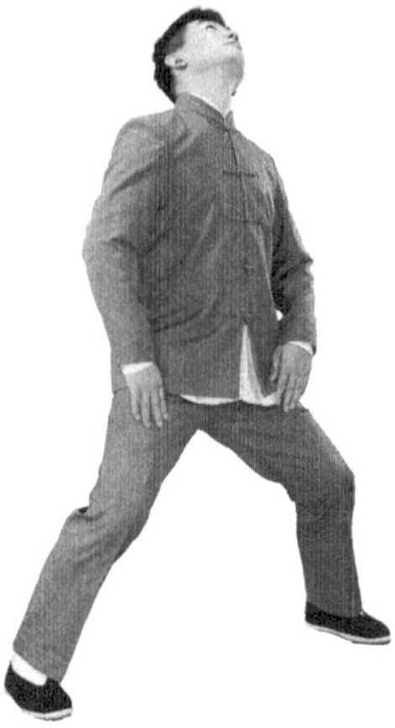　　　　　　　图 5-28 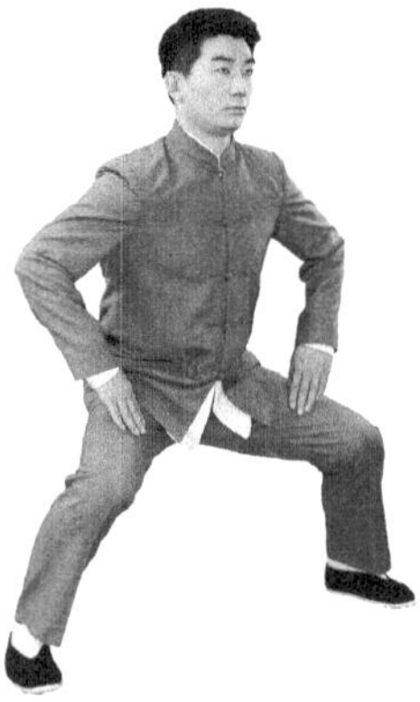　　　　　　　图 5-29

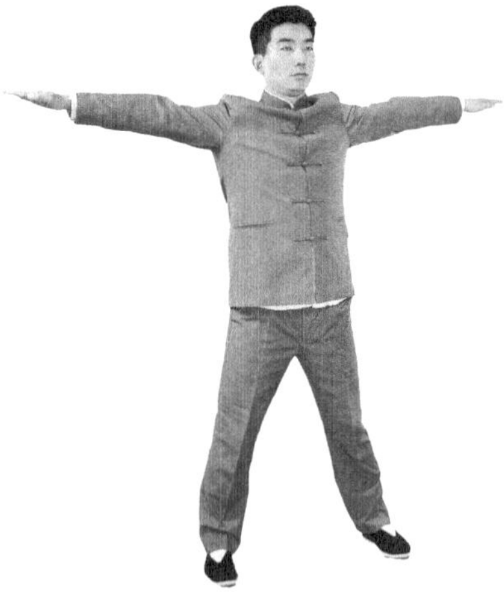

图 5-30 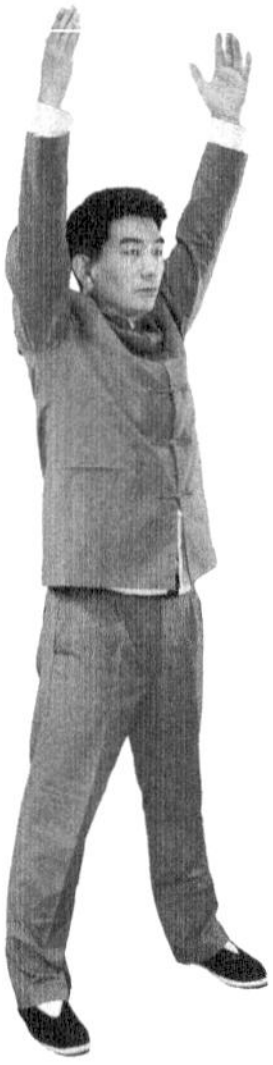　　　　　　　图 5-31 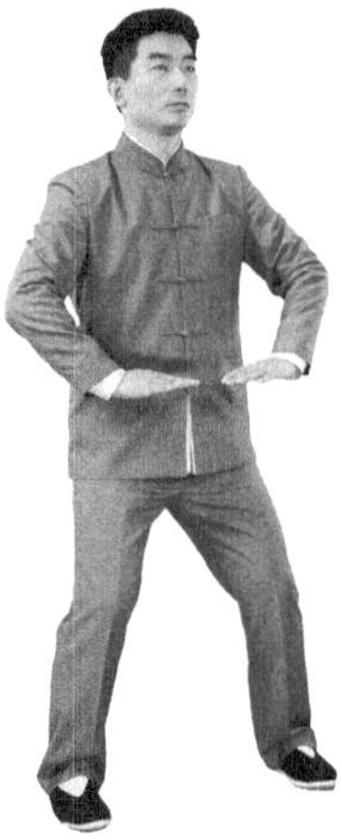　　　　　　　图 5-32

【作用】

1）两腿下蹲，摆动尾闾可刺激脊柱、督脉等，通过摇头可刺激大椎穴，从而达到舒筋、泻热的目的，有助于祛除心火；心火即心热火旺的病证，属阳热内盛的疾病，常表现为心烦失眠、咽干、口舌生疮、尿赤等症状。

2）在摇头摆尾过程中，脊椎腰段、颈段大幅度侧屈、环转及回旋，可使整个脊柱的头颈段、腰部及髋部肌群参与收缩，既增加了颈、腰、髋的关节灵活性，也发展了该部位的肌力。

七、两手攀足固肾腰

【动作】

1）两腿挺膝，伸直站立，同时，两掌指尖向前，两臂向前、向上举起，肘关节伸直，掌心向前，目视前方（图5-33）。

2）两臂屈肘，两掌下按于胸前，掌心向下，指尖相对（图5-34）；两臂外旋，两掌心向上，随之两掌掌指顺腋下后插。

3）两掌心向内，沿脊柱两侧向下摩运至臀部，随之上体前俯，沿腿后向下摩运，经脚两侧至脚面，抬头，目视前下方，动作略停（图5-35）。

4）两掌沿地面前伸，随之用手臂带动上体立起（图5-36），两臂肘关节伸直上举，掌心向前。

5）该式一上一下为一次，共做六次。做完六次后，两腿膝关节微屈，同时，两掌向前下按至腹前，掌心向下，指尖向前，目视前方。

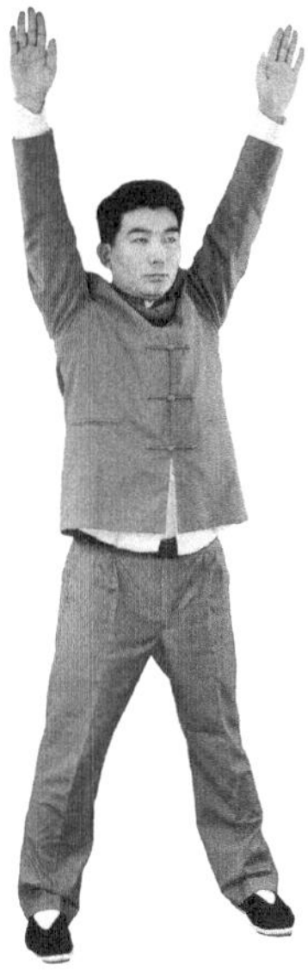

图5-33 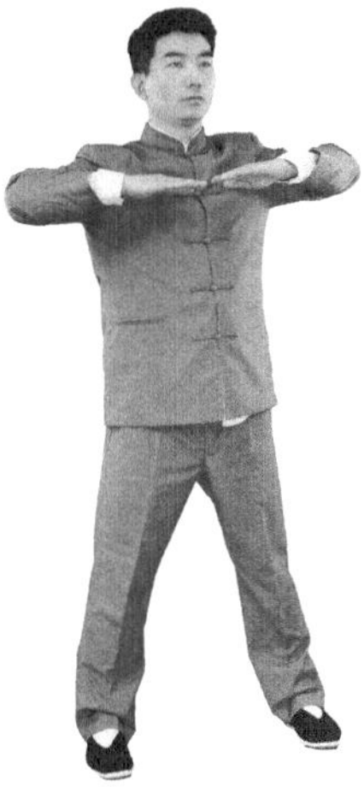　　　　图5-34

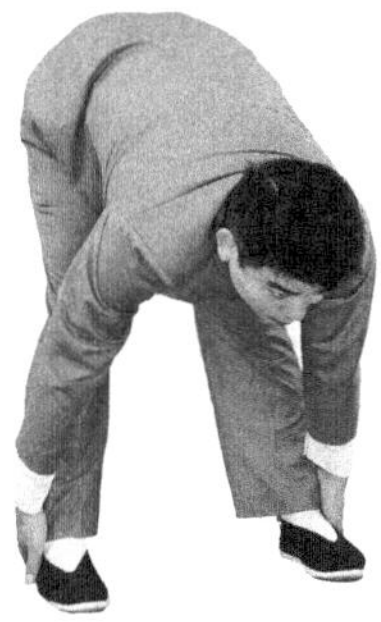

图5-35 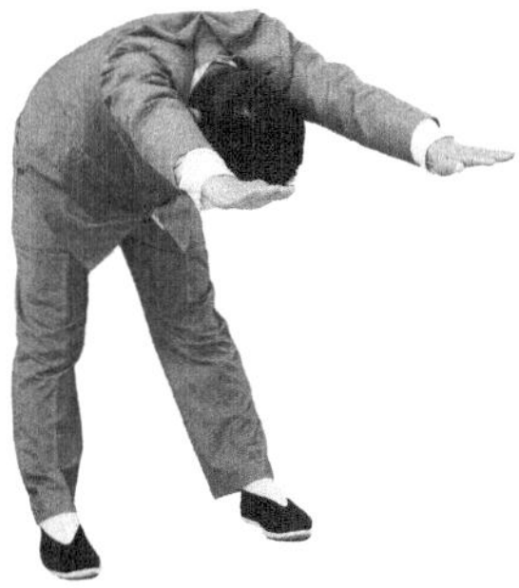　　　　图5-36

【要点】

1）两掌向下摩运要适当用力,至足背时松腰、沉肩、两膝伸直。

2）向上起身时手臂要主动上举,带动上体立起。

【作用】

1）通过大幅度前屈、后伸,可刺激膀胱经、督脉以及腰阳关、委中等穴,有助于固肾壮腰、疏通阳气、舒筋活络。

2）通过脊柱大幅度地前屈、后伸,可有效发展躯干前后、伸屈脊柱肌群的力量与伸展性。同时,对于腰部的肾、肾上腺、输尿管等器官有良好的牵拉、按摩作用,可以改善其功能,刺激其活动。

八、攒拳怒目增气力

【动作】

1）重心右移,左脚向左开步,两腿半蹲成马步。同时,两掌握拳于腰侧,大拇指在内,拳眼向上,目视前方(图5-37)。

2）左拳向前冲出与肩同高,拳眼向上,目视左拳;左臂内旋,左拳变掌,目视左掌(图5-38)。

3）左臂外旋,肘关节微屈,同时左掌向左缠绕(图5-39),变掌心向上后握固,大拇指在内,目视左拳;左拳屈肘回收至腰侧,拳眼向上,目视前方。右式动作与左式相同。

4）该式一左一右为一次,共做三次。做完三次后,重心右移,左脚回收成并步站立,同时两拳变掌,垂于体侧,目视前方(图5-40)。

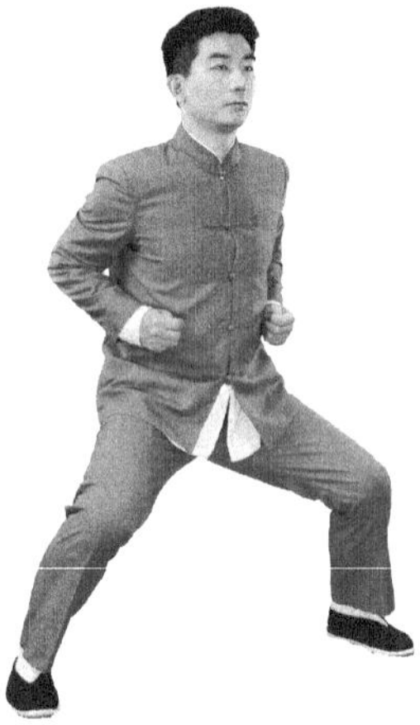

图5-37 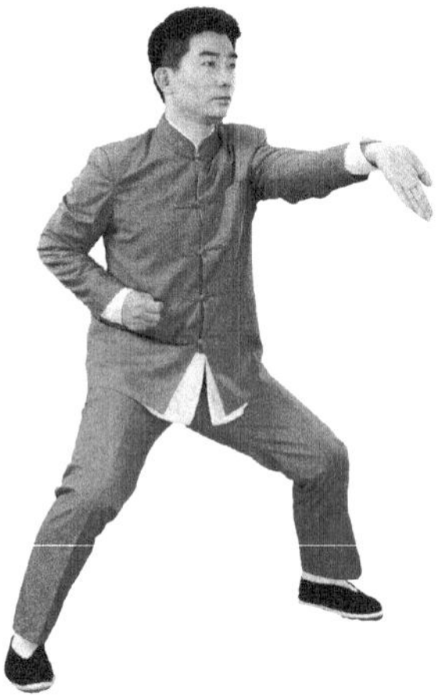　　　　图5-38 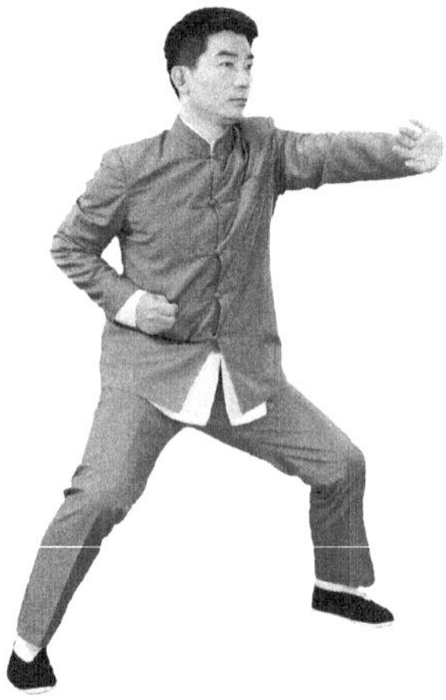　　　　图5-39 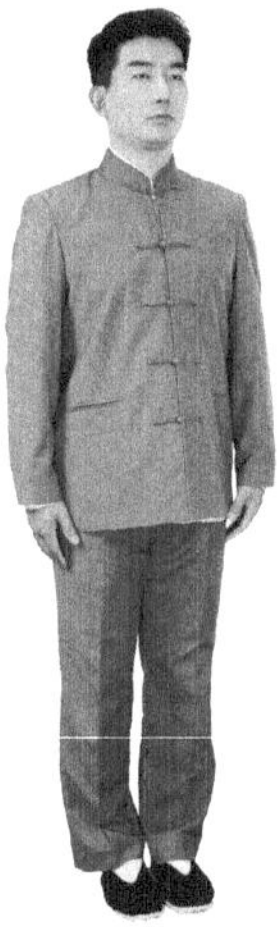　　　　图5-40

【要点】

1）冲拳时怒目圆睁,脚趾抓地,拧腰顺肩,力达拳面。

2）马步的高低可根据自己的腿部力量灵活掌握;回收时要旋腕,五指用力抓握。

【作用】

1）中医认为,肝主筋,肝开窍于目。该式动作中的怒目瞪眼可刺激肝经,使肝血充盈,肝气疏泄。

2）两腿下蹲,脚趾抓地,双手攥拳,旋腕,手指骨节强力抓握等动作,可刺激手足三阴、三阳经脉和督脉。同时,可使全身肌肉、经脉受到静力牵张刺激,长期锻炼可使全身肌肉结实有力,力气增加。

九、背后七颠百病消

【动作】
1）两脚跟提起，头上顶，动作稍停，目视前方（图5-41）；两脚跟下落，轻震地面。
2）该式动作一起一落为一次，共做七次。

【要点】
1）上提时要脚趾抓地，脚跟尽力抬起，两腿并拢，百会穴上顶，略有停顿，掌握好平衡。
2）脚跟下落时轻轻下震，同时沉肩，舒臂，周身放松。

【作用】
1）上提百会，可以提升阳气，脚十趾抓地，可刺激足部有关经脉，调节相应脏腑功能。同时，颠足可刺激脊柱与督脉，使全身脏腑经络气血通畅，阴阳平衡。
2）颠足而立，可发展小腿后群肌力，拉长足底肌肉、韧带，提高人体的平衡能力。
3）落地震动，可轻度刺激下肢及脊柱各关节内外结构，并使全身的肌肉得到很好的放松、复位，有助于解除肌肉紧张。

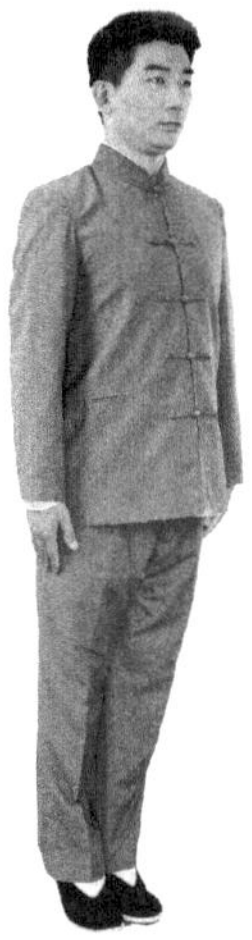

图5-41

十、收　　式

【动作】
1）两臂内旋，向两侧摆起，与髋同高，掌心向后，目视前方（图5-42）。
2）上动不停，两臂屈肘，两掌相叠于腹部（图5-43）；两臂垂于体侧。

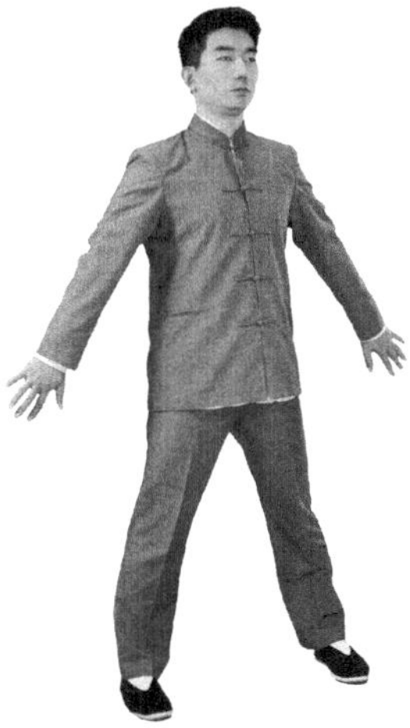

图5-42 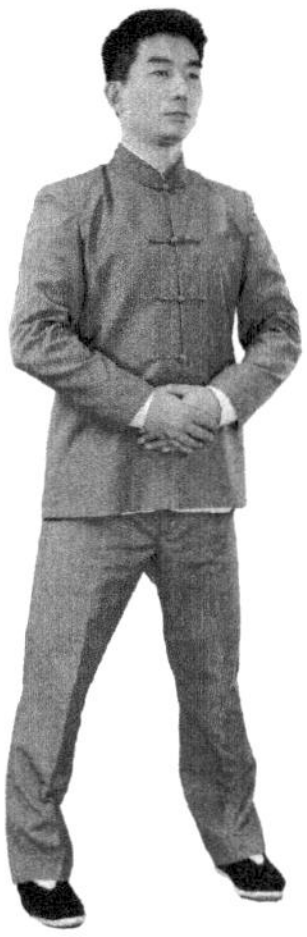　　　　　　　　图5-43

【要点】
1）两掌内、外劳宫相叠于丹田，周身放松，气沉丹田。
2）收功时要注意体态安详，举止稳重，做一下整理活动，如搓手浴面和肢体放松动作。

【作用】

使气息归原,整理肢体,放松肌肉,愉悦心情,进一步巩固练功的效果,逐渐恢复到练功前安静时的状态。

第二节 八段锦在养生康复中的应用

八段锦是中医导引术经典功法,起源于北宋时期,由8个不同动作组成,长期坚持具有强身健体、延年益寿的作用。近年来,中医非药物疗法逐渐兴起,与日常生活及科研工作紧密联系,八段锦作为其中的重要代表,在基础与临床研究中均受到了学者的重视。

一、八段锦的源流

八段锦之名,出现在北宋洪迈所著的《夷坚志》中:"政和七年,李似矩为起居郎……尝以衣半时起坐,嘘吸按摩,行所谓八段锦者。"即八段锦最初只是以按摩配合呼吸吐纳为主要功用的养生功法,书中所记载的姿势为坐式。"八"即为八个动作;"锦"意为五颜六色、美而华贵之意,形容其动作舒展优美,编排精致,动作柔和。现代的八段锦虽在内容和名称上均有所改变,但仍以其柔和缓慢、圆活连贯、不拘时间、地点限制的特点广受欢迎,八段锦作为中医非药物疗法的代表,以其防病治病、养生保健的中医特色,近年来得到了广大学者及临床医生的重视与研究应用。

八段锦在流传之初,并没有坐式与站式之分,随着社会发展与进步,八段锦的类型逐渐丰富多样,分为坐八段锦与立八段锦、北八段锦与南八段锦、文八段锦与武八段锦、少林八段锦与太极八段锦等,深受练习者的喜爱。

明代的《遵生八笺》中有关八段锦坐立姿势的记载并未完全明确;1957年9月由人民体育出版社出版的体育锻炼方法丛书《八段锦》是新中国成立以来第一部有关八段锦的专书;1983年8月李德勋撰写的《"八段锦"的探讨和整理》一书中提出了站式八段锦是由坐式八段锦发展而来;1986年沈寿提出立式八段锦是由蒲虔贯的蒲氏八段锦发展而来;1990年阎海、马凤阁指明坐式八段锦为文八段锦,立式八段锦为武八段锦;1996年周稔丰提出八段锦有坐功与站功之分,站功在清代早已分出南北两派。国医大师吕仁和基于八段锦基础,编创了十八段锦。自2000年后,对八段锦的研究亦主要集中在其姿势与流派等理论方面,随着2003年国家体育总局对八段锦动作等的规范与推广,近年来八段锦的应用场景从日常生活与理论研究,逐渐拓展到临床领域,得到了临床工作者的重视与应用。

二、八段锦的养生作用

八段锦独特的动作和呼吸方法能够有效促进身体健康,提高生活质量。

1)调理脏腑:八段锦的动作既相对独立又彼此联系,每一段锻炼侧重点不同,三焦、肝肺、脾胃、心肾等脏腑都得到相应的调理,综合起来则可以对人体五脏六腑、气血经络进行整体调节,同时对头项、五官、躯干等全身各部位也进行了锻炼,是机体内外全面调养的健身功法。

2)疏通经络:八段锦通过形体运动与呼吸的配合,能够拉伸身体各个部位,从而起到疏通经络的作用。这有助于缓解久坐、久卧引起的经络不通和颈肩腰腿痛等问题。

3)健脾和胃:八段锦通过呼吸与全身肢体动作的配合,可以促进胃肠道的蠕动,具有消食化积、促进排便、增加食欲的功效。

4）行气活血：八段锦锻炼能够锻炼头颈、躯干、四肢、腰、腹等全身各部位，通过全身关节、肌肉的配合运动，促进全身血液循环，起到行气活血的作用。

三、八段锦在疾病康复中的应用

八段锦在各科疾病的康复中都有不同的应用，八段锦各式动作、功用与脏腑的对应关系见表5-1。

表5-1 八段锦动作、功用、对应脏腑简表

动作名称	对应脏腑及其主要功能	对应肢体	功理与功用	针对症状
预备式	五脏（与精神活动有关、藏而不泻）	肩关节、膝关节	宁静心神、调整呼吸、内安五脏	心神不定、杂念较多
两手托天理三焦	三焦（运行元气、水谷、水液）	躯干、上肢	两手交叉上托，保持抻拉，使"三焦"通畅，气血调和，防治肩部疾患，预防颈椎病	颈肩不适、气机不畅、水液代谢异常
左右开弓似射雕	肺（司呼吸，主宣发肃降，通调水道，朝百脉，主治节，助心行血）	肩、胸、下肢	刺激手三阴、三阳，调节手太阴肺经，发展下肢肌肉力量，提高平衡和协调能力。纠正不良姿势。	驼背、肩内收等不良姿势；肺气不利或虚弱
调理脾胃须单举	脾（主运化、统血、升清）胃（收纳腐熟水谷）	上肢、脊柱	上下对拉，牵拉腹腔，刺激腹部、胁肋部经络及背部腧穴，调理脾胃，锻炼脊柱小关节，增强脊柱的灵活性和稳定性	食欲欠佳、消化不良；脊柱侧弯
五劳七伤往后瞧	五脏	颈部、上肢	扩张牵拉胸腔、腹腔内的脏腑，刺激"大椎穴"防治五劳七伤，增加颈部活动幅度	颈部不适、劳伤过度、情绪波动
摇头摆尾去心火	心（主血脉、神志）、肾（藏精、主水液代谢、主纳气）	下肢、腰部	刺激脊柱、督脉，疏经泄热，去除心火，摇头摆尾，增加颈、腰、髋的灵活性	心火导致的眠差、梦多，舌尖红等症状以及脊柱不适
两手攀足固肾腰	肾	腰部、下肢	刺激膀胱经、肾脉，防治泌尿生殖系统方面的慢性病，通过脊柱前屈后伸，对腰部、肾起到按摩作用	腰部不适、小便频数
攒拳怒目增气力	肝（藏血、主疏泄）	手、眼睛、下肢	怒目瞪眼刺激肝经，使肝的功能正常	肝气郁滞，眼部不适
背后七颠百病消	肾	足、下肢	颠足而立可以发展小腿后部肌群力量，刺激下肢及脊柱各关节内外结构；放松全身肌肉	肌肉紧张，足部经脉不畅，足跟痛
收式		腹部、上肢	气息归元，放松肢体肌肉	气息急促，肌肉紧张

八段锦在疾病康复中的应用主要体现在以下四个方面。

1）心血管疾病康复：八段锦作为中低强度的有氧运动，适合心血管疾病患者进行康复锻炼。通过练习八段锦，患者的心泵功能可以得到代偿性增强，心肌收缩力提高，每搏输出量增多，从而缓解心脏的压力。同时，八段锦还能改善血管的弹性状况，提高肺循环功能，增加血容量，改善血液的浓度和流动速度。

2）呼吸系统疾病康复：对于慢性阻塞性肺疾病（COPD）等呼吸系统疾病患者，八段锦也是一种有效的康复手段。通过练习八段锦，患者可以综合锻炼身体的各个方面，增强体质，提升健康水平。同时，八段锦的呼吸方法（如内养功呼吸法）可以增加肺的换气功能，有利于氧气和二氧化碳的交换，从而改善呼吸功能。

3）神经系统疾病康复：八段锦的练习需要高度的专注力和协调性，这有助于促进神经系统的

恢复和重建。对于神经系统受损的患者来说，八段锦的锻炼可以帮助他们提高身体的协调性和平衡能力，从而加快康复进程。

4）心理健康康复：八段锦的练习过程不仅是对身体的锻炼，更是对心灵的洗礼。在练习过程中，人们需要保持心神宁静、意守丹田，这有助于缓解紧张和焦虑的情绪，减轻心理压力。长期练习八段锦可以使人心情愉悦、精神饱满，对于心理健康的康复也具有积极的作用。

四、八段锦在养生康复中的注意事项

1）适度原则：在练习八段锦时，应根据自身的身体状况和体能水平来选择适当的锻炼强度和时间。避免过度锻炼导致身体疲劳或受伤。

2）呼吸配合：八段锦的练习需要配合呼吸来进行。正确的呼吸方法能够增强锻炼效果，促进身体健康。因此，在练习过程中应注意呼吸的配合和调节。

3）持之以恒：八段锦的养生康复效果需要长期坚持才能体现出来。因此，在练习过程中应保持耐心和毅力，持之以恒地进行锻炼。

八段锦作为运动疗法，经过800多年的历史与社会变迁，内容逐渐丰富，逐渐适应社会及人群体质特征，以其简便、强度适中的优势广受欢迎。八段锦由8个动作组成，宏观来看，通过外在肢体的牵拉、舒展，可对全身脏腑均起到按摩、调节作用；微观论之，每式均有各自对应的脏腑，如"调理脾胃须单举"对应脾胃，"两手托天理三焦"对应三焦等，因此，将其应用于临床，对于多个系统的常见病、多发病可发挥八段锦的独特作用。

第六章　六　字　诀

六字诀，又称为六字气诀，是我国古代流传下来的一种以呼吸吐纳为主，辅以简单导引动作的独特健身养生方法。通过嘘（xū）、呵（hē）、呼（hū）、呬（sī）、吹（chuī）、嘻（xī）六种字音，来调整肝、心、脾、肺、肾、三焦气机，起到强壮脏腑、祛除病邪、益寿延年的作用。

把呼吸配合吐音作为养生祛病的方法，历史十分久远。早在我国春秋时代老子所著的《道德经》第二十九章中就有"故物或行或随，或响或吹"的记载。《庄子·刻意》篇中，也有"吹呴呼吸，吐故纳新，熊经鸟申，为寿而已矣"的相关记载。

南北朝时梁代陶弘景所著《养性延命录》一书中就有对六字诀的完整论述。在该书的《服气疗病篇》中记载："凡行气，以鼻纳气，以口吐气，微而引之，名曰长息。纳气有一，吐气有六。纳气一者，谓吸也。吐气有六者，谓吹、呼、唏、呵、嘘、呬，皆出气也。""吹以去风，呼以去热，唏以去烦，呵以下气，嘘以散滞，呬以解极。"由此可见，六字诀在很早以前就被作为一种有效的健身祛病和养生康复的手段而广泛应用。

陶弘景之后，历代都有关于六字诀的记述，许多医学家或养生家从方法、理论及应用等方面都对六字诀进行了发展与补充。其中较具代表性的有：隋代佛教天台宗高僧智𫖮在其《童蒙止观》中将六字诀用于佛学坐禅止观法门；唐代道教学者胡愔在其《黄庭内景五脏六腑图》中，对六字诀在道家修持、脏腑对应等方面的研究有了进一步的发展；唐代著名医学家孙思邈在《备急千金要方》中不仅提出"大呼结合细呼"，而且丰富了六字诀的临床应用。

宋代邹朴庵《玉轴六字气诀》一书中对呼吸和读音方法做了详尽的要求，同时还增加了叩齿、搅海、咽津等辅助功的练习。到了明代，出现了六字诀的歌诀，如冷谦《修龄要旨》、高濂《遵生八笺》和胡文焕《类修要诀》等书中都有记载，歌诀包括总诀、分字诀、四季却病歌三个部分。这一时期，六字诀也开始配合上了动作的导引，并与四季养生结合起来，使六字诀更加完善并扩大了其应用范围。

六字诀能益寿延年、健身祛病，为历代养生家，医学家们所推崇，并得到广泛的应用，但由于种种原因，在六字诀的读音、口型以及脏腑对应、动作导引、习练顺序等方面却存在不同的认识。在声音方面，有的认为应该吐气无声，有的认为应该发声，在动作配合方面，有的主张配合导引动作，有的主张在静坐或平卧时练习；在习练顺序、脏腑对应关系等方面也有不同认识。

为了使六字诀更好地服务人类健康，国家体育总局对传统的六字诀功法与文献进行了大量整理与研究，并结合现代社会的特点和全民健身运动的需要，做了规范化研究和论证，并整理编创出健身气功六字诀。本教材收录的即是国家体育总局向全国推广的健身气功六字诀。

第一节　学　与　练

一、预　备　式

六字诀视频

【动作】

1）两脚并拢，自然站立（图6-1）；左脚向左侧拉开半步，两脚平行站立，约与肩同宽，两膝微屈，松静站立（图6-2）。

2）头正颈直，下颌微收，竖脊含胸，两臂自然下垂，周身中正；唇齿合拢，舌尖放平，轻贴上腭；目视前下方。

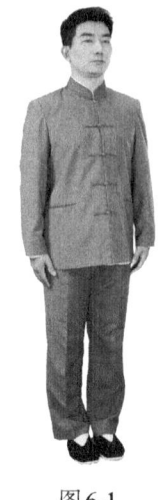

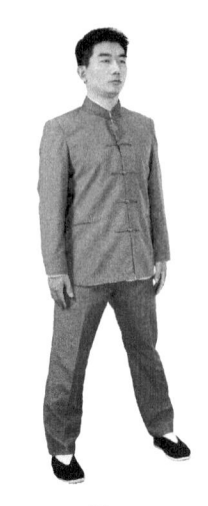

图6-1　　　　　　　　　图6-2

【要点】

1）头正颈直、下颌微收，竖脊含胸，两膝微屈，松静站立。

2）唇齿合拢，目视前下方，面带微笑。

【作用】

1）可使习练者身体放松，心平气和，渐入练功状态。并且具有沟通任督二脉，利于全身气血运行的作用。

2）可起到集中注意力，养气、安神，消除疲劳及内心焦虑的作用。

二、起　　势

【动作】

1）接上式。屈肘，两掌十指相对，掌心向上，缓缓上托至胸前，约与两乳同高；目视前下方（图6-3）。

2）两掌内翻，掌心向下，缓缓下按，至肚脐前；目视前下方（图6-4）。

3）微屈膝下蹲，身体后坐；同时两掌内旋外翻，缓缓向前拨出，至两臂成圆（图6-5）。

4）两掌外旋内翻，掌心向内。起身，两掌缓缓收拢至肚脐前，虎口交叉相握轻覆肚脐；静养少许，自然呼吸；目视前下方（图6-6）。

【要点】

1）鼻吸鼻呼。

2）两掌上托时吸气、下按，向前拨出时呼气，收拢时吸气。

3）托、按、拨、拢与升、降、开、合，外导内行。

【作用】

1）通过两掌托、按、拨、拢，及下肢的节律性屈伸，同时配合呼吸，外导内行，可以协调人体"内气"的升、降、开、合，并且有促进全身气血畅旺的作用，同时也为以下各式的习练作好准备。

2）腰膝关节柔和的节律运动，有利于改善和增强腰膝关节功能。

图 6-3　　　　　　图 6-4　　　　　　图 6-5　　　　　　图 6-6

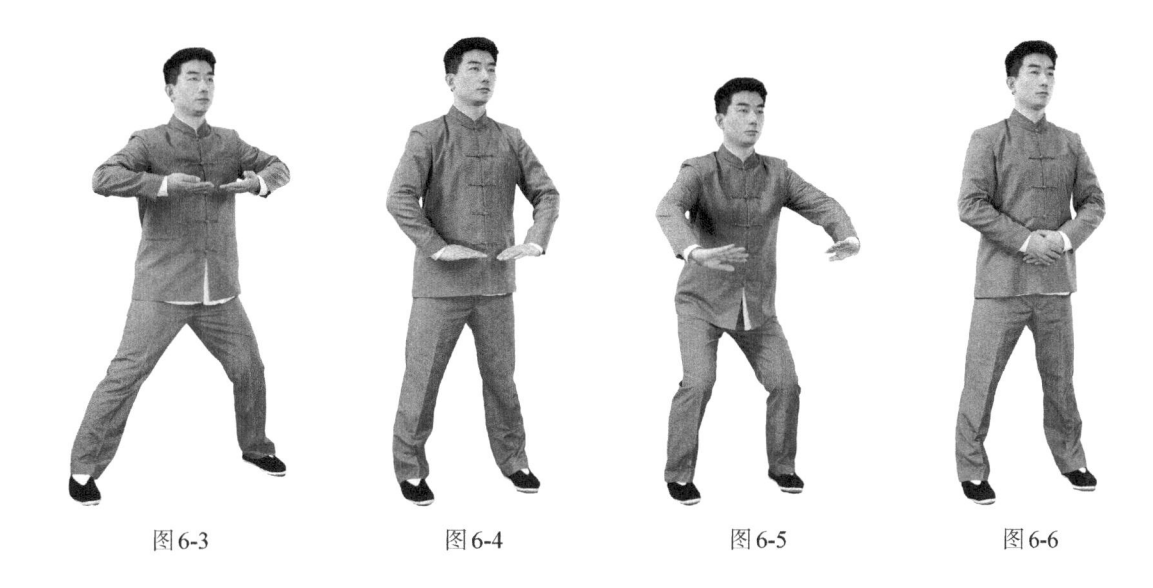

三、"嘘"字诀

【读音】

读音为 xū，平声，属牙音。

【动作】

1）接上式。两手松开，掌心向上，小指轻贴腰际，向后收到腰间，目视前下方（图6-7）。两脚不动，微提肘（图6-8），身体左转90度，同时右掌由腰间缓缓向左侧穿出，约与肩同高，并配合口吐"嘘"字音，目视右掌伸出的方向（图6-9）。

2）右掌沿原路收回腰间，同时身体转回正前方，目视前下方（图6-10）。

3）身体右转90度，同时左掌由腰间缓缓向右侧穿出（图6-11），约与肩同高，并口吐"嘘"字音，两目渐渐圆睁，目视左掌伸出方向（图6-12）。

4）左掌沿原路收回腰间，同时身体转回正前方，目视前下方（图6-13）。

5）如此左右穿掌各三遍，本式共吐"嘘"字音六次。

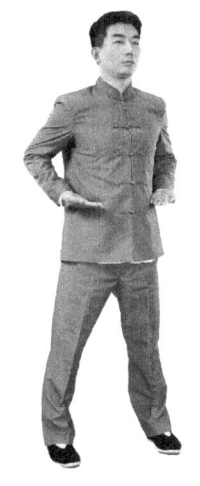

图 6-7　　　　　　图 6-8　　　　　　图 6-9

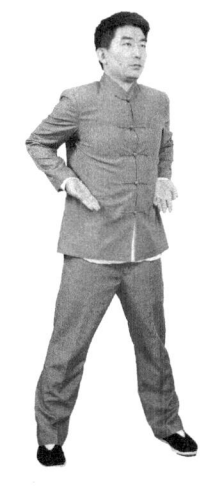

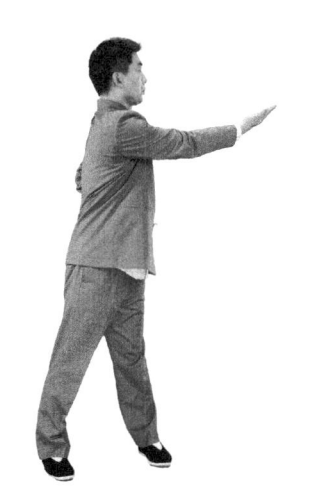

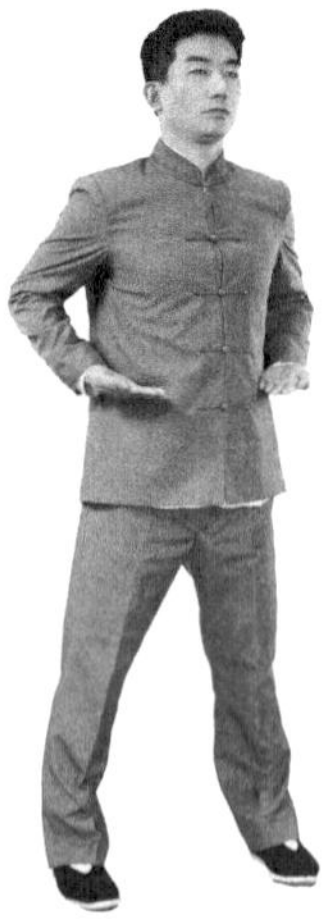

图 6-10 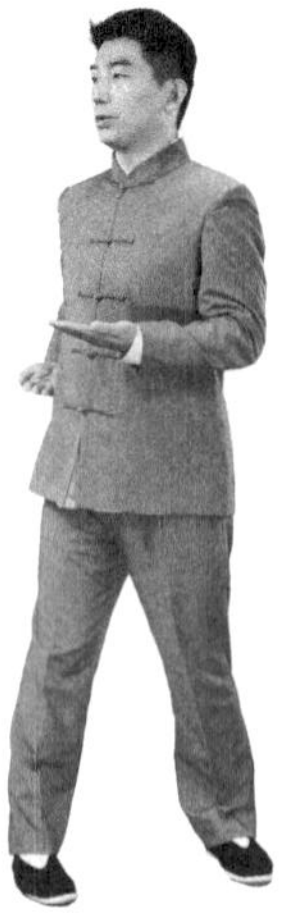　　　　　图 6-11 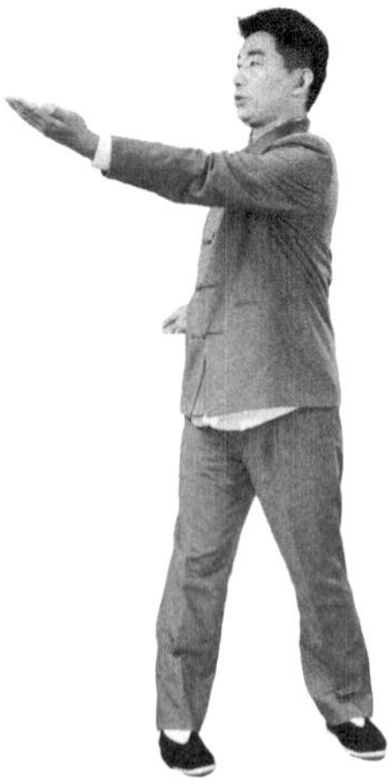　　　　　图 6-12 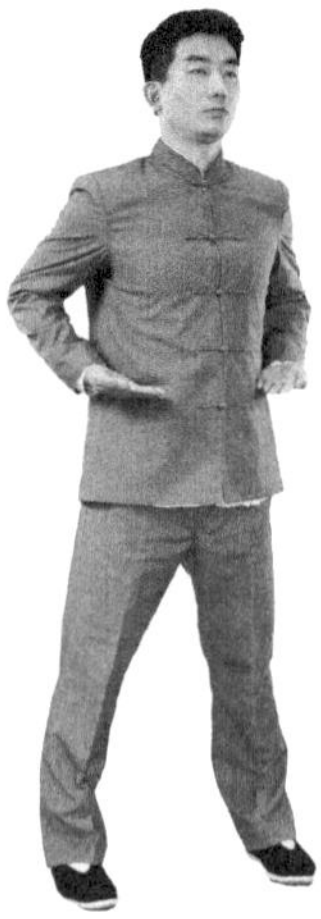　　　　　图 6-13

【要点】

1）发声吐气时，两唇和牙齿稍微张开，舌头放平，上下槽牙（即磨牙）中间留有缝隙，槽牙与舌两边也留有空隙。气息主要经舌两边及槽牙间的空隙中慢慢呼出体外，"嘘——"。

2）穿掌时口吐"嘘"字音，收掌时鼻吸气，动作与呼吸应协调一致。

3）向左右穿掌时，中轴线保持不动，身体在旋转中上升，两掌收回时身体在旋转中下降。

4）穿掌时，目随掌走，后目视远方。

【作用】

1）中医认为，"嘘"字诀与肝相应。口吐"嘘"字具有泄出肝之浊气、调理肝脏功能的作用。同时，配合两目圆睁，还可起到疏肝明目的功效。

2）掌心向上从腰间向对侧穿出，一左一右，交替练习，外导内行，使肝气升发，气血调和。

3）身体的左右旋转，使腰部及腹内的组织器官得到锻炼，不仅能提高腰膝及消化功能。同时，还使人体的带脉得到疏通与调节，全身气机得以顺利升降。

四、"呵"字诀

【读音】

读音为hē，平声，属舌音。

【动作】

1）接上式。吸气，同时两掌小指轻贴腰际微上提，指尖朝向斜下方，目视前下方，后屈膝下蹲，同时两掌缓缓向前下约45度方向插出，两臂微屈，目视两掌（图6-14）。

2）微微屈肘收臂，两掌小指一侧相靠，掌心向上，成"捧掌"，约与肚脐相平，目视两掌心（图6-15）。

3）两膝缓缓伸直，同时屈肘，两掌捧至胸前，掌心向内，两中指约与下颌同高，目视前下方（图6-16）。

4）两肘外展，约与肩同高，同时两掌内翻，掌指朝下，掌背相靠（图6-17）；然后两掌缓缓下插，目视前下方（图6-18）。从插掌开始，口吐"呵"字音。

5）两掌下插至肚脐前时，微屈膝下蹲，同时两掌内旋外翻，掌心向外，缓缓向前拨出，至两臂成圆，目视前下方（图6-19）。

6）两掌外旋内翻，掌心向上，于腹前成"捧掌"，目视两掌心。

7）两膝缓缓伸直，同时屈肘，两掌捧至胸前，掌心向内，两中指约与下颏同高，目视前下方。

8）两肘外展，约与肩同高，同时两掌内翻，掌指朝下，掌背相靠，然后两掌缓缓下插，目视前下方。从插掌开始，口吐"呵"字音。

9）重复五至八式动作四遍。本式共吐"呵"字音六次。

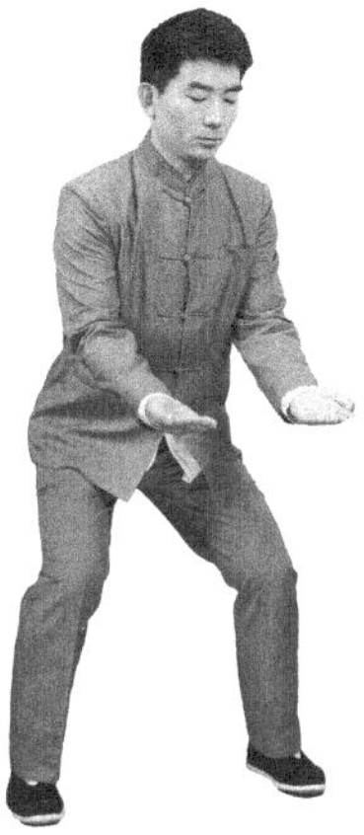

图 6-14 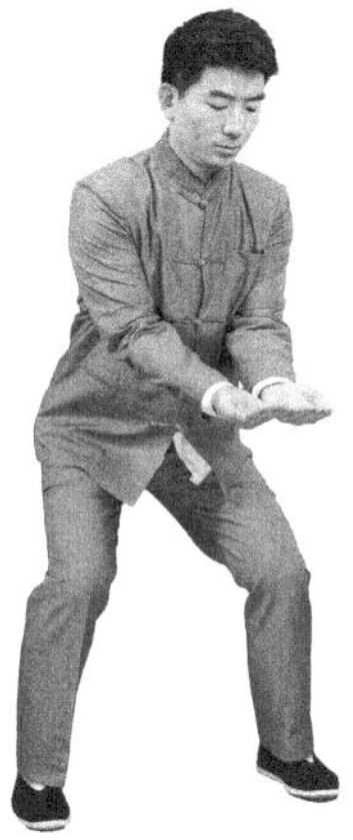　　　　　　　　图 6-15 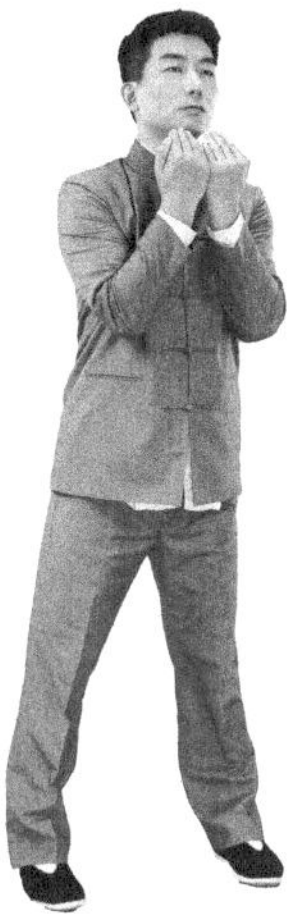　　　　　　　　图 6-16

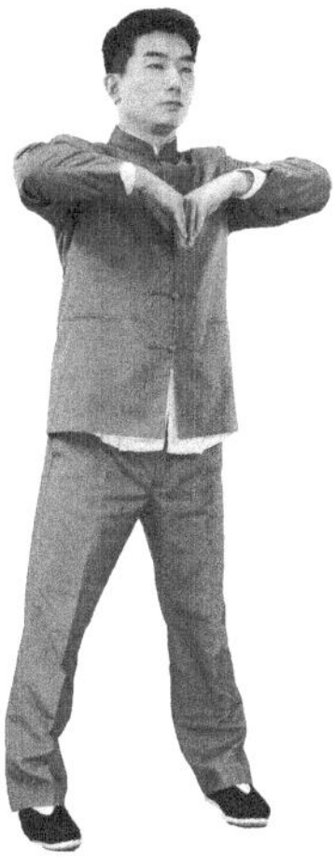

图 6-17 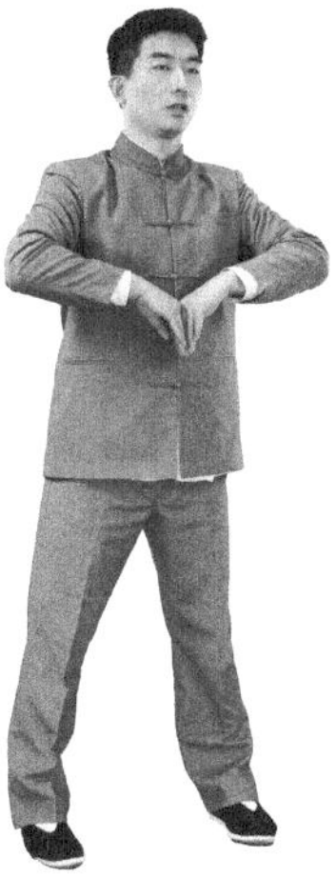　　　　　　　　图 6-18 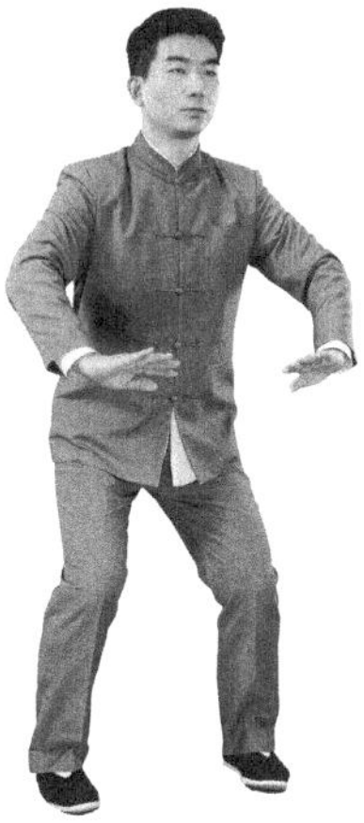　　　　　　　　图 6-19

【要点】

1）发声吐气时，两唇和牙齿张开，舌头稍微后缩。气息主要经舌面与上腭之间缓缓呼出体外，"呵——"

2）两掌捧起时鼻吸气，插掌、外拨时呼气，口吐"呵"字音。

3）翻掌时要用小指带动，重点在神门、劳宫两穴，同时配合眼神的变化。

【作用】

1）中医认为，"呵"字诀与心相应。口吐"呵"字具有泄出心之浊气，调理心脏功能的作用。

2）通过捧掌上升、翻掌下插，外导内行，使肾水上升，以制心火；心火下降，以温肾水，达到心肾相交、水火既济、调理心肾功能的作用。

3）同时，两掌的捧、翻、插、拨，肩、肘、腕、指各个关节柔和连续的屈伸旋转运动，也锻炼了上肢关节的柔韧性、功能的协调性，有利于防治上肢骨关节退化等疾病。

五、"呼"字诀

【读音】

读音为hū，平声，属喉音。

【动作】

1）当上式最后一动两掌向前拨出后，外旋内翻，转掌心向内对肚脐，指尖斜相对，五指自然张开，两掌心间距与掌心至肚脐距离相等，目视前下方（图6-20）。

2）两膝缓缓伸直，同时两掌缓缓向肚脐方向合拢，至肚脐前约10厘米（图6-21）。

3）微屈膝下蹲，同时两掌向外展开至两掌心间距与掌心至肚脐距离相等，两臂成圆形，并口吐"呼"字音；目视前下方（图6-22、图6-23）。

4）两膝缓缓伸直，同时两掌缓缓向肚脐方向合拢（图6-24）。

5）重复三至四式动作五遍。本式共吐"呼"字音六次。

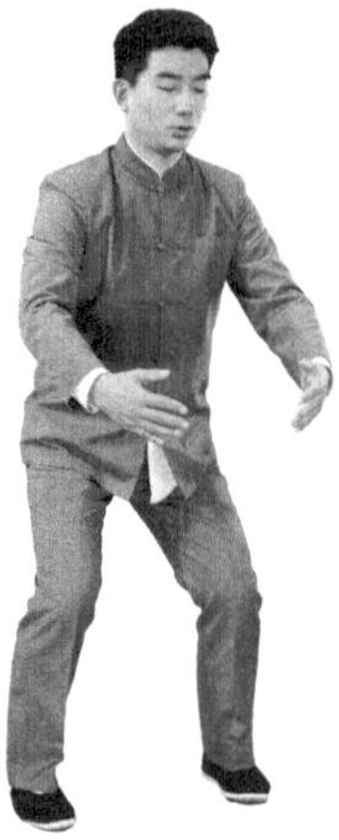

图6-20 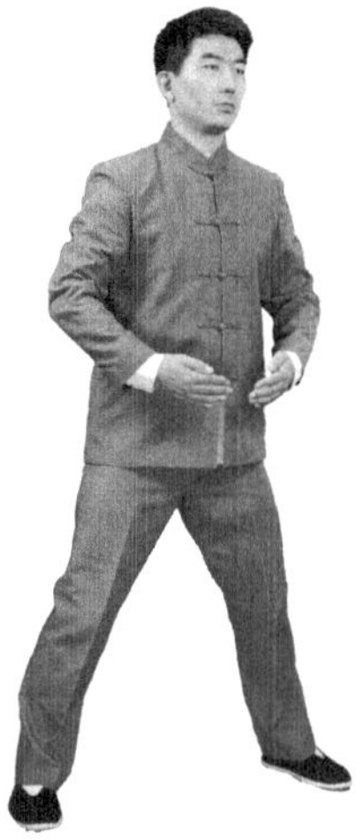　　　　　图6-21

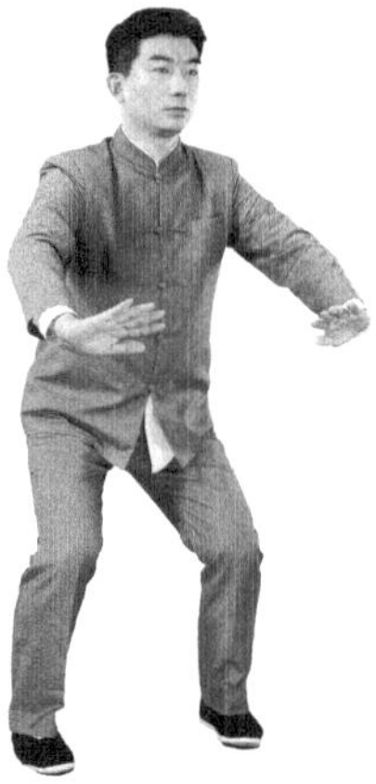

图6-22 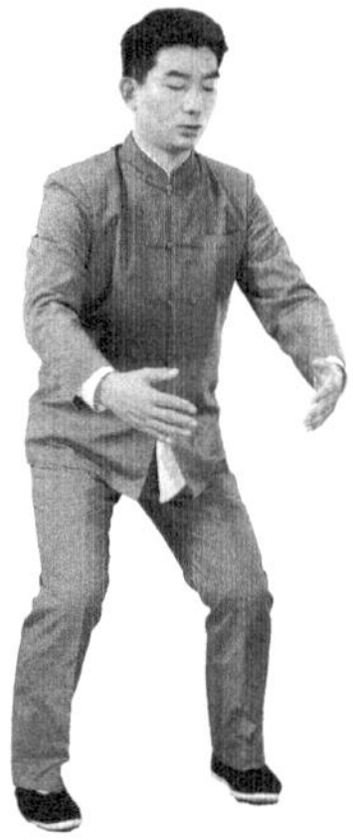　　　　　图6-23 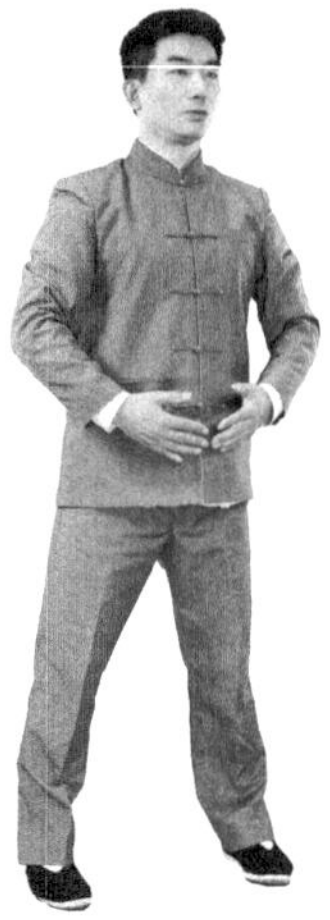　　　　　图6-24

【要点】

1）发声吐气时，将口唇撮圆，同时将舌体稍微下沉。气息主要从喉部呼出后，经撮圆的口唇中间慢慢呼出体外，"呼——"。

2）两掌向肚脐方向收拢时吸气，整个身体都向肚脐方向收拢，向外展开时口吐"呼"音，整个身体以肚脐为中心向外撑开。

【作用】

1）中医认为，"呼"字诀与脾相应。口吐"呼"字具有泄出脾胃之浊气、调理脾胃功能的作用。

2）通过两掌与肚脐之间的开阖，外导内行，使整个腹腔形成较大幅度的舒缩运动，具有促进肠胃蠕动、健脾和胃、消食导滞的作用。

六、"呬"字诀

【读音】

读音为sī，平声，属齿音。

【动作】

1）接上式。两膝缓缓伸直，同时两掌自然下落，掌心向上，十指相对，目视前下方（图6-25）。

2）两掌缓缓向上托至胸前，约与两乳同高（图6-26）。

3）两肘下落，夹肋，两手顺势立掌于肩前，掌心相对，指尖向上（图6-27）。

4）两肩胛骨向脊柱靠拢，展肩扩胸，藏头缩项，目视前斜上方（图6-28）。

5）微屈膝下蹲，同时松肩伸项，两掌缓缓向前平推逐渐转成掌心向前亮掌，同时口吐"呬"字音，目视前方（图6-29）。

6）两掌外旋，转至掌心向内，指尖相对，约与肩宽。

7）两膝缓缓伸直，同时屈肘，两掌缓缓收拢至胸前约10厘米，指尖相对，目视前下方（图6-30）。

8）两肘下落，夹肋，两手顺势立掌于肩前，掌心相对，指尖向上（图6-31）。两肩胛骨向脊柱靠拢，展肩扩胸，藏头缩项，目视斜前上方。

9）微屈膝下蹲，同时松肩伸项，两掌缓缓向前平推逐渐转成掌心向前，同时口吐"呬"字音，目视前方。

10）重复五至九式动作四遍。本式共吐"呬"字音六次。

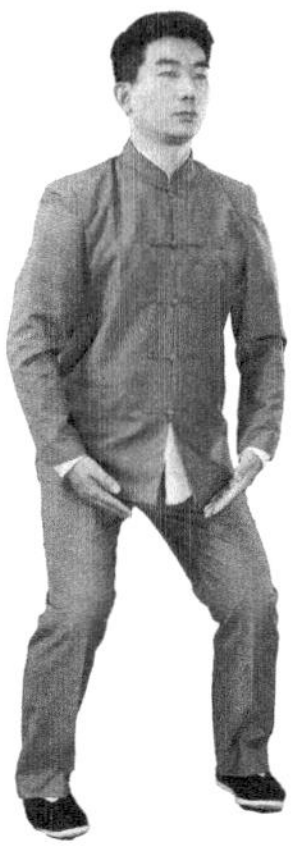

图6-25 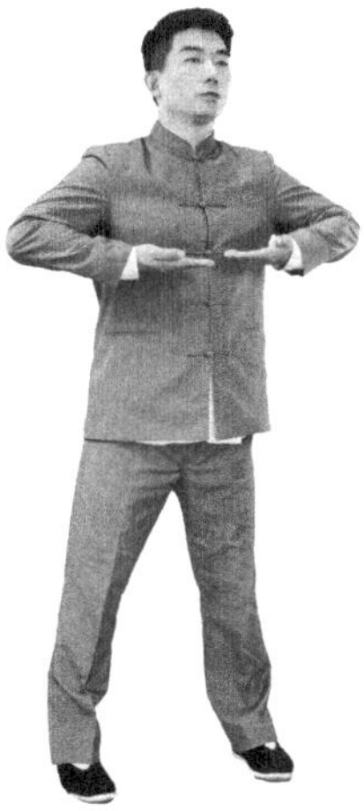　　　　图6-26 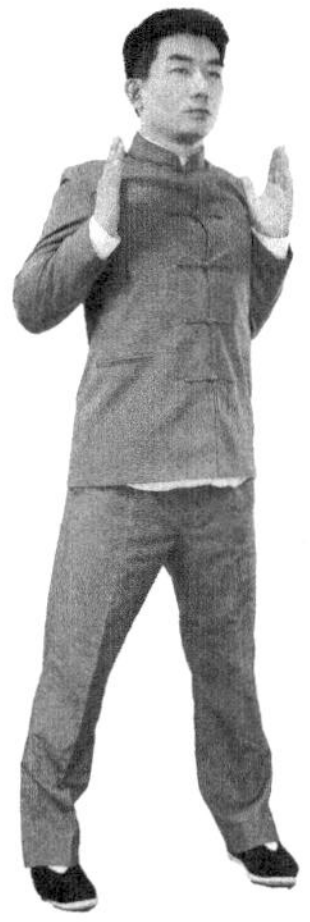　　　　图6-27 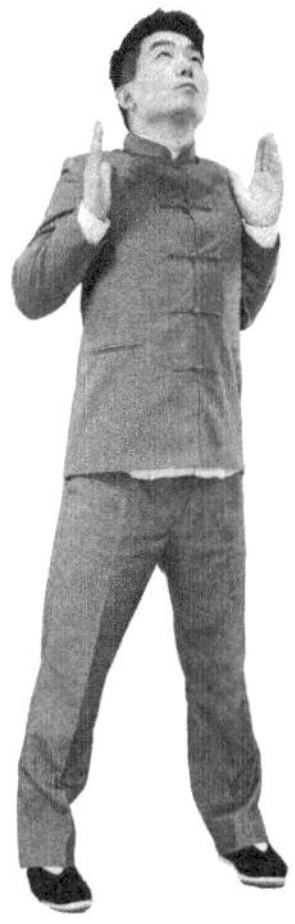　　　　图6-28

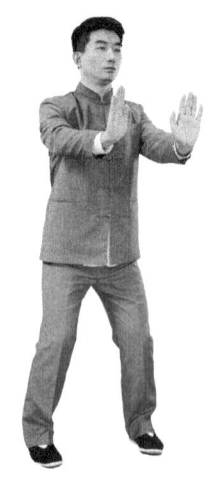

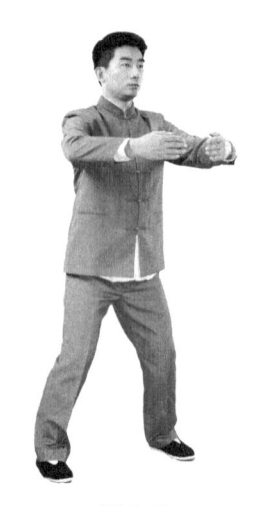

图6-29　　　　　　　　图6-30　　　　　　　　图6-31

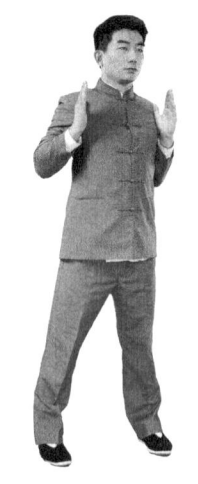

【要点】

1）发声吐气时，上下门牙对齐，舌尖轻轻抵在下牙内侧。气息主要从门牙及其他牙齿间的缝隙中慢慢呼出体外。

2）推掌时呼气，口吐"呬"音，全身放松，两掌外旋，指尖相对，缓缓收拢时鼻吸气。

【作用】

1）中医认为，"呬"字诀与肺相应。口吐"呬"字音具有泄出肺之浊气、调理肺脏功能的作用。

2）通过展肩扩胸、藏头缩项的锻炼，使吸入的大自然之清气布满胸腔，同时小腹内收，使丹田之气也上升到胸中。先天、后天二气在胸中会合，具有锻炼肺的呼吸功能，促进气血在肺内的充分融合与气体交换的作用。

3）立掌展肩与松肩推掌，可以刺激颈项、肩背部周围的穴位，并能有效地解除颈、肩、背部的肌肉和关节疲劳，防治颈椎病、肩周炎和背部肌肉劳损等疾病。

七、"吹"字诀

【读音】

读音为chuī，平声，属唇音。

【动作】

1）接上式。两掌前推，随后松腕伸掌，指尖向前，掌心向下（图6-32）。

2）两臂向左右分开成侧平举，掌心斜向后，指尖向外。

3）两臂内旋，两掌向后划弧形至腰部，掌心轻贴腰眼，指尖斜向下，目视前下方（图6-33）。

4）微屈膝下蹲，同时两掌向下沿腰骶、两大腿外侧下滑至风市穴，后屈肘提臂环抱于腹前，掌心向内，指尖相对，约与脐平，目视前下方（图6-34）。两掌从腰部下滑时，口吐"吹"字音。

5）两膝缓缓伸直，同时两掌缓缓收回，轻抚腹部，指尖斜向下，虎口相对，目视前下方（图6-35）。

6）两掌沿带脉向后摩运（图6-36）。

7）两掌至后腰部，掌心轻贴腰眼，指尖斜向下，目视前下方。

图6-32

8）微屈膝下蹲，同时两掌向下沿腰骶、两大腿外侧下滑至风市穴，后屈肘提臂环抱于腹前，掌心向内，指尖相对，约与脐平，目视前下方。

9）重复五至八式动作四遍。本式共吐"吹"字音六次。

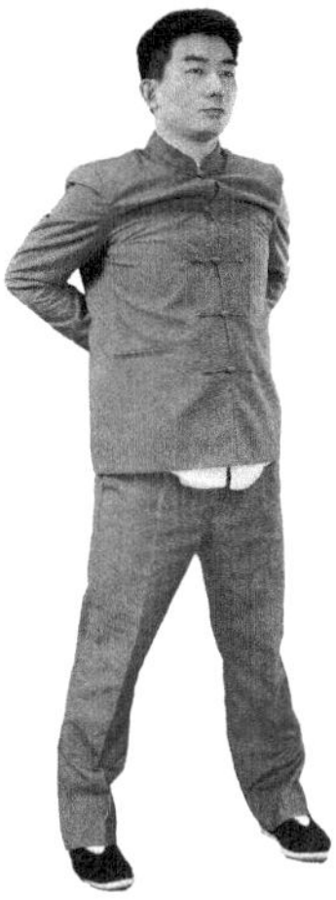

图6-33 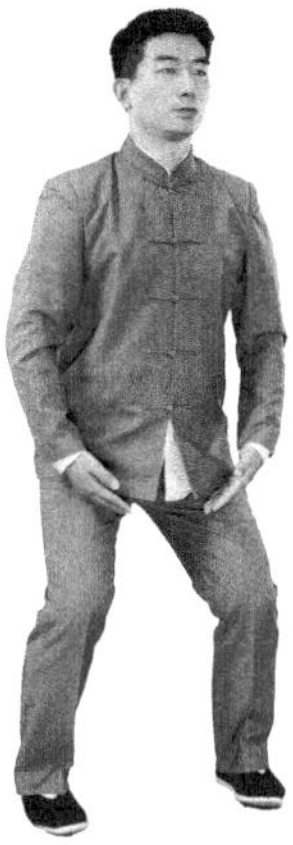　　　　图6-34 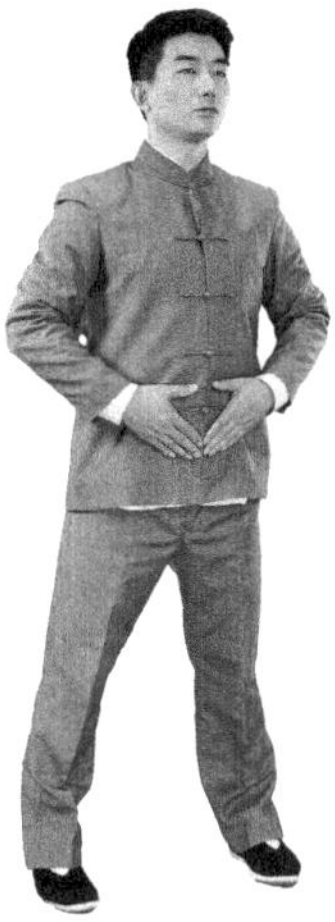　　　　图6-35 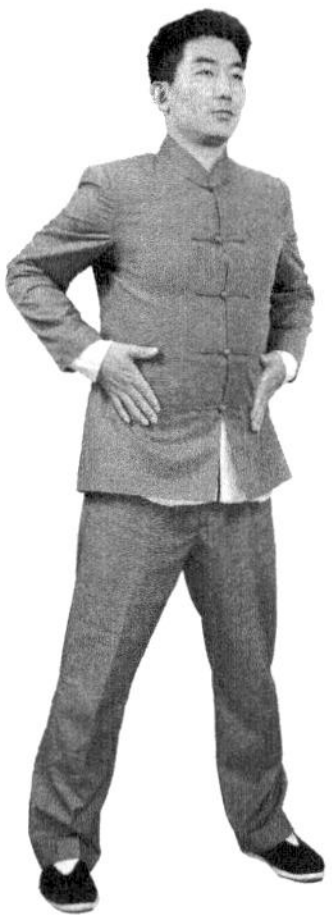　　　　图6-36

【要点】

1）舌尖轻轻抵在下齿内侧，发i—，吹就是把这三步连起来读作ch—u—i—吹——。气息主要从喉部呼出后，经两边绕到舌下，再经两唇间慢慢呼出体外。

2）两掌从腰部下滑，环抱于腹前时呼气，口吐"吹"字音，两掌向后收回、横摩至腰时以鼻吸气，动作下降中微升。

【作用】

1）中医认为，"吹"字诀与肾相应。口吐"吹"字诀，具有泄出肾之浊气、调理肾脏功能的作用。

2）"腰为肾之府"。肾位于腰部脊柱两侧，腰部功能的强弱与肾气的盛衰息息相关。本式动作通过两手对腰腹部的按摩，具有壮腰健肾，增强腰肾功能，预防衰老的作用。

八、"嘻"字诀

【读音】

读音为xī，平声，属牙音。

【动作】

1）接上式。两掌环抱自然下落于体前，目视前下方。两掌内旋外翻，掌背相对，掌心向外，指尖向下，目视两掌（图6-37）。

2）两膝缓缓伸直，同时提肘带手，经体前上提至胸（图6-38），随后两手继续上提至面前（图6-39），分掌、外开、上举，两臂成弧形，掌心斜向上，目视前上方。

3）屈肘，两手经面部前回收至胸前，约与肩同高，指尖相对，掌心向下，目视前下方（图6-40）。然后微屈膝下蹲，同时两掌缓缓下按至肚脐前。

4）两掌继续向下，向左右外分至左右髋旁约15厘米处，掌心向外，指尖向下，并口吐"嘻"字音，目视前下方。

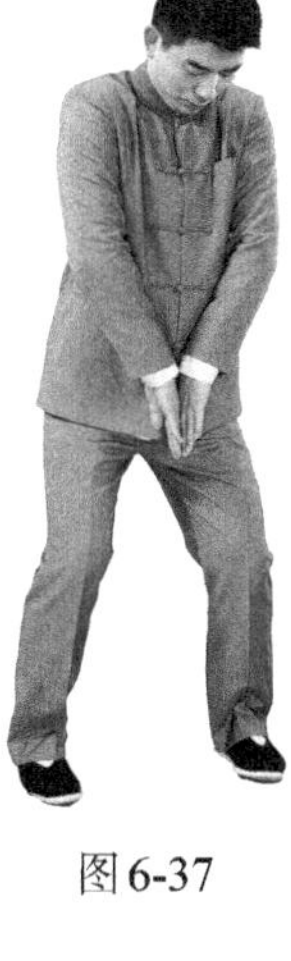

图6-37

5）两掌内旋外翻,掌背相对,掌心向外,指尖向下,目视两掌。

6）两膝缓缓伸直,同时提肘带手,经体前上提至胸;随后两手继续上提至面前,分掌、外开、上举,两臂成弧形,掌心斜向上,目视前上方。

7）屈肘,两手经面部前回收至胸前,约与肩同高,指尖相对,掌心向下,目视前下方。然后微屈膝下蹲;同时两掌缓缓下按至肚脐前,目视前下方。

8）两掌顺势外开至髋旁,掌心向外,指尖向下,并口吐"嘻"字音,目视前下方(图6-41)。

9）重复动作5)至动作8)四遍。本式共吐"嘻"字音六次。

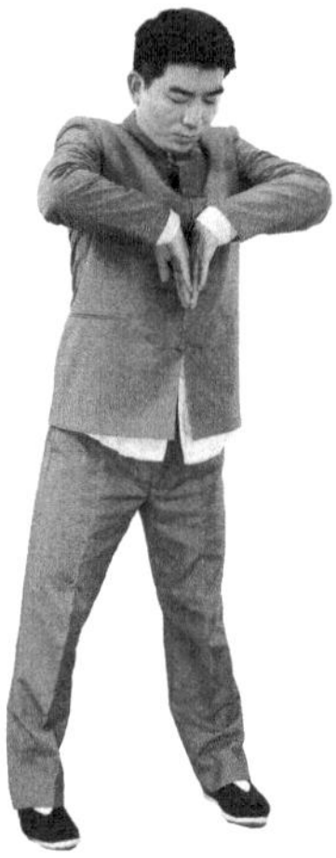

图6-38 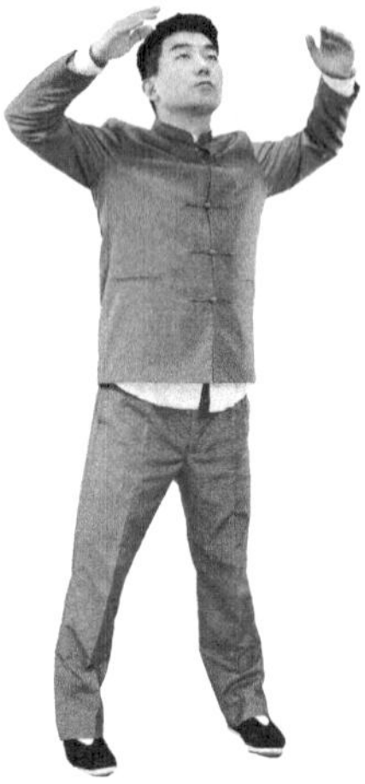　　　　　图6-39 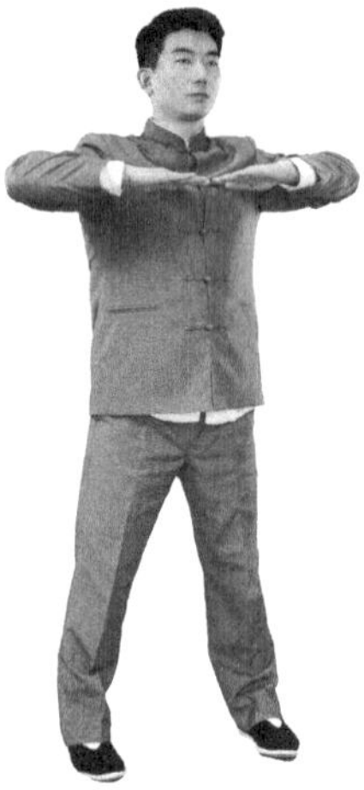　　　　　图6-40 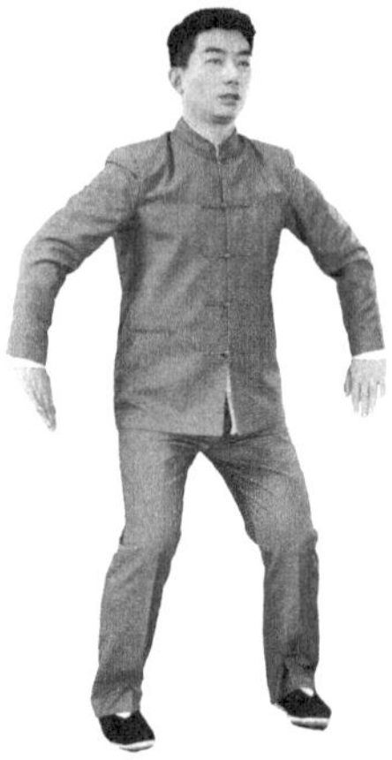　　　　　图6-41

【要点】

1）发声吐气时,两唇及牙齿稍微张开,嘴角稍微后拉,舌尖轻轻抵在下齿内侧。气息主要从槽牙及其他牙齿间的空隙中慢慢呼出体外。

2）提肘、分掌、向外展开、上举时鼻吸气,两掌从胸前下按、松垂、外开时呼气,口吐"嘻"字诀。

【作用】

1）中医认为,"嘻"字诀与少阳三焦之气相应。口吐"嘻"字音具有疏通少阳经脉,调和全身气机的作用。

2）通过提手、分掌、外开、上举和内合、下按、松垂、外开,分别可以起到升开与肃降全身气机的作用。二者相反相成,共同达到调和全身气血的功效。

九、收　　式

【动作】

1）接上式。两手外旋内翻,转掌心向内(图6-42),缓缓抱于腹前,虎口交叉相握,轻覆肚脐,同时两膝缓缓伸直,目视前下方,静养1~2分钟(图6-43)。

2）两掌以肚脐为中心揉腹,顺时针六圈,逆时针六圈。

3）两掌松开,两臂自然垂于体侧,目视前下方(图6-44)。

4）左脚收回,两脚并拢(图6-45)。

【要点】

两手收回,虎口交叉相握,轻覆肚脐,形松意静,收气静养。

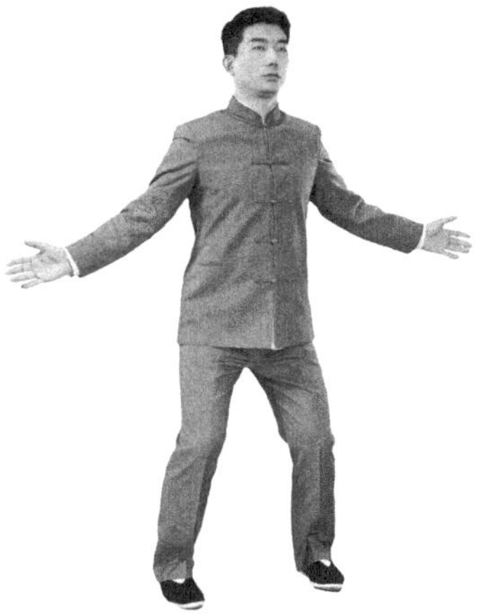

图 6-42 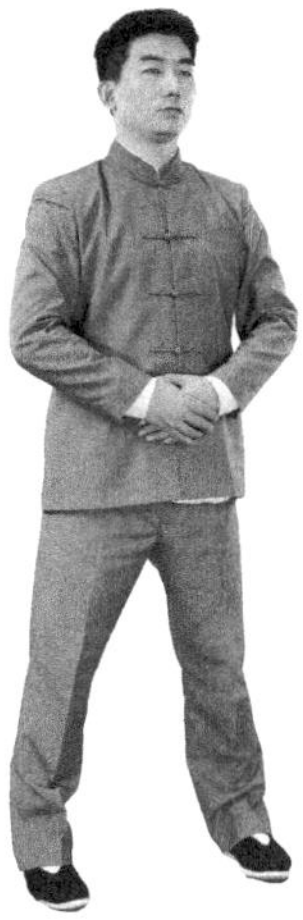　　　　　　图 6-43 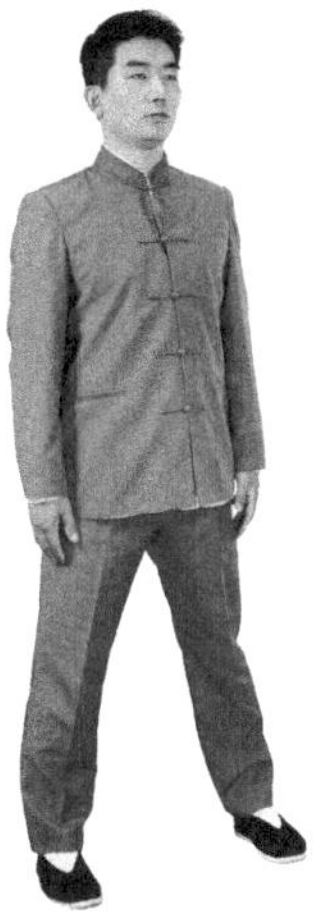　　　　　　图 6-44 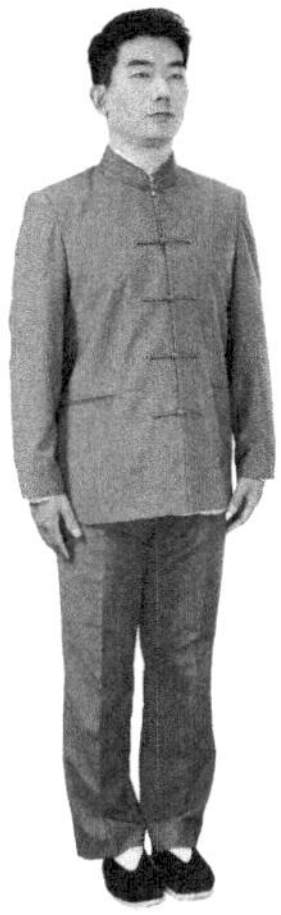　　　　　　图 6-45

【作用】

通过按揉脐腹及收气静养，由炼气转为养气，可以达到引气归元的作用，进而使练功者从练功状态恢复到正常状态。健身气功六字诀读音、口型与气息对应一览表见表6-1。

表6-1　健身气功六字诀读音、口型与气息对应一览表

六字	嘘	呵	呼	呬	吹	嘻
读音	xū	hē	hū	sī	chuī	xī
口型	嘴角紧缩后引，槽牙（即磨牙）上下平对，中留缝隙，槽牙与舌边亦留空隙	舌体微上拱，舌边轻贴上槽牙	舌体下沉，口唇撮圆，正对咽喉	上下门牙对齐，放松，中留狭缝，舌顶下齿后	舌体和嘴角后引，槽牙相对，两唇向两侧拉开收紧，在前面形成狭隙	嘴角放松后引，槽牙上下平对，轻轻咬合，整个口腔气息压扁
气息	从槽牙间、舌两边的空隙中经过，缓缓而出	从舌上与上腭之间缓缓而出	从喉出后，经口腔中部与撮圆的口唇缓缓而出	从齿间扁平送出	从喉出，经舌两边绕舌下，经唇间狭隙缓缓而出	从槽牙边的空隙中经过缓缓而出
气息部位	牙	舌	喉	齿	唇	牙
五行	木	火	土	金	水	木
脏腑	肝	心	脾	肺	肾	三焦

第二节　六字诀研究进展

六字诀是一种以呼气时发出特定字音来调整脏腑功能、达到养生健身目的的中医气功。近年来，关于六字诀的研究取得了显著进展，以下是对其研究进展的详细归纳。

一、源流与历史背景

南北朝时期，梁代著名道教医学家陶弘景在《养性延命录》中首次详细阐述了六字诀（吹、呼、唏、呵、嘘、呬，后世演变为嘘、呵、呼、呬、吹、嘻）的吐纳疗法。唐宋时期，六字诀得

到了进一步的发展和完善，唐代医学家孙思邈在《备急千金要方》中对六字诀的吐纳法进行了详尽的阐述，并提出了"大呼结合细呼"的呼吸方法。宋代邹朴庵的《玉轴六字气诀》更是对六字诀的理论与方法进行了全面系统的论述。

二、现代研究与应用

1）健身养生：现代研究表明，六字诀通过调整呼吸和发音，能够改善人体的内环境，增强免疫力，达到健身养生的目的。它不仅可以调节血压、血糖、血脂等生理指标，还有助于预防和治疗慢性疾病，如心血管疾病、呼吸系统疾病、骨关节疾病等。

2）心理调节：六字诀的呼吸和发音练习还有助于调节情绪、缓解压力。通过练习六字诀，可以放松身心，提高自我控制能力，从而改善心理健康状况。研究发现，六字诀对于缓解抑郁、焦虑等精神系统疾病也具有一定的效果。

临床研究：在COPD患者的肺康复治疗方案中，六字诀作为中国传统运动疗法，已被证明是有效的。临床研究显示，六字诀可以显著改善COPD患者的临床症状及焦虑、抑郁状态，减少患者急性加重次数以及减轻急性加重期发作程度。此外，六字诀在改善肺功能、提高运动耐力以及提高患者生活质量方面也具有显著疗效。

三、推广与普及

1）政策支持：随着人们对健康生活的需求不断增加，以及国家对于传统养生文化的重视，六字诀等传统养生方式受到了更多关注。政府和相关机构积极推动六字诀等健身气功的普及和发展，为更多人提供了了解和练习六字诀的机会。

2）社会推广：除了政府推动外，社会各界也在积极推广六字诀。一些健身气功爱好者、养生专家等通过线上线下的方式传授六字诀的练习方法，帮助更多人了解和掌握这一养生健身方法。

四、未来展望

1）科学研究：未来，关于六字诀的研究将更加深入和全面。科学家们将通过严谨的临床试验和科学研究来验证六字诀的效果和作用机制，为更多人提供科学、有效的养生健身方法。

2）创新发展：在继承传统六字诀精髓的基础上，一些专家和学者将结合现代科学理论和技术手段对六字诀进行创新和发展。例如，将六字诀与现代呼吸科学、心理学和中医经络学相结合，形成更具针对性和实效性的养生健身方法。

3）国际化推广：随着全球化的加速和文化的交流互鉴，六字诀等传统养生方法将逐渐走向世界。未来，将有更多国际友人了解和体验六字诀的魅力，为其在全球范围内的推广和普及作出贡献。

六字诀作为中国传统养生文化的重要组成部分，具有广泛的实践应用价值和深厚的文化内涵。随着研究的不断深入和应用的不断拓展，六字诀将为人类的健康生活作出更大的贡献。

第七章　二十四节气导引术

二十四节气导引术，相传为唐末宋初时期我国著名的道教养生家、被后世称为"道祖儒师"的陈希夷所创，流传至今已有近千年，古代又称为太清二十四气水火聚散图、二十四气坐功却病图、四时坐功却病图、陈希夷二十四气坐功图、二十四气导引坐功法、二十四气导引图、祛病延年动功等。是在一年二十四个节气期间，根据节气的变化与人体气血的运行规律，选择特定的时间、方向，并采用专门的导引、吐纳、存想、按跷等方法进行锻炼的一套独具特色的古老健身养生术。

二十四节气导引术将天人合一、四季养生、十二月养生、二十四节气养生、十二时辰养生以及经络养生、气脉内景等理论和方法完美地融为一体。讲求"按时行功，分经治病；身心行境，天人相应"，是一种典型的人体小宇宙与天地大宇宙同参共修的导引养生方法，既可以养生保健、对症治病，又可以悟道修真、体证太虚。对于提高人体免疫及自愈系统的能力，促进人与人、人与社会、人与自然之间的适应与协调能力，拓展人体各种潜在的能力，都具有非常奇妙的作用。

关于二十四节气导引术完整的记载，现在我们能够看到的最早文献为明代署名铁峰居士所撰的《保生心鉴》一书。该书刊行于明武宗正德丙寅年（1506年），是作者在《圣贤保修通鉴》一书的基础上，参照《礼记·月令》《素问》《灵枢》《素问入式运气论奥》及《十四经发挥》等书，经反复研究，"并采活人心八法，命善图者缮形摹写"编撰而成。书中不仅对五运六气枢要、脏腑配经络、经络配四时等都作了详细的图说，而且重点介绍了"太清二十四气水火聚散图序"（即二十四节气导引术），依月令之顺序，分述一年中的二十四节气、每个节气的导引方法以及主治病证等，并配有精美的图谱。图文并重，简单实用，对后世影响较大。作者为明代南沙（今江苏苏州常熟）人，其生平不详。

《保生心鉴》之后的众多导引养生书籍，诸如《万寿仙书》《寿养丛书》《万育仙书》《遵生八笺》等，对二十四节气导引术均竞相刊载。到清朝时，更被编入著名的《四库全书》《中外卫生要旨》等，因而使得二十四节气导引术广泛流传。

该导引法是在周潜川先生秘传古本《万寿仙书》抄本基础上整理而成的。自2006年，本书作者团队曾在国内部分地区以及瑞士、法国、日本、美国等国家传授，受到了习练者的普遍欢迎。它不仅是一种养生、保健、防病、治病的方法，同时也是学习和实践中国传统文化如天人相应、天人合一、子午流注、经络藏象以及古天文学、气候学、农业学等内容的一种方法。同时，它也是一种最具有中国文化特色的导引养生术。

二十四节气导引术简明易学，一个节气一个动作，一套二十四个动作，配二十四首歌诀，可以舞之，可以歌之，雅俗共赏，贵贱同乐。教师与学生可以把二十四节气导引术作为课间操；公务员、医生与白领可以作为工间操；瑜伽、健身与体育教练可以作为新的功法创意；普通百姓可以作为早晚锻炼的养生操……学习二十四节气导引术，可以给身边所有人带来养生健身的新气息、新方法与新时尚。

第一节　春季导引术

第一式　立春导引术——叠掌按髀式

（一）导引动作

1）采用盘坐式（散盘、单盘、双盘均可），两手自然覆按于两膝，目视前下方，呼吸调匀，心神安定，全身放松（图7-1）。

2）接上式，中指带动两臂前伸，抬至与肩相平，两臂平行，指尖向前、掌心相对，目视前方（图7-2）。

3）接上式，两臂内旋，转掌心向下并顺势叠掌，左手在下，右手在上，指尖向前（图7-3）。

4）接上式，屈肘收臂，两掌收至左乳前，左手指尖向右，右手指尖向左，掌心向下（图7-4）。

5）接上式，两掌缓缓下按至左大腿根部（图7-5）。

6）接上式，两肩微耸，两掌根下按，臂肘微伸，身形端正，同时收腹提肛（图7-6）。

7）接上式，头颈缓慢向右转动至极限，目视右侧，动作略停（图7-7）。

8）接上式，头颈缓慢转回正前，目视前方（图7-8）。

9）接上式，松肩松臂，全身放松（图7-9）。

10）接上式，两掌分开，两臂向体前左右45°侧伸，至与肩平，掌心向下，目视前方（图7-10）。

11）接上式，沉肩坠肘，松腕舒指，两臂下落，两手覆按两膝，目视前下方，呼吸自然，全身放松（图7-11）。

12）进行对侧练习，动作相同，左右方向相反（图7-12至图7-21）。

13）如上左右各做一次为一遍，共做三遍。

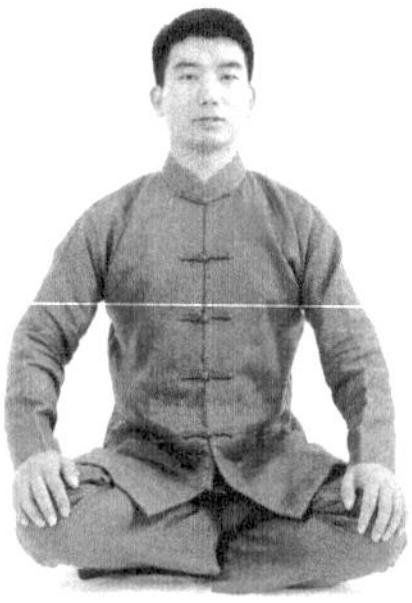

图7-1 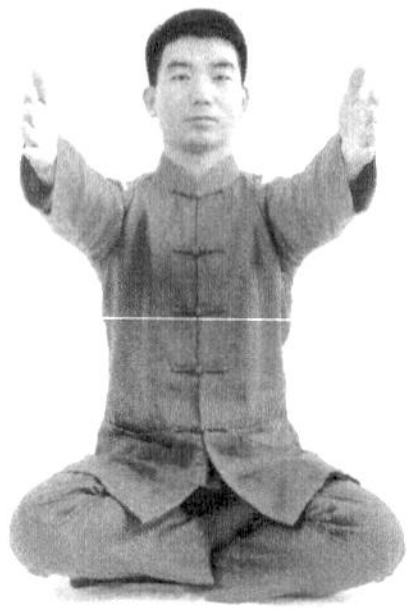　　　　图7-2 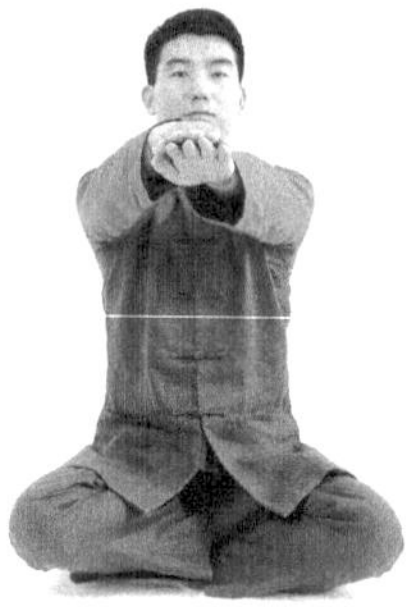　　　　图7-3 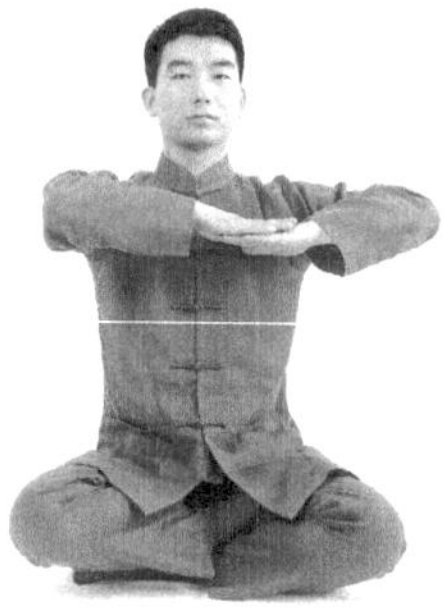　　　　图7-4

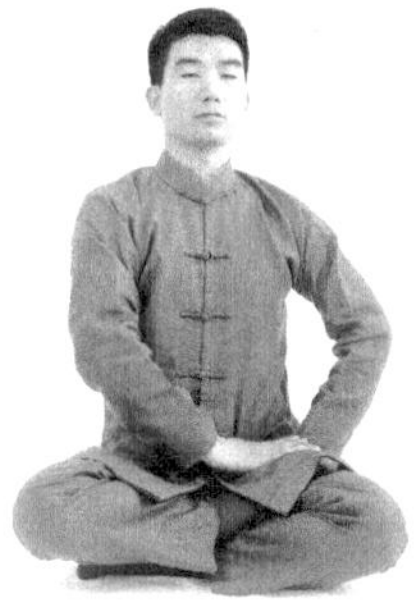

图7-5 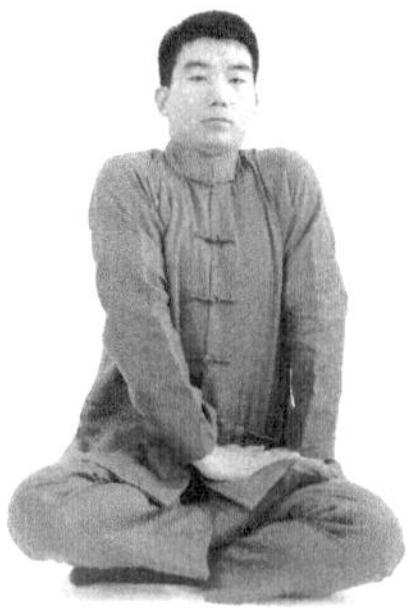　　　　图7-6 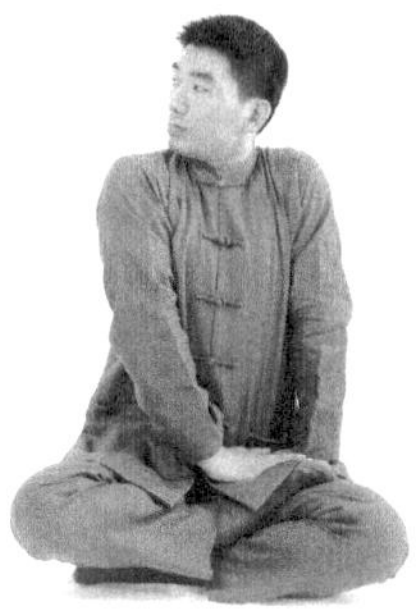　　　　图7-7 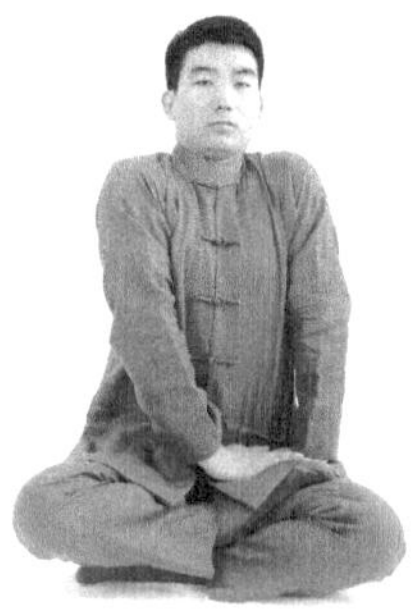　　　　图7-8

图 7-9　　　　　　　　图 7-10　　　　　　　　图 7-11

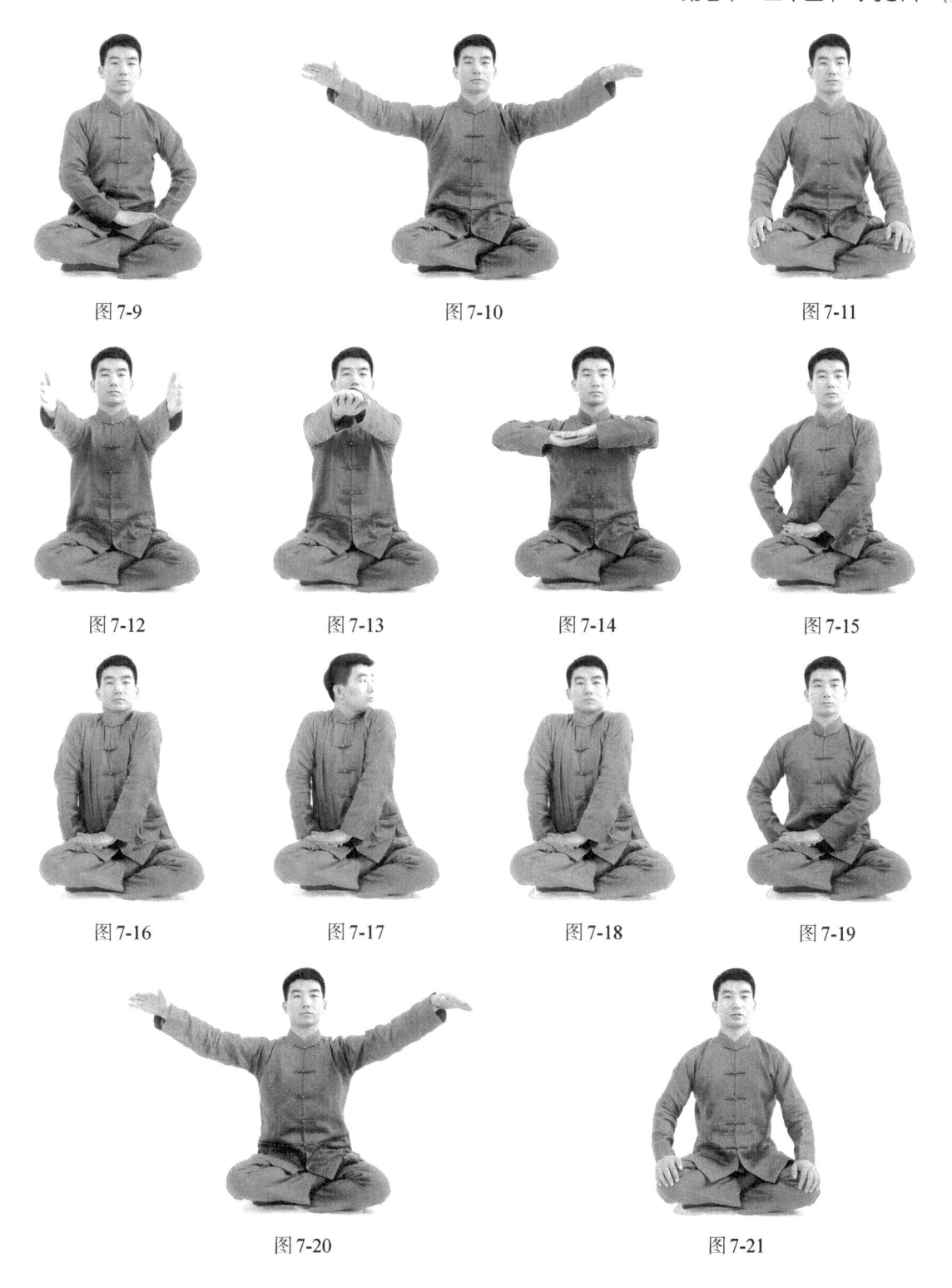

图 7-12　　　　图 7-13　　　　图 7-14　　　　图 7-15

图 7-16　　　　图 7-17　　　　图 7-18　　　　图 7-19

图 7-20　　　　　　　　图 7-21

（二）动作要点

1）盘坐时要求：头正顶悬，竖脊正身，呼吸自然，心神安定，全身放松。

2）两臂前起时，中指带动手臂前伸；拇指翘立，带动两臂上抬。

3）两臂抬至与肩齐平时，中指与肩对拔拉伸。

4）两掌按于腿部主要是起到固定和支撑的作用，所以其具体位置不必细究。

5）耸肩按掌时，耸肩为主，肩掌对拔，身体其他部位尽量放松，而不是全身用力。体会"松中有紧、紧中有松""在放松中伸展、在伸展中放松"的练功要领及原则。

6）头颈左右转动时，带动脊柱旋转拔伸，意在鼻尖。

7）做动作6）至动作8）时，保持收腹提肛。

8）两臂下落时，从肩、肘、腕、指，依次放松。

（三）功理功用

1）有助于放松肩颈、手臂部等肌肉，有效预防和治疗颈椎病、肩周炎、手臂酸痛等不适症状。

2）两臂平行前起时，一方面大指翘立，肺脉开阖适度，有利于调节手太阴肺经之气；又运动了两胁，故有助于升发阳气、疏肝利胆。

3）意注中指，有利调节手厥阴心包经、手少阳三焦经之气。

4）耸肩转头，既有利于提升阳气，又可以有效控制气上升太过而出现头昏脑胀、呼吸急促等现象。

第二式　雨水导引术——昂头望月式

雨水导引术

（一）导引动作

1）采用盘坐式（散盘、单盘、双盘均可），两手自然覆按于两膝，目视前下方，呼吸调匀，心神安定，全身放松（图7-22）。

2）左臂向左侧侧平举，掌心向下，同时头颈左转，目视左掌（图7-23）。

3）接上式，左掌带动左臂经体前划弧，轻按于右手背，目视左掌（图7-24）。

4）接上式，两手及身体保持不动，头颈左转至极限，目视左侧，动作略停（图7-25）。

5）接上式，下颌向上抬起，昂头竖项，目视左上方，动作略停（图7-26）。

6）接上式，收下颌，顶百会，低头拔背，目视左下方，动作略停（图7-27）。

7）接上式，百会领动，头颈竖项，目视左侧（图7-28）。

8）接上式，头颈右转回正，目视前方（图7-29）。

9）接上式，两臂向体前左右45°侧伸，至与肩平，掌心向下，目视前方（图7-30）。

10）接上式，沉肩坠肘，松腕舒指，两臂下落，两手覆按两膝，目视前下方，呼吸自然，全身放松（图7-31）。

11）进行对侧练习，动作相同，左右方向相反（图7-32至图7-38）。

12）如上左右各做一次为一遍，共做三遍。

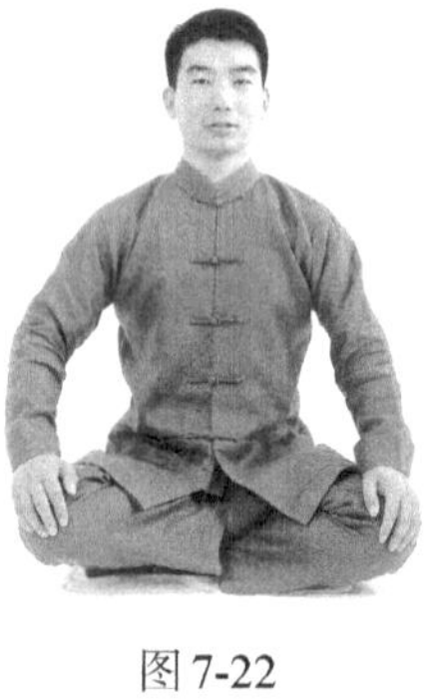

图7-22 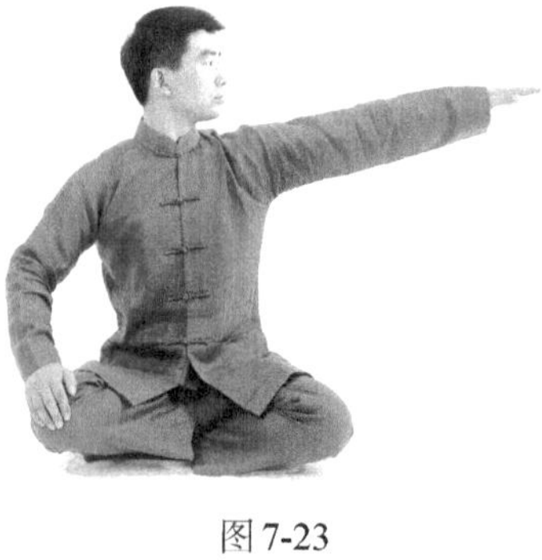　　　　　　　　　　图7-23 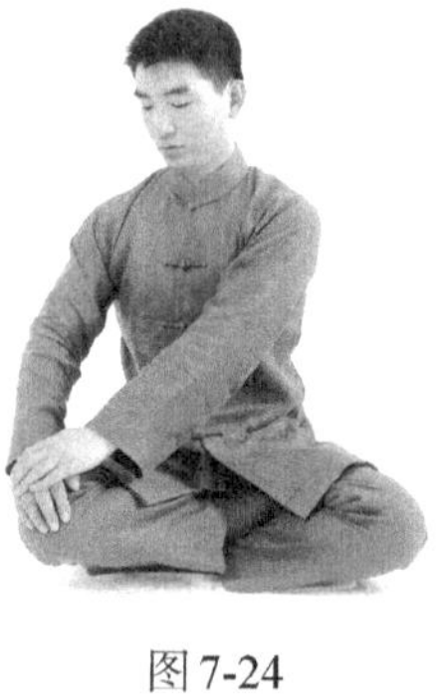　　　　　　　　　　图7-24

第七章 二十四节气导引术 63

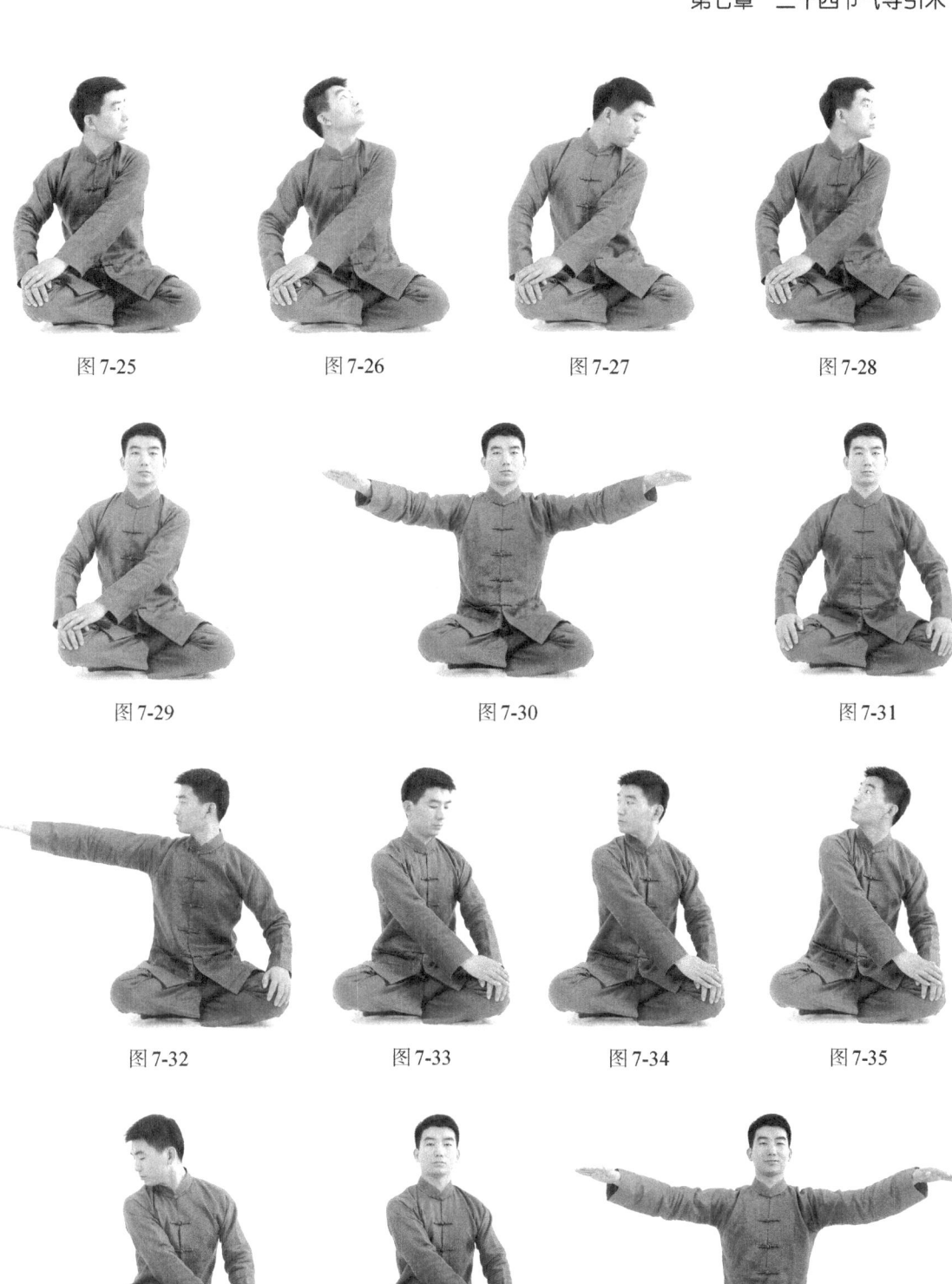

图 7-25　　　　　　图 7-26　　　　　　图 7-27　　　　　　图 7-28

图 7-29　　　　　　　　　图 7-30　　　　　　　　　图 7-31

图 7-32　　　　　　图 7-33　　　　　　图 7-34　　　　　　图 7-35

图 7-36 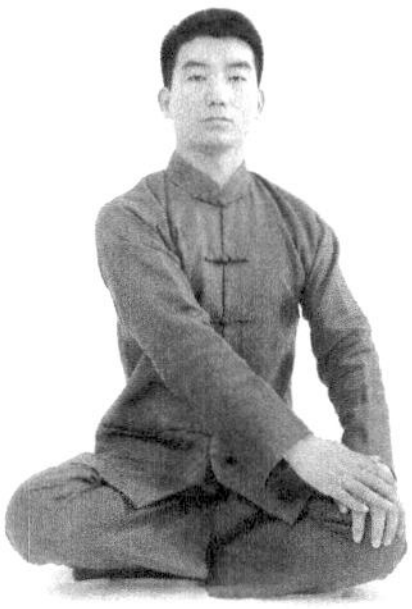　　　　　　图 7-37　　　　　　图 7-38

（二）动作要点

1）盘坐时要求：头正顶悬，竖脊正身，呼吸自然，心神安定，全身放松。

2）手臂侧伸时，中指带动，注意力集中在中指指尖。

3）一手经体前划弧时，身体保持不动，一手轻按于另一手手背的任一地方。

4）头颈左右转动至极限过程中，身体及两手位置保持不变，使头颈、两手和身体形成一个对拔拉伸的状态。

5）头颈左右转动至极限时，要尽量使鼻尖和该侧的肩尖"两尖相对"，保持在一个垂直面内。

6）侧面昂头与低头的动作，尽量保持在"两尖相对"的一个垂直面内的，这样才能起到对拔拉伸、升降气机的作用。

7）抬头上视时，要犹如翘首望月，气定神凝；低头下视时，如俯首观海，气势磅礴。

8）所有动作都应在缓慢与伸展的状态中进行练习。

（三）功理功用

1）通过头颈上下、左右的运动，使肩、颈、背部肌肉、筋骨得到充分的锻炼，可以有效预防肩肘、颈椎疾病发生。

2）通过头颈左右转动带动身体拧转的练习，可使身体两侧胁肋筋骨得到充分锻炼，进而使肝气得以疏泄和条达；通过头的俯仰练习使体内气机得以升降和畅。

第三式　惊蛰导引术——握固炼气式

惊蛰导引术

（一）导引动作

1）采用盘坐式（散盘、单盘、双盘均可），两手自然覆按于两膝，目视前下方，呼吸调匀，心神安定，全身放松（图7-39）。

2）小指带动两臂向体前左右45°侧伸，至与肩平，同时两臂内旋转掌心向外，小指在上，拇指在下，目视前方（图7-40）。

3）接上式，拇指内屈轻抵无名指根，其余四指依次屈拢"握固"成拳，同时两臂外旋，屈肘收臂，置于身体两侧，拳眼向上，拳心相对，目视前方，动作略停（图7-41、图7-42）。

4）接上式，两肘后顶，依次展肩扩胸、收腹提肛、含肩缩项，目视前上方，动作略停（图7-43）。

5）接上式，头颈及手臂还原，全身放松，目视前方（图7-44）。

6）接上式，两臂前伸，至与肩平，力达拳面，同时下颌内收，百会上顶，收腹提肛，目视前下方，动作略停（图7-45）。

7）接上式，屈肘收臂，头颈还原，全身放松，目视前方（图7-46）。

8）重复动作4）至动作7）为一遍，共做三遍。

9）两拳由小指依次伸直变掌，同时两臂内旋，并带动手臂向体前左右45°侧伸，至与肩相平，小指在上，拇指在下，掌心向外，目视前方（图7-47、图7-48）。

10）接上式，两臂外旋，转掌心向下（图7-49）。

11）接上式，沉肩坠肘，松腕舒指，两臂下落，两手覆按两膝，目视前下方，呼吸自然，全身放松（图7-50）。

第七章 二十四节气导引术 / 65

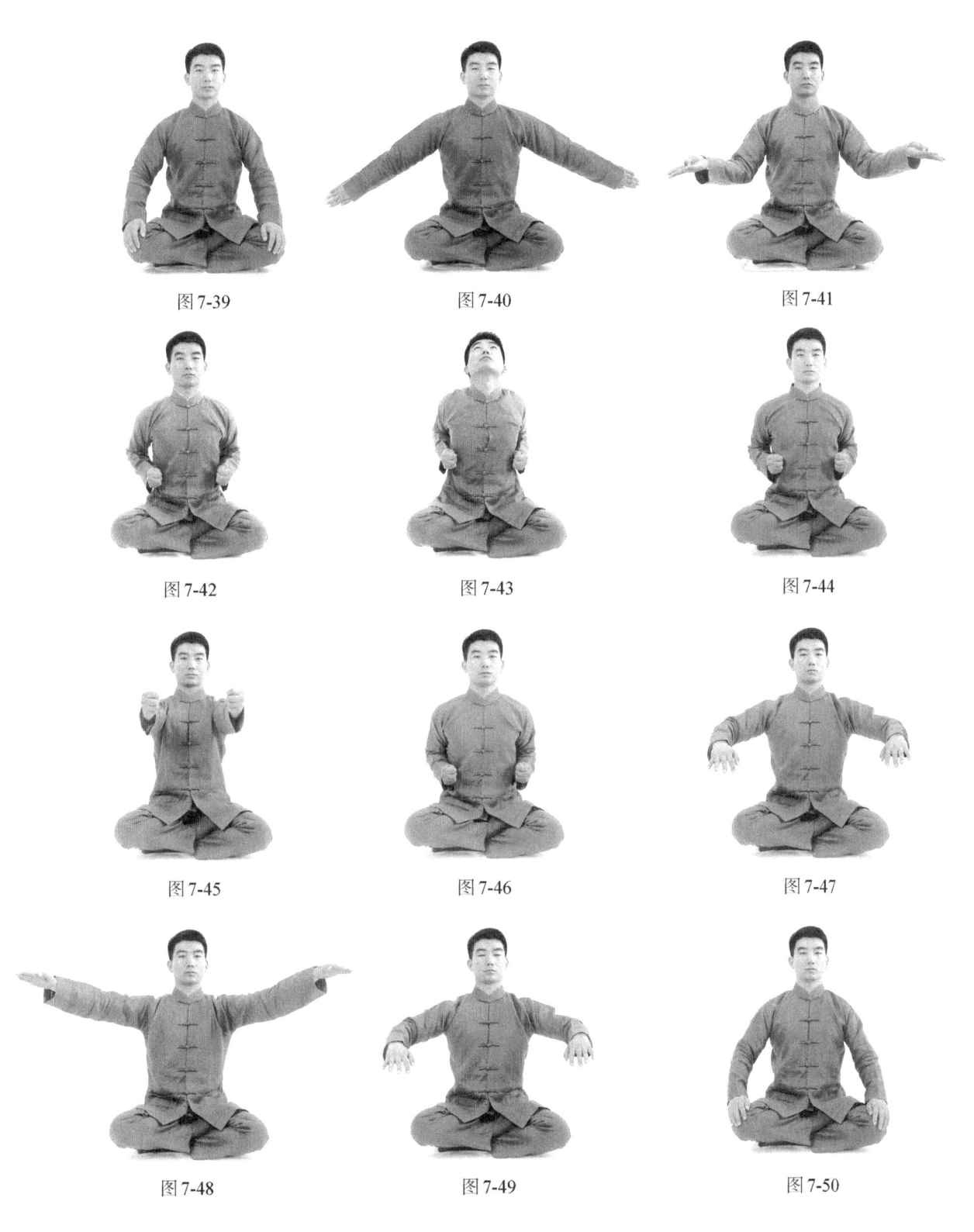

图 7-39　　　　　　　图 7-40　　　　　　　图 7-41

图 7-42　　　　　　　图 7-43　　　　　　　图 7-44

图 7-45　　　　　　　图 7-46　　　　　　　图 7-47

图 7-48　　　　　　　图 7-49　　　　　　　图 7-50

（二）动作要点

1）盘坐时要求：头正顶悬，竖脊正身，呼吸自然，心神安定，全身放松。

2）两臂向体前左右45°侧伸时，意念集中在两手小指及中指上。小指带动手臂上抬，中指带动手臂远伸。

3）屈指握固时，要先屈拇指，轻轻抵在无名指根节靠近中指的一侧，然后小指、无名指、中指、食指依次内屈，握拢成拳，松紧适度。

4）两肘后顶时，展肩—扩胸—收腹—提肛—含肩缩项要依次进行，不可颠倒，细细品味其中内涵。

5）两臂前伸，体会两臂如两条直线，拳面与肩对拔；下巴内收时，体会脊柱犹如一条直线，并且有向上拔伸的感觉。

6）此导引术，看起来好像是一个全身都在用力的练习，但事实却非如此。练习中，除了那几个需要用力的部位之外，身体其他部位要尽可能地放松，体会"用最小的力量做最大的动作"。

（三）功理功用

1）增强心肺功能，防治颈肩部疾病。

2）人体大指属肺，主气，藏魄；无名指属肝，主血，藏魂，无名指靠近中指的一侧为肝脏"风窍"所在，本式导引术中"握固"的练习方法，具有肝肺并练，静心安魂的功效；同时可以固护精气，明目延年。

3）此导引动作与逆腹式呼吸配合，可以有效增强体内外气体的交换与融合，起到促进新陈代谢，培补先天真气的作用，长期习练，可以增强体质、防治疾病。

第四式　春分导引术——排山推掌式

（一）导引动作

1）采用盘坐式（散盘、单盘、双盘均可），两手自然覆按于两膝，目视前下方，呼吸调匀，心神安定，全身放松（图7-51）。

2）两臂侧伸至掌心约与肚脐相平，小指在上，大指在下，掌心向后，目视前方（图7-52）。

3）接上式，两臂外旋，同时向前划弧至与胸等宽时，屈肘收臂，两掌捧于腹前，掌心向上，指尖相对（图7-53）。

4）接上式，两掌缓缓上托至胸前，约与两乳同高，目视前方，动作略停（图7-54）。

5）接上式，落肘、夹肋，顺势立掌于肩前，掌心相对，指尖向上（图7-55）。

6）接上式，先微展肩扩胸，再沉肩，向体前缓缓伸臂、推掌，转掌心向前，两臂平行，与肩同高，力达掌根；同时头颈左转，目视左侧，动作略停（图7-56）。

7）接上式，指尖向前远伸，掌心向下，头颈随之转回正前方，目视前方（图7-57）。

8）接上式，沉肩坠肘，两臂掌收回，立掌于肩前，掌心相对，指尖向上（图7-58）。

9）接上式，微展肩、推掌向前、头颈右转，重复动作6）至动作8），左右方向相反（图7-59、图7-60）。

10）如上左右各做一次为一遍，共做三遍。

11）接上式，抬肘至与肩相平，掌心向下，指尖相对，目视前方（图7-61）。

12）接上式，两掌缓缓下按至腹前（图7-62）。

13）接上式，两臂向体前左右45°侧伸，至与肩相平，掌心向下，目视前方（图7-63）。

14）接上式，沉肩坠肘，松腕舒指，两臂下落，两手覆按两膝，目视前下方，呼吸自然，全身放松（图7-64）。

图 7-51　　　　　　　　图 7-52　　　　　　　　图 7-53

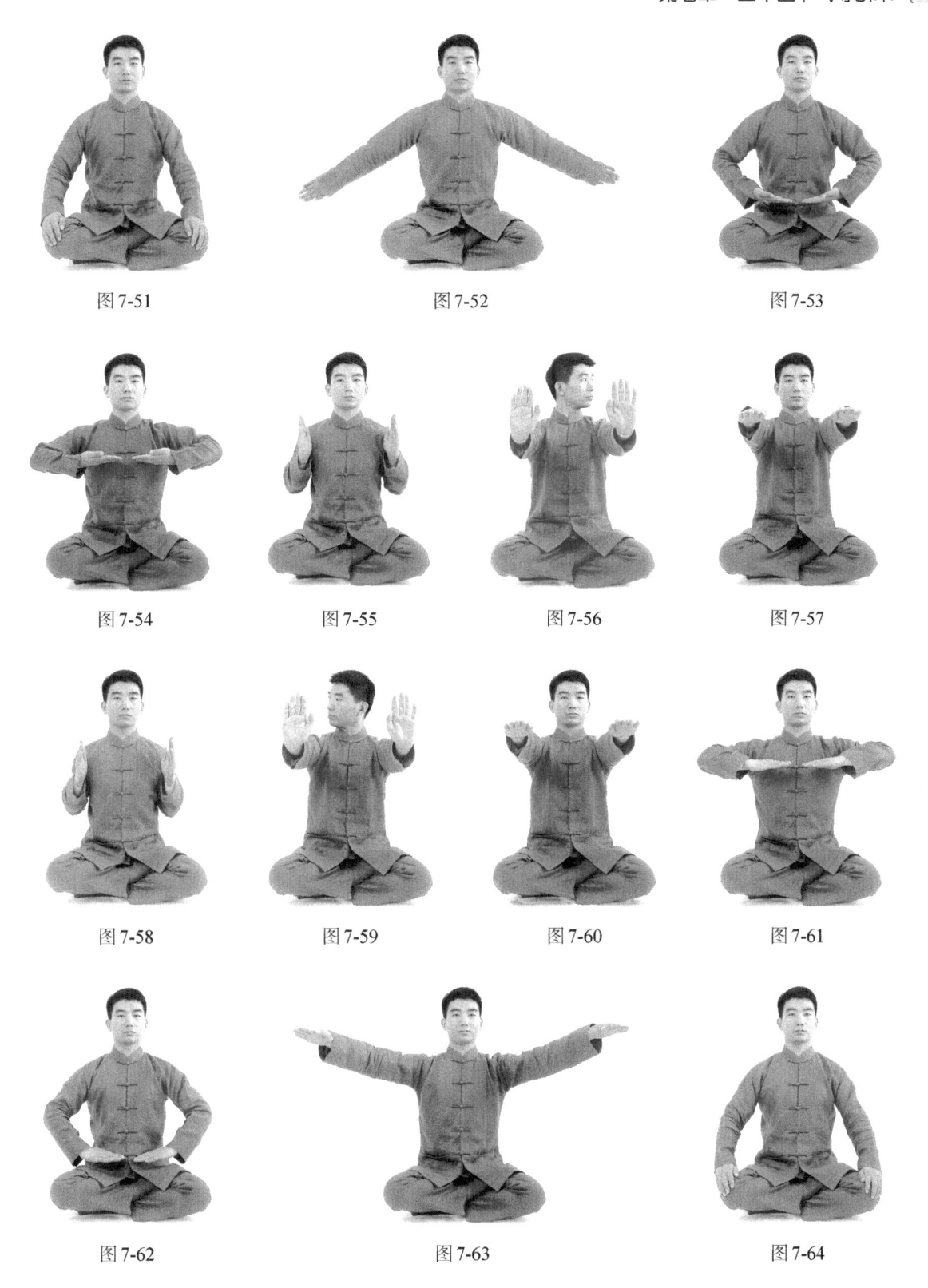

图 7-54　　　　　图 7-55　　　　　图 7-56　　　　　图 7-57

图 7-58　　　　　图 7-59　　　　　图 7-60　　　　　图 7-61

图 7-62　　　　　　　　图 7-63　　　　　　　　图 7-64

(二) 动作要点

1) 盘坐时要求：头正顶悬，竖脊正身，呼吸自然，心神安定，全身放松。
2) 两掌上托时，如托重物，外导内行，不要耸肩。

3）两臂立掌于肩前，与肩等宽时，指尖与肘尖尽量保持一条直线，没有手腕的动作。

4）两掌前推时，先展肩、沉肩，以小指一侧引领，逐渐转掌心向前，先轻如推窗，后肩部力量逐渐传到掌根和整个掌面，掌根到肩两点对拔，重如排山。

5）两掌前推时，百会上顶，转掌、转头的动作要协调统一，带动脊柱拧转、拔伸。

6）收掌时，先松肩，如海水还潮，节节收回。

（三）功理功用

1）春分导引术中通过展肩扩胸、排山推掌的导引动作，对肩胛、胸廓和背部经脉气血起到很好的疏通作用。

2）通过掌根与肩、掌根与指尖的对拔拉伸，肩部力量及背部气血会自然传输到两臂、两掌及十指指尖。

3）可以增强胸肺功能，有效治疗肩、颈、背部疼痛疾患。

第五式　清明导引术——开弓射箭式

（一）导引动作

1）采用盘坐式（散盘、单盘、双盘均可），两手自然覆按于两膝，目视前下方，呼吸调匀，心神安定，全身放松（图7-65）。

2）中指带动两臂向左右侧伸，抬至与肩相平，掌心向前，目视前方（图7-66）。

3）接上式，两臂继续向上伸展至头顶上方，两手手腕交叉，左手在前（掌心向右），右手在后（掌心向左），随之抬头，目视两掌（图7-67）。

4）接上式，屈肘、落臂、收掌至胸前，同时两臂外旋，转掌心向内，同时收下颌、顶百会，头颈还原转正，目视前方（图7-68）。

5）接上式，右手五指用力分开，再屈曲成虎爪，向身体右侧水平拉伸；同时，左掌转掌心向下，由小指一侧带动向左侧水平推出，并逐渐转掌心向左、指尖向前，同时头颈左转，目视左掌，动作略停（图7-69）。

6）接上式，左臂外旋，左掌从小指开始，依次伸展（古称"正描太极"），并转掌心向前、指尖向左；同时，右手从小指开始，依次伸展成掌（古称"反描太极"），掌心向内，指尖向左；双臂对拔、势如开弓射箭，指掌张开、力达指尖（图7-70）。

7）接上式，右臂向下、向右侧伸，两臂成一字，两掌心向前，然后头颈转正，目视前方（图7-71）。

8）重复动作3）至动作7），做对侧练习，动作同前，唯左右方向相反，向右开弓射箭（图7-72至图7-76）。

9）如上左右各做一次为一遍，共做三遍。

10）接上式，两臂上举，两手手腕交叉，左手在前（掌心向右），右手在后（掌心向左），随之抬头，目视两掌（图7-77）。

11）接上式，屈肘、落臂、收掌至胸前，同时两臂外旋，转掌心向内，同时收下颌、顶百会，头颈还原转正，目视前方（图7-78）。

12）接上式，两臂掌下落内旋转掌心向下，再向体前左右45°侧伸，至与肩相平，目视前方（图7-79）。

13）接上式，沉肩坠肘，松腕舒指，两臂下落，两手覆按两膝，目视前下方，呼吸自然，全身放松（图7-80）。

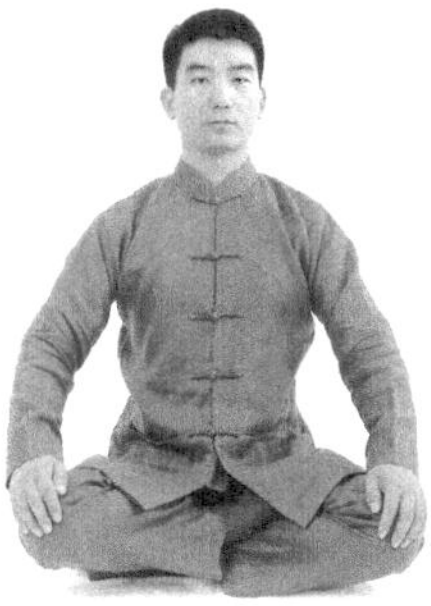

第七章 二十四节气导引术 69

图 7-65 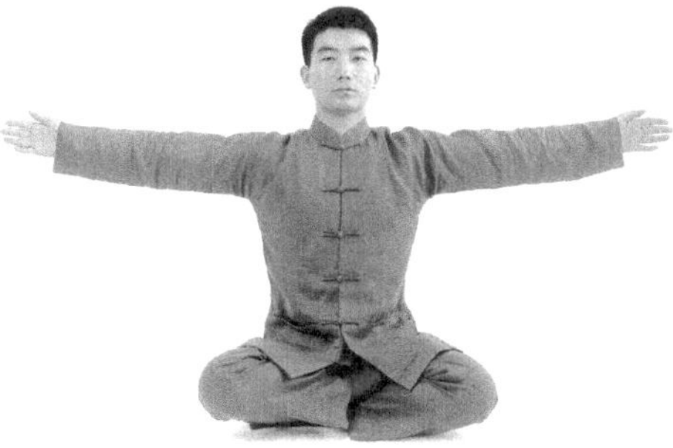　　　　　　　　图 7-66 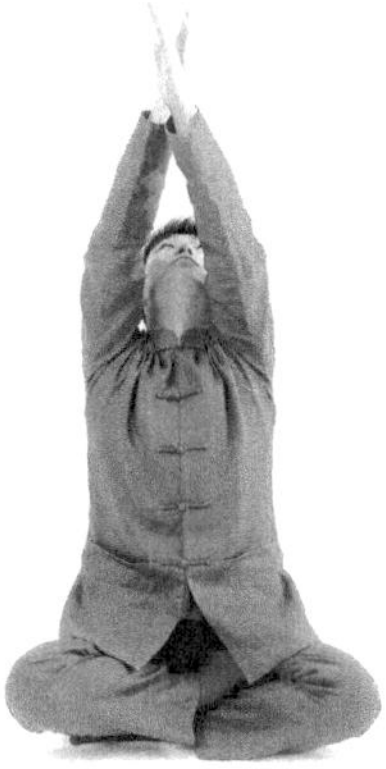　　　　　　　　图 7-67

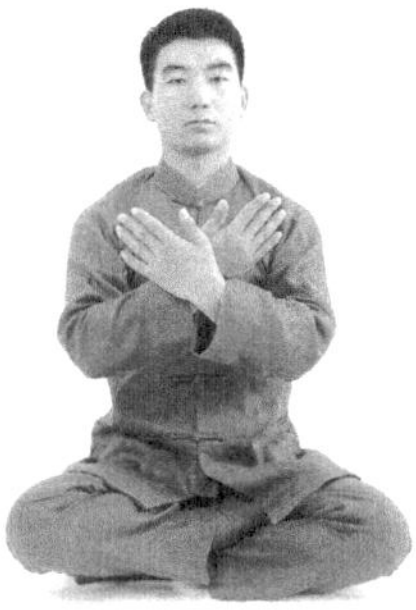

图 7-68 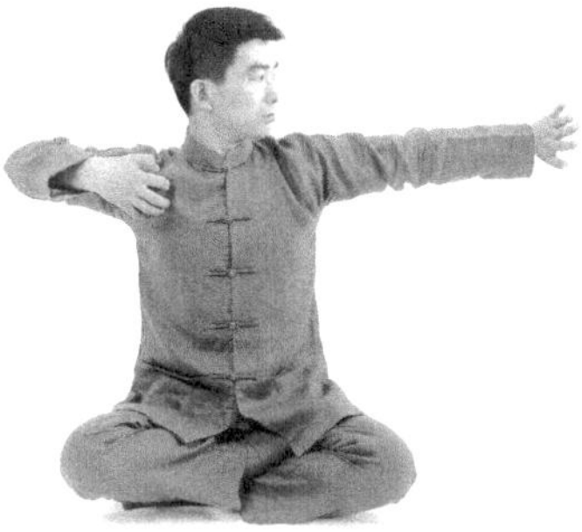　　　　　　　　　　　　图 7-69

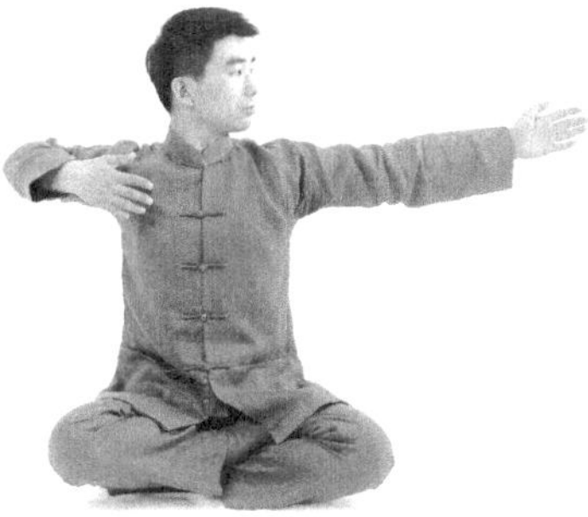

图 7-70 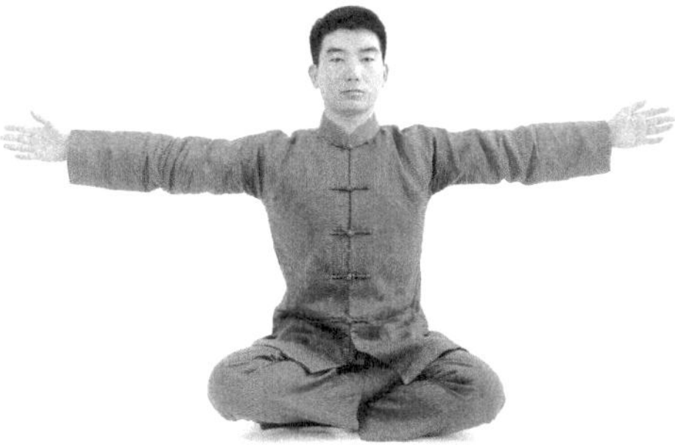　　　　　　　　　　　　图 7-71

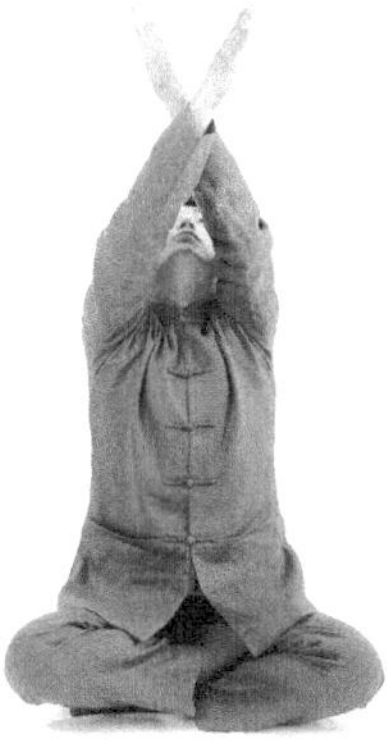

图 7-72 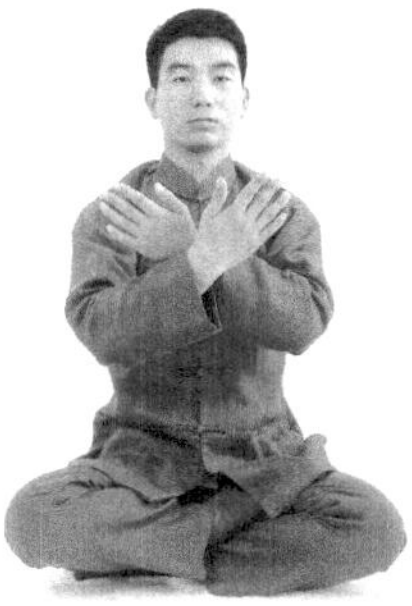　　　　　　　　图 7-73 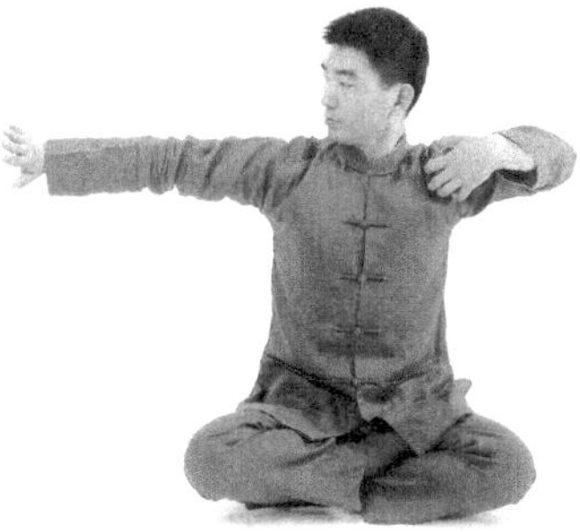　　　　　　　　图 7-74

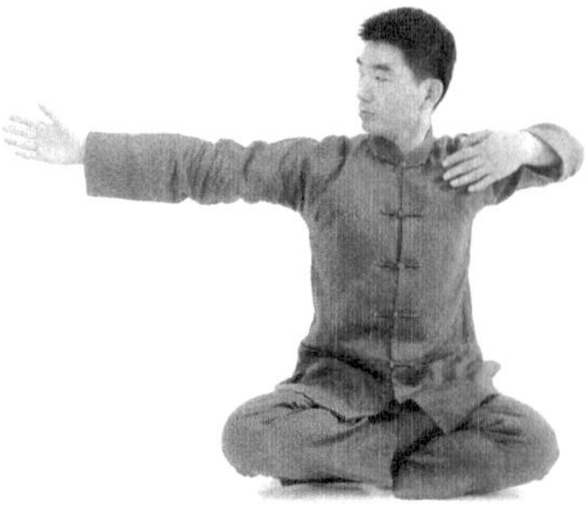

图 7-75 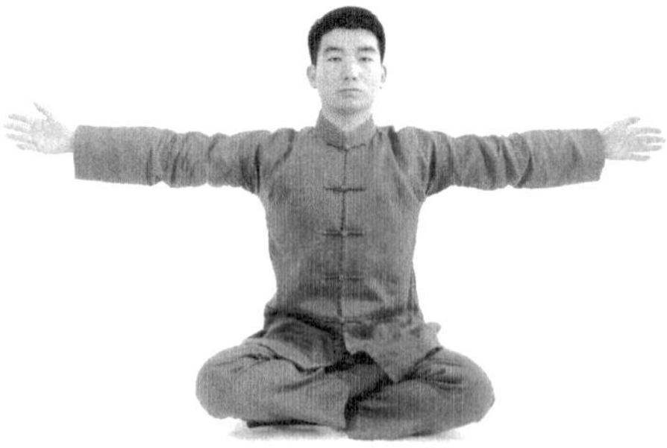　　　　　　　　图 7-76 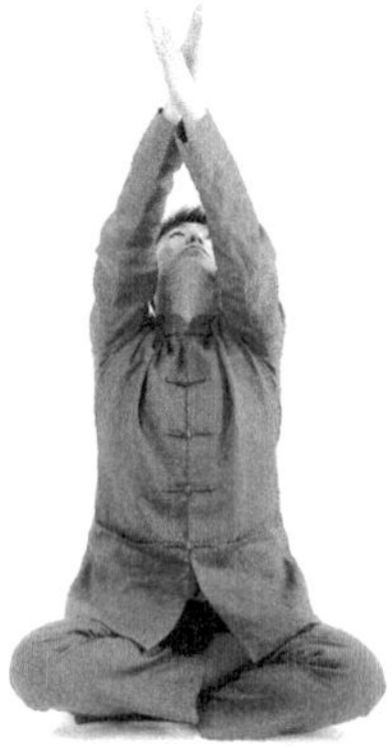　　　　　　　　图 7-77

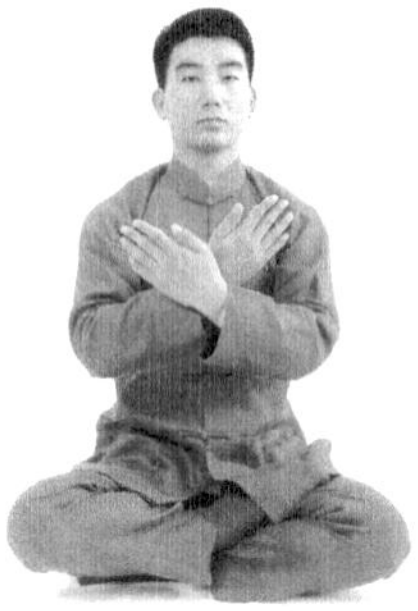

图 7-78 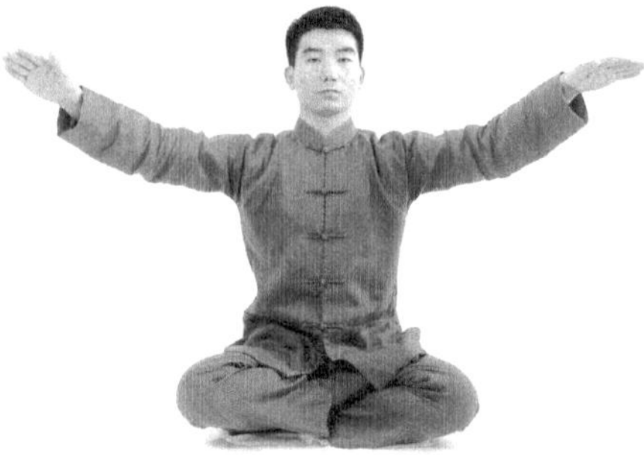　　　　　　　　图 7-79 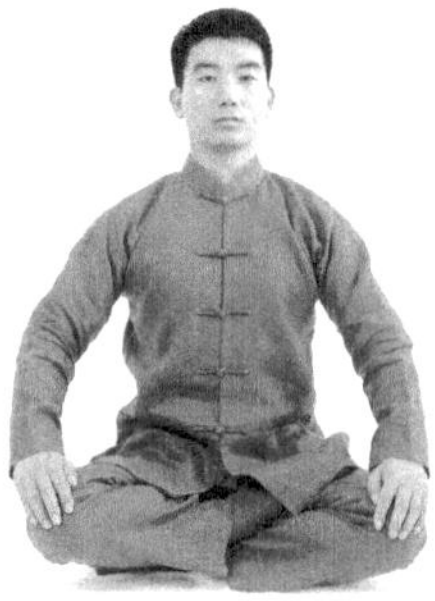　　　　　　　　图 7-80

（二）动作要点

1）两臂在头顶上方，两手手腕交叉，抬头目视两掌时，身体不可后仰。
2）左右开弓时，两臂一屈一伸、一紧一松，箭手掌根与弓手肘尖呈左右对拔拉伸之势。
3）正、反描太极时，内劲要力达十指指尖。
4）左右开弓射箭，身体上、下、左、右对拔拉伸；松紧合度，身形中正。

（三）功理功用

1）改善颈、肩、胸背、手臂等部位的功能及相关疾病与不适。
2）提高双手握力，改善十指末梢循环，疏通手臂三阴经与三阳经脉。
3）疏肝利胆、益气养肺、调畅气血、增强体质。

第六式　谷雨导引术——托掌须弥式

谷雨导引术

（一）导引动作

1）采用盘坐式（散盘、单盘、双盘均可），两手自然覆按于两膝，目视前下方，呼吸调匀，心神安定，全身放松（图7-81）。
2）两臂向右侧抬起，左掌抬置于右乳下约3～5cm，小指一侧轻贴乳下，掌心向上，指尖向右，右臂侧伸，至与肩平，掌心向下，指尖向右；同时头颈右转，目视右手指尖（图7-82）。
3）接上式，左掌内翻，掌心轻贴右乳下方，同时右掌中指带动，立掌成"须弥掌"，掌心向右、指尖向上，意在中指指尖，目视右掌（图7-83）。

4）接上式，右掌掌根远伸并直臂上托至头顶上方，掌心向上，指尖向左，头颈随之左转，目视左侧，动作略停（图7-84）。

5）接上式，左掌外翻成掌心向上，其余动作不变（图7-85）。

6）接上式，右臂向右侧直臂下落至与肩相平，右掌"须弥掌"不变，掌心向右、指尖向上，同时头随之右转，目视右掌（图7-86）。

7）接上式，中指带动，右掌指尖远伸呈掌心向下，指尖向右，其余动作不变（图7-87）。

8）接上式，两臂下落，随之向体前左右45°侧伸，至与肩相平，掌心向下，目视前方（图7-88）。

9）接上式，沉肩坠肘，松腕舒指，两臂下落，两手覆按两膝，目视前下方，呼吸自然，全身放松（图7-89）。

10）两臂向左侧抬起做左侧练习，动作同前，唯左右方向相反（图7-90至图7-96）。

11）如上左右各做一次为一遍，共做三遍。

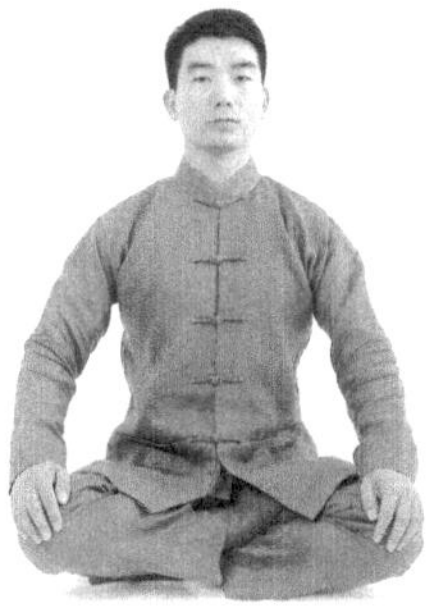

图7-81 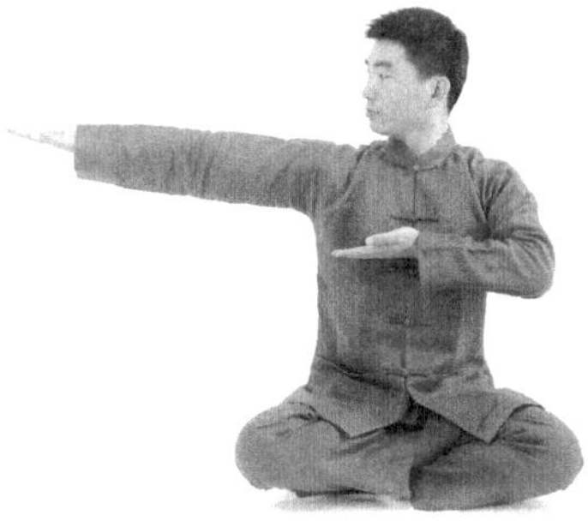　　　　　　图7-82 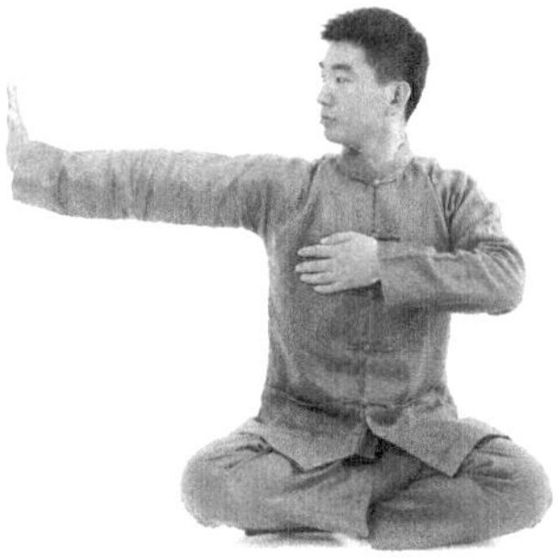　　　　　　图7-83

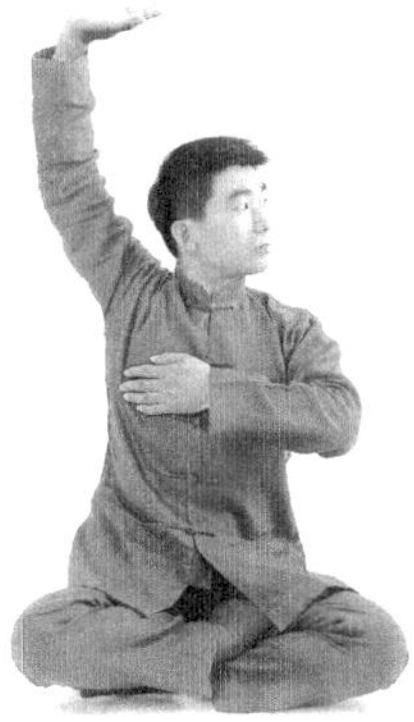

图7-84 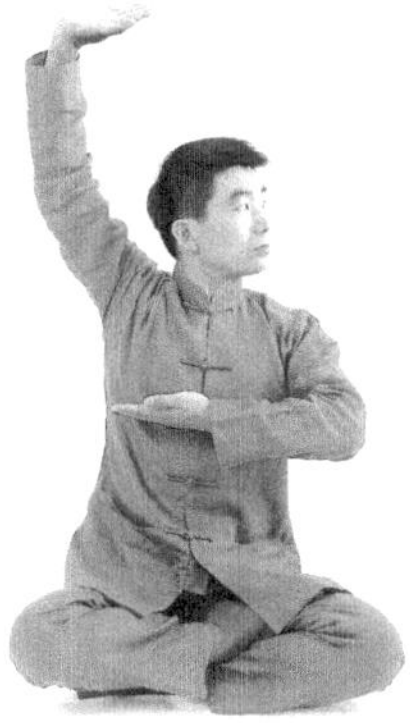　　　　图7-85 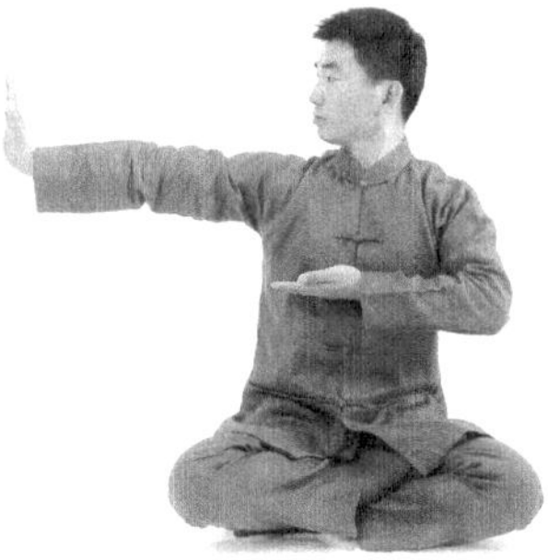　　　　图7-86 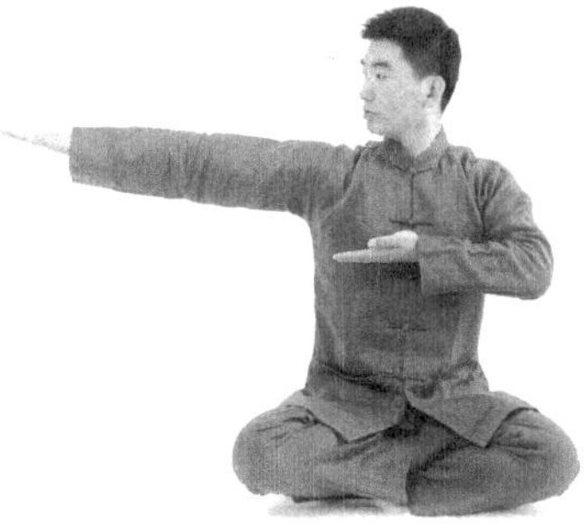　　　　图7-87

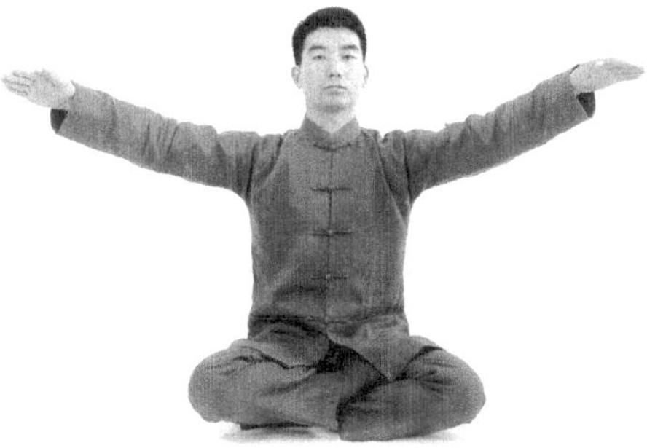

图7-88 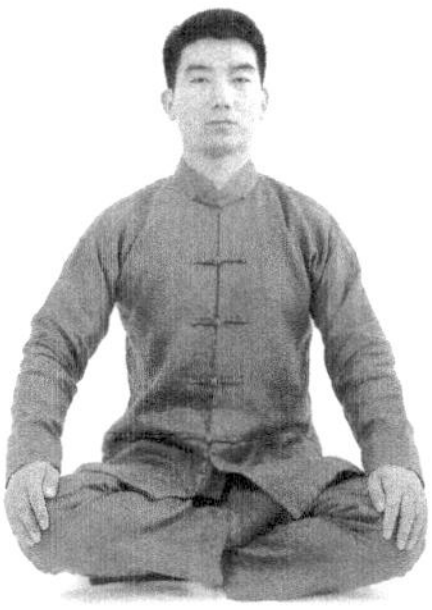　　　　　　图7-89 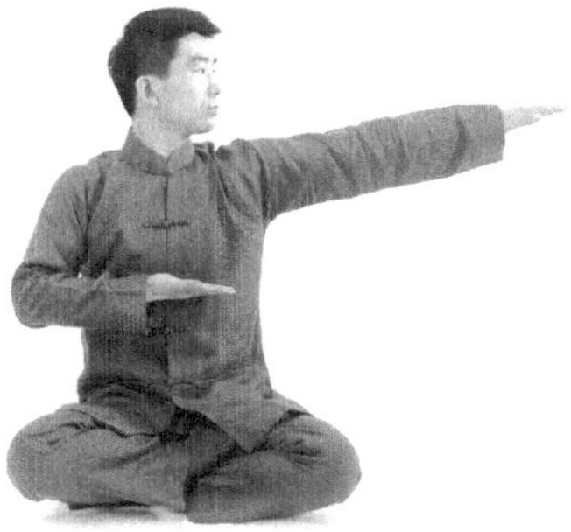　　　　　　图7-90

图 7-91　　　　　　　　图 7-92　　　　　　　　图 7-93

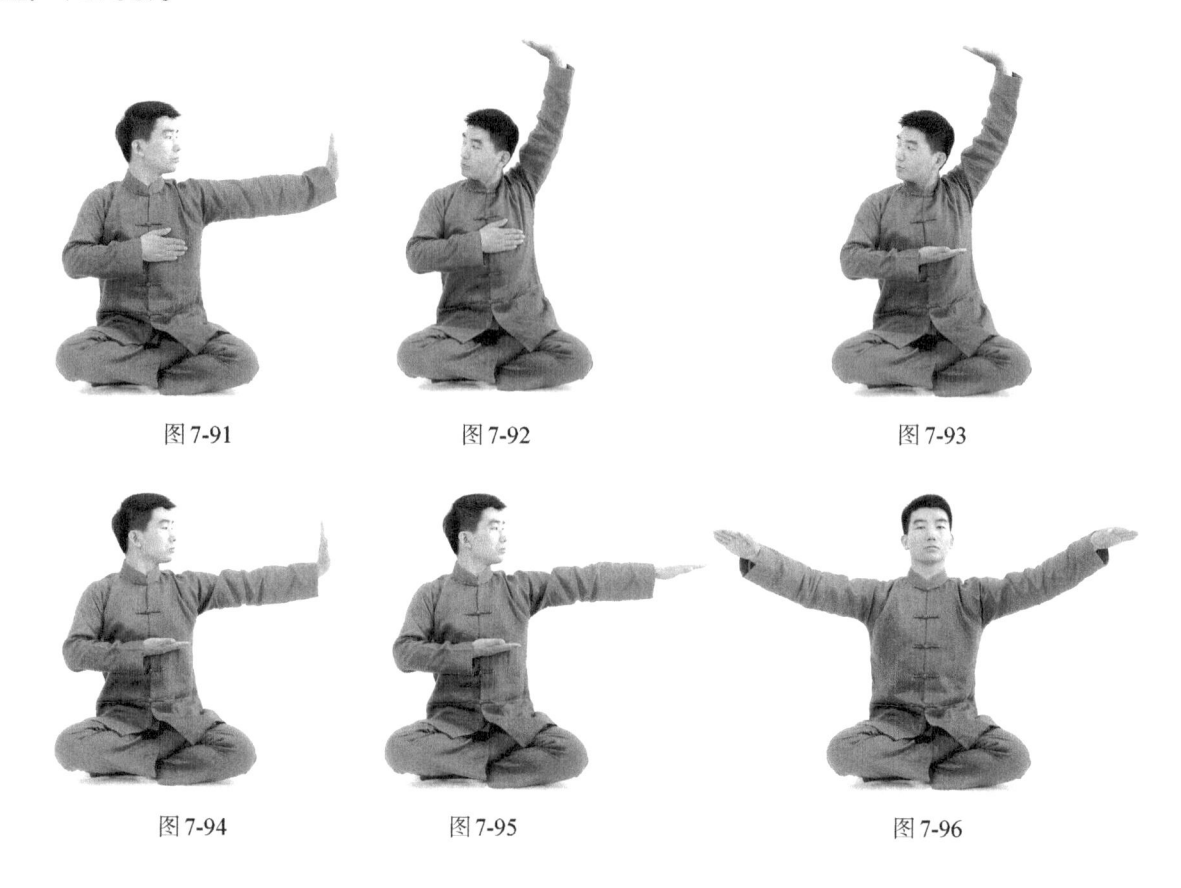

图 7-94　　　　　　　　图 7-95　　　　　　　　图 7-96

（二）动作要点

1）右臂向右侧抬起时，要力达指尖，反之亦然；一掌成"须弥掌"，同时另一掌翻掌轻贴乳下。

2）手臂向上托举时，立掌、托举、转头、伸臂，动作次序分明，不可颠倒。

3）手臂上举到达头顶上方时，向上撑举，力达掌根。

4）手臂下落时，先将贴在乳下的手掌放松，然后再转头、舒腕、伸指、松肩、两臂下落，动作次序分明，不可颠倒。

（三）功理功用

1）手臂的侧伸、须弥掌的运用，可以促进手三阴、三阳经络气脉的交会与流注，有效预防指、腕、臂、肩、颈等各部位的疾患。

2）手臂的上举与头部的转动，可以促进全身气机，尤其是肝、脾之气的提升；手臂的侧伸、下落与头部的转动，则有利于胆、胃之气的通降。

3）手在乳下放松与贴合的动作，有利于调节气机的升降，防止气机上升太过或下降太快，从而起到控制气机的作用。

4）"头为诸阳之会"，是一身阳气最集中的部位，所以头的转动可以影响全身之气的运行。在谷雨导引术中，头的转动有两个作用，头开始转动的时候，是为了加大体内阳气的上升，而当头转到侧面极限时，则起到控制体内真气上升太过的作用。

5）此导引术疏肝利胆、健脾和胃、舒筋活络、调畅气血，对于肝、胆、脾胃，以及妇科、乳房等疾病均有很好的辅助治疗作用。

第二节　夏季导引术

第七式　立夏导引术——足运太极式

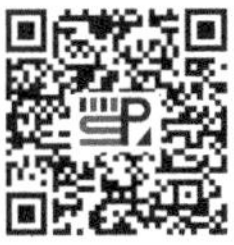

（一）导引动作

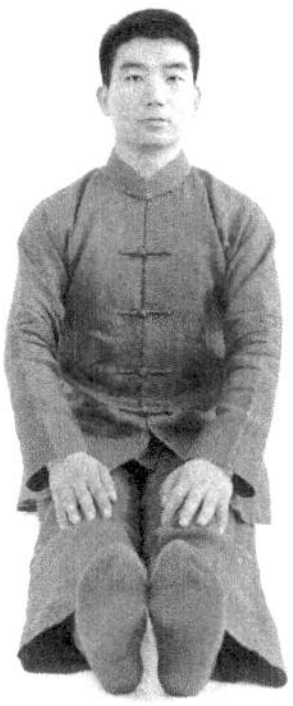

1）正身平坐，两腿前伸，两手自然覆按于两膝，竖脊含胸，目视前下方，呼吸调匀，心神安定，全身放松（图7-97）。

2）右腿屈膝内收，脚掌自然踏地（图7-98）。

3）接上式，左腿屈膝内收，自然盘屈，左足跟靠近会阴部位（图7-99）。

4）接上式，两手十指交叉相握，掌心扶按于右膝膝眼处，目视前方，动作略停（图7-100）。

5）接上式，两手抱膝收至胸前，脚掌离地，同时下颏微收、百会上顶，拔伸脊柱（图7-101）。

6）接上式，右脚尖尽力向上勾，身体其他部位不动，动作略停（图7-102）；脚尖尽力向下伸展，脚背绷直，动作略停（图7-103）；如此重复练习三次。

7）接上式，右脚尖由上向左、下、右、上画圆三次，称为内转太极，然后再反方向画圆三次，称为外转太极（图7-104）。

8）接上式，右脚放松、踏地，然后依次松手、伸左腿、伸右腿、还原平坐、两手覆按两膝，目视前下方，呼吸调匀，全身放松（图7-105至图7-108）。

9）左腿屈膝内收，做左脚的练习，动作同前，唯左右方向相反（图7-109至图7-121）。

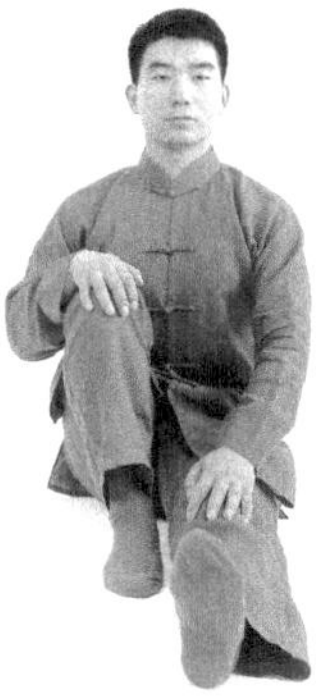

图7-97

图7-98 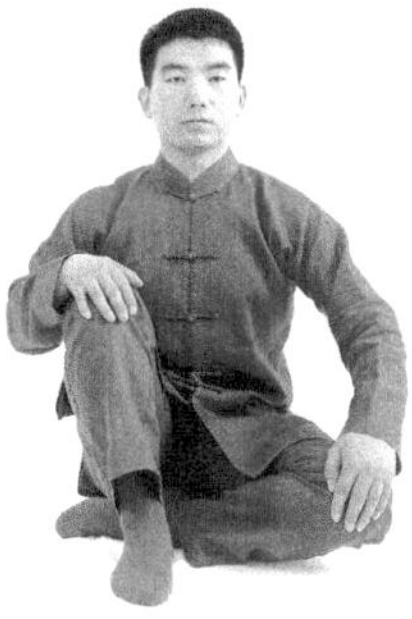　　　　图7-99 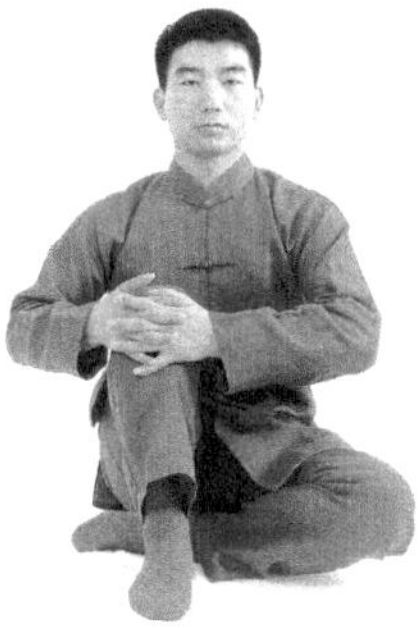　　　　图7-100 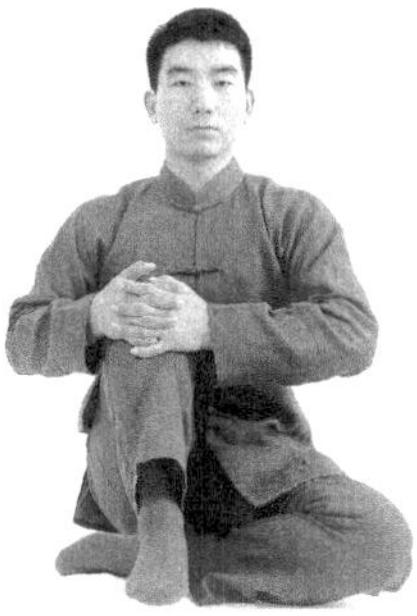　　　　图7-101

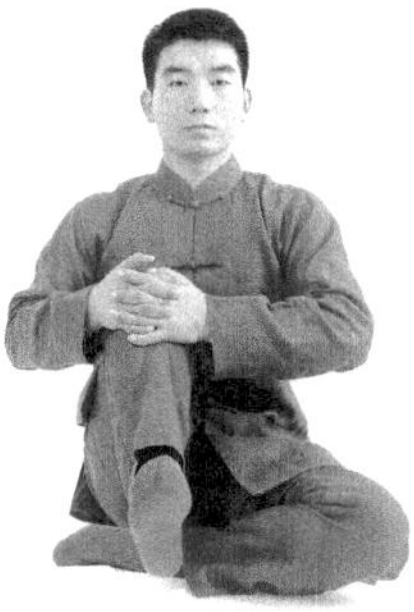

图7-102 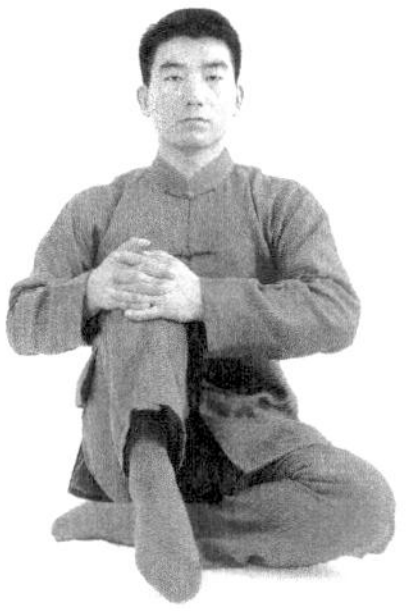　　　　图7-103 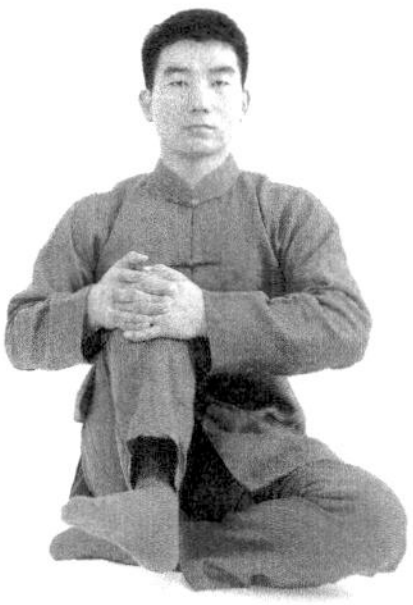　　　　图7-104 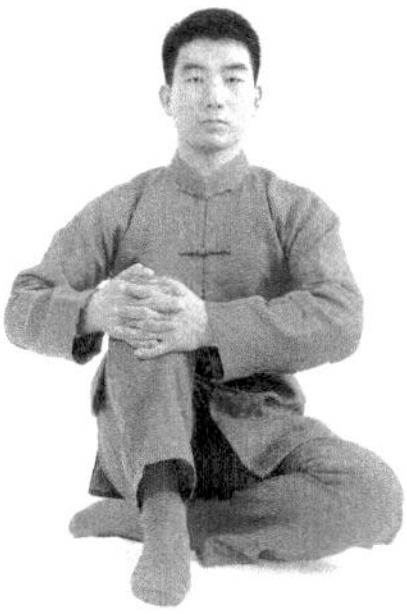　　　　图7-105

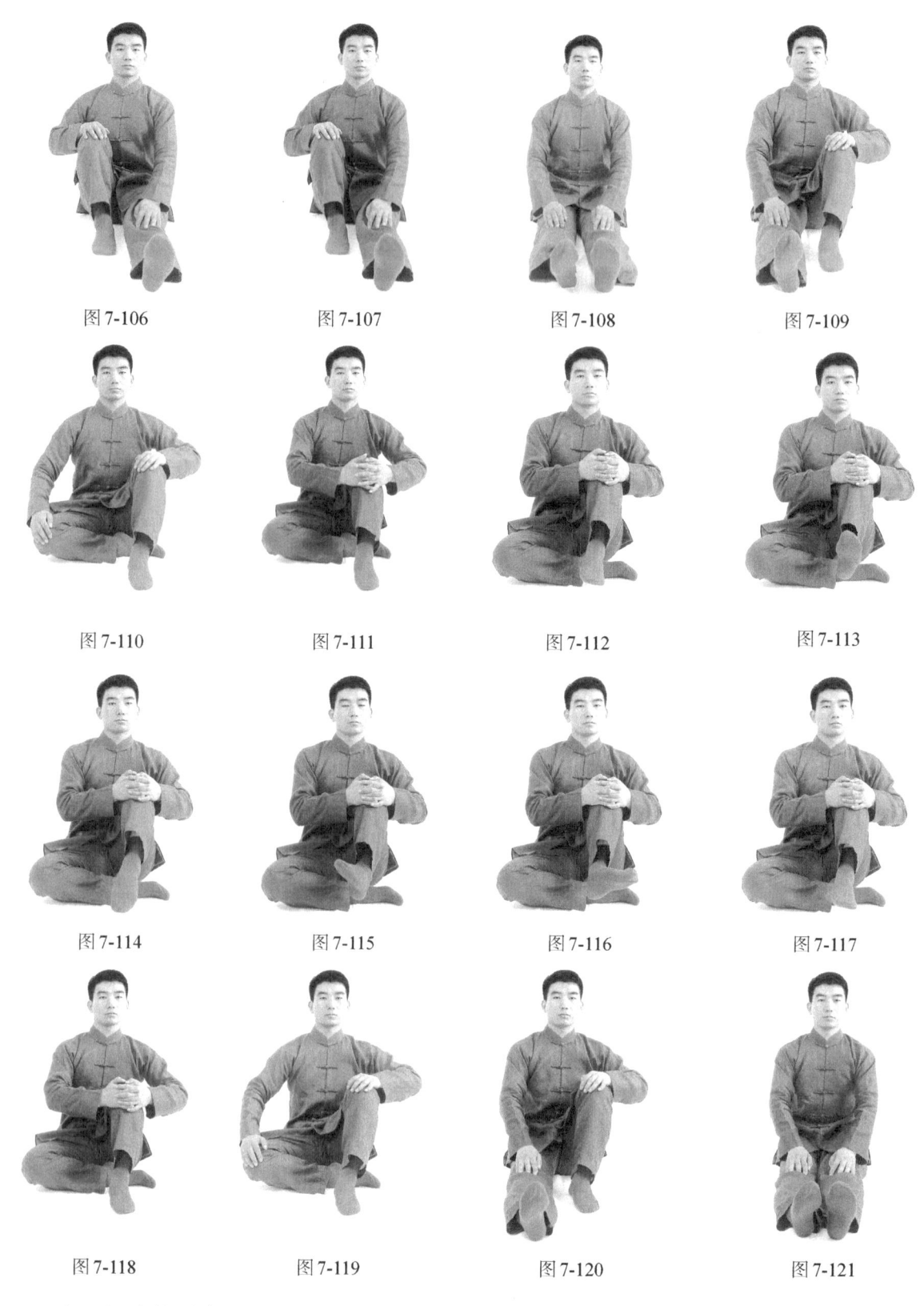

图 7-106　　　　　图 7-107　　　　　图 7-108　　　　　图 7-109

图 7-110　　　　　图 7-111　　　　　图 7-112　　　　　图 7-113

图 7-114　　　　　图 7-115　　　　　图 7-116　　　　　图 7-117

图 7-118　　　　　图 7-119　　　　　图 7-120　　　　　图 7-121

（二）动作要点

1）两手覆膝时，静静体会手的热力向膝关节内部传导的感觉。

2）抱腿、屈膝收至胸前时，身体可以微微后仰以保持平衡，但脊柱始终要保持拔伸的状态。

3）脚尖向上勾时，体会膝眼及小腿后侧、足跟等部位拉伸的感觉。

4）脚尖向下伸展时，体会膝眼及小腿前侧、足背伸展的感觉。

5）做内转太极、外转太极时，体会膝眼及脚踝、脚趾伸展的感觉。

6）两手十指交叉、掌心贴于两膝眼上。在做脚的动作过程中，两掌可以感受到腿膝部相关部位的运动，同时也可以感受到两掌之热力向腿膝深处传导的感觉。

7）练习过程中，除手、足之外，身体其他部位尽量放松，只有在尽可能放松的状态下，才可以逐渐达到动作的最大幅度，体会在"伸展中放松，在放松中伸展"。

（三）功理功用

1）两手交叉，掌心覆按膝盖，使热量向膝关节内部渗透，可防治膝关节疼痛等疾患。

2）脚的勾伸、画圆的练习，可使脚踝关节得到充分锻炼，有效解除小腿疲劳等症状。

3）脚尖是足三阴经、三阳经交会之处，脚踝部位又是奇经八脉中阴维脉、阳维脉、阴跷脉、阳跷脉的起始之处。通过脚尖的勾伸、画圆等动作，可以使小腿、脚踝、脚趾等部位得到充分的锻炼，从而有效调节相关经脉及全身气血的运行变化。

第八式　小满导引术——单臂托举式

小满导引术

（一）导引动作

1）采用盘坐式（散盘、单盘、双盘均可），两手自然覆按于两膝，目视前下方，呼吸调匀，心神安定，全身放松（图7-122）。

2）两臂内旋，两掌内转，指尖向内，两肩松沉，肩胛骨打开，臂肘撑圆（图7-123）。

3）接上式，右掌经体前向上穿掌，至头顶上方，再转掌向上托举，掌心向上，指尖朝左，身体其他部位不动，目视前方，动作略停（图7-124、图7-125）。

4）接上式，右臂松肩、坠肘、旋臂、转掌，臂掌经体前下落，右掌还原，扶按右膝，目视前下方，动作略停（图7-126、图7-127）。

5）接上式，左掌经体前向上穿掌，托举，动作同前，唯左右方向相反（图7-128至图7-131）。

6）如上左右各做一次为一遍，共做三遍（图7-132至图7-135）。

7）接上式，两臂向体前左右45°侧伸，至与肩相平，掌心向下，目视前方（图7-136）。

8）接上式，沉肩坠肘，松腕舒指，两臂下落，两手覆按两膝，目视前下方，呼吸自然，全身放松（图7-137）。

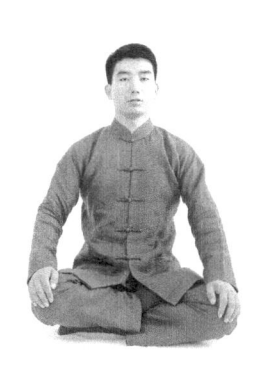

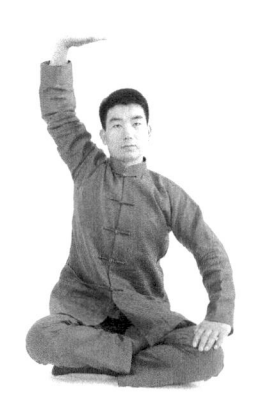

图7-122　　　　　图7-123　　　　　图7-124　　　　　图7-125

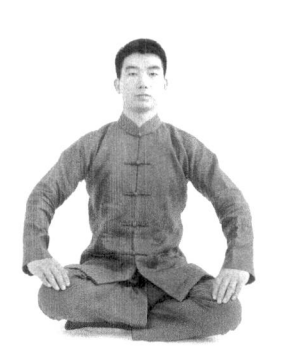

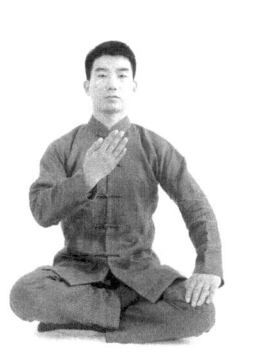

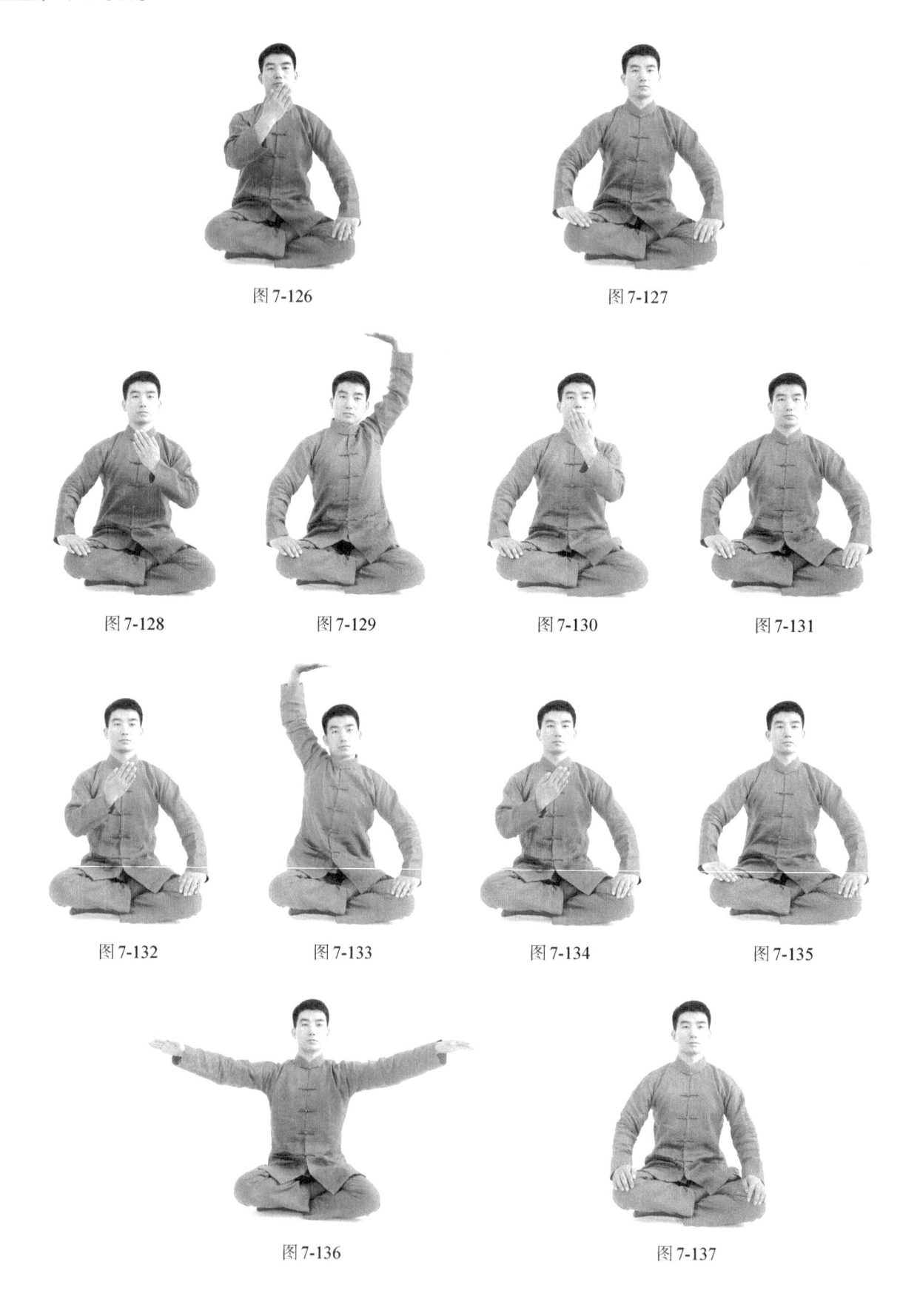

图 7-126　　　　　　　　　　　图 7-127

图 7-128　　　图 7-129　　　图 7-130　　　图 7-131

图 7-132　　　图 7-133　　　图 7-134　　　图 7-135

图 7-136　　　　　　　　　　　图 7-137

（二）动作要点

1）两手扶按两膝时，百会上顶，全身上下左右对拔拉伸，身体上、下、左、右，四面用力、身形中正。并且在整个小满导引术中始终保持这种状态。

2）右掌上穿、转掌、托举，并肩胛略向外展，与左掌掌根遥相呼应，动作要节节贯穿、连绵不断，并带动脊柱及整个身体上下拔伸、左右对拉，反之亦然。

3）右掌下落顺原路返回，从肩胛骨开始，肩、肘、腕、掌，逐节放松、还原、扶按膝盖，回到全身上下左右对拔拉伸之势。

4）整个导引术的关键部位在两肩胛骨，动作过程是肩胛骨的两次"开阖"运动，只有这个"根"动了，才能使内气顺利运达于手指末端。

（三）功理功用

1）本式导引术的动作，可以锻炼气脉的升降开阖，疏通任督二脉，有效防治背部以及肩、肘、腕部关节等疾病。

2）通过上肢的上托下按、对拔拉伸，可以起到抻拉两胁、疏肝利胆及调脾和胃、增强中焦脾胃运化功能的作用。

3）小满导引术中，上下、左右、正斜皆对称的练习，正好与脾气相通，故长练本势可以起到健脾和胃，调养心、肾、肝、肺的作用。

4）小满导引法，不仅仅是升降的动作练习，更重要的是在升降之后，还有一个开阖的动作，且开阖的关键点和根结就在比较细腻的肩胛骨开阖上，须慢慢体会才能感受到它的微妙变化。

第九式　芒种导引术——掌托天门式

（一）导引动作

1）两脚并拢，自然站立，两臂自然下垂，头正颈直、竖脊含胸，目视前方，呼吸调匀，心神安定，全身放松（图7-138）。

2）左脚向左侧开步，两脚距离略宽于肩，两脚平行，脚尖向前，同时中指带动两臂侧伸至与肩平，掌心向下（图7-139）。

3）接上式，十指指尖向远、向上伸展，顺势屈腕、立掌，指尖向上，掌心向外（图7-140）。

4）接上式，掌根远伸并带动两掌向上托举至头顶上方，掌心向上，指尖相对，同时百会上顶，脚跟上提、脚尖下踩，目视前下方，动作略停（图7-141）。

5）接上式，两脚跟下落，两脚踏平，同时两掌继续上撑，动作略停。

6）接上式，两臂外旋，两掌转成指尖向后、掌心向上，同时仰头、舒胸，目视上方，动作略停（图7-142）。

7）接上式，两掌带动两臂向左右伸展下落至于肩平，掌心向外，同时头颈还原，目视前方（图7-143）。

8）接上式，两臂下落，还原体侧，同时左脚收回，并步站立，目视前方，呼吸调匀，心静体松（图7-144）。

9）接上式，开右步进行对侧练习，动作同前，唯左右方向相反。

10）如上左右各做一次为一遍，共做三遍。

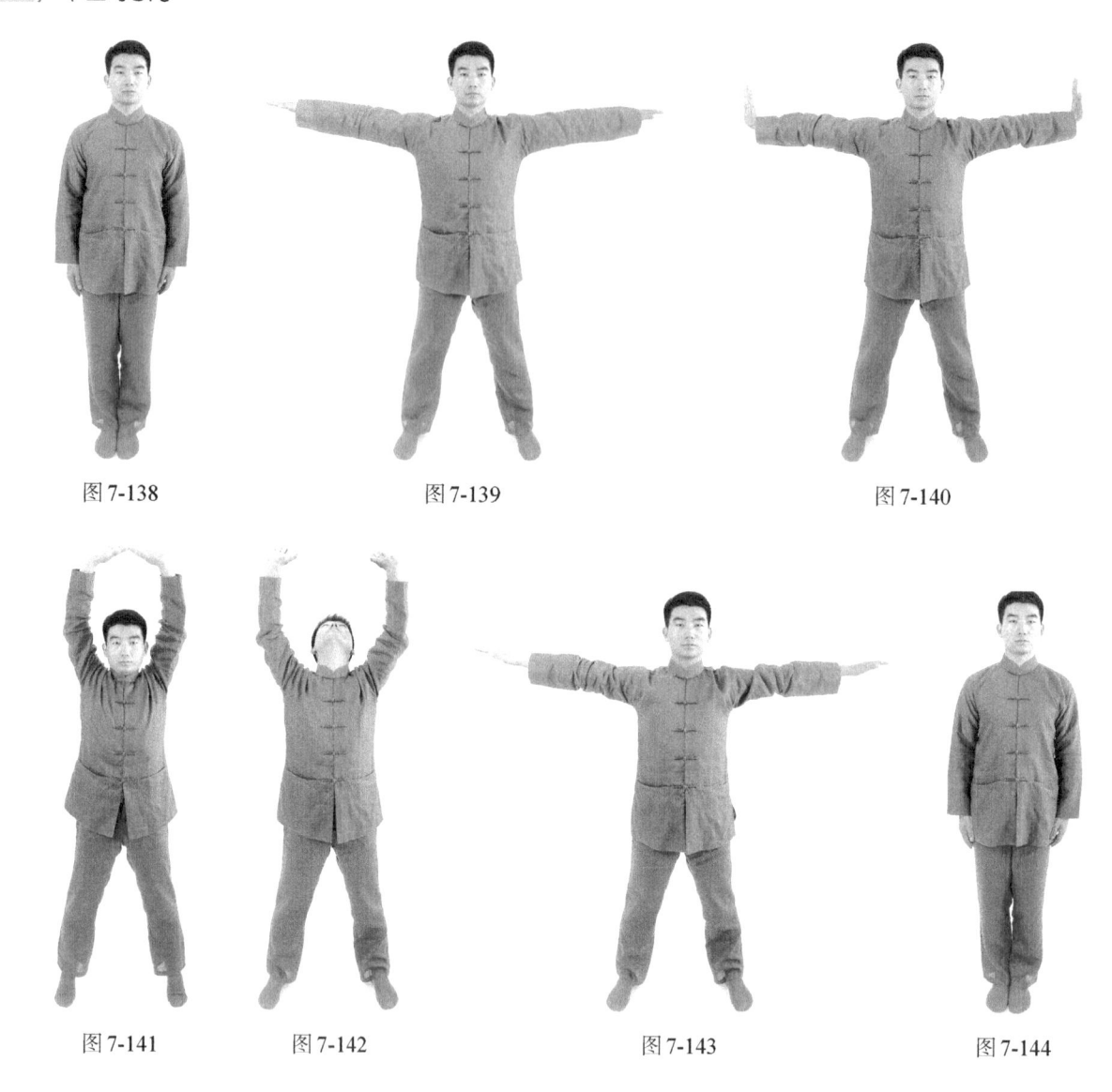

图 7-138　　　　　　　图 7-139　　　　　　　图 7-140

图 7-141　　　　图 7-142　　　　图 7-143　　　　图 7-144

（二）动作要点

1）动作开始时，开步与中指带动两臂侧伸同时进行，随后伸膝伸臂。

2）由两中指带动十指向远、向上伸展，顺势屈腕、立掌，立掌后手腕和手臂不能放松，两掌掌根要尽力向两侧撑，同时肩胛骨要尽力向左右两侧打开。

3）两掌向上托举的过程中，只有肩的动作，肘、腕保持不动，手臂不可弯曲。

4）提脚跟的动作，要与两臂向上托举的动作配合，提脚跟是通过踩脚尖来完成的，身体上下拔伸，形成一个整体。

5）落脚跟的同时，两掌要用力向上托举，两掌上托与两脚下踩，进一步加大对拔拉伸。

6）此动作的关键是两掌转指尖向后，同时仰头，目视上方，身体突然放松。

（三）功理功用

1）中指带动两臂侧起，有利于体内之气拔升，且能迅速布满两掌、两臂。立掌及两掌托举的动作，不仅可使两掌、两臂气血充盈，还能起到控制气血的作用。

2）两掌上托能达到举臂、提气、伸胁、壮气的作用。

3）通过上肢撑举和下肢提踵的动作导引，可调理上、中、下三焦之气，并将三焦及手足三阴五脏之气全部发动。

4）增强腰腿力量及身体的平衡能力，有效防治颈肩、腰腿、胁肋等部位的疾患。

5）发动全身真气，以灌溉五脏，布精四肢，充实营卫，养肺、补心、益肾，调畅肝胆、调理三焦、健脾和胃。

第十式　夏至导引术——手足争力式

夏至导引术1　夏至导引术2

（一）导引动作

1）正身平坐，两腿前伸，两手自然覆按于两膝，竖脊含胸，目视前下方，呼吸调匀，心神安定，全身放松（图7-145）。

2）右腿屈膝内收，脚掌自然踏地（图7-146）。

3）两手十指交叉相握，右脚踏在两掌中间（图7-147）。

4）接上式，右腿用力，右足向前、向上蹬出（图7-148），同时臂掌用力内拉以阻止右足前蹬，动作至最大幅度，略停；然后两臂用力将右足拉回胸前，同时右腿用力前蹬以阻止拉回，动作到位，略停（图7-149）。如此重复练习3次。

5）接上式，两手松开，右脚放松、踏地，然后右腿伸直，还原成正身平坐的姿势，呼吸调匀，全身放松（图7-150、图7-151）。

6）接上式，左腿屈膝内收，进行对侧的练习，动作同前，唯左右方向相反（图7-152至图7-157）。

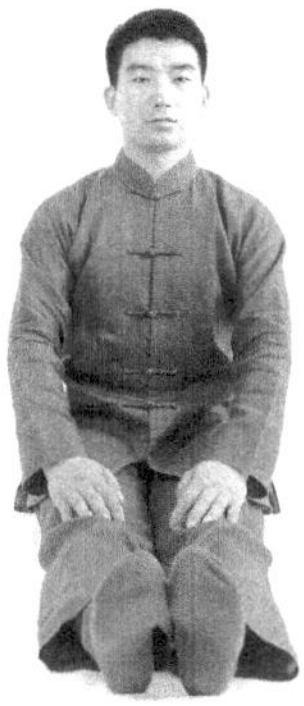

图7-145 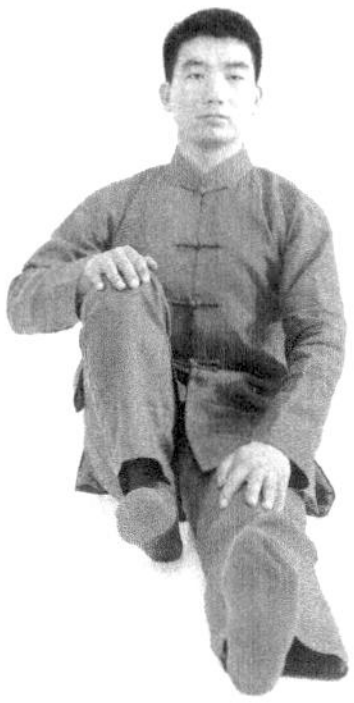　　　　图7-146 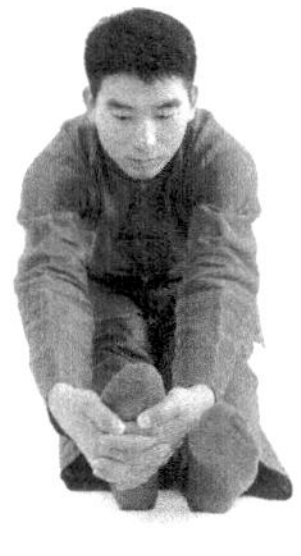　　　　图7-147

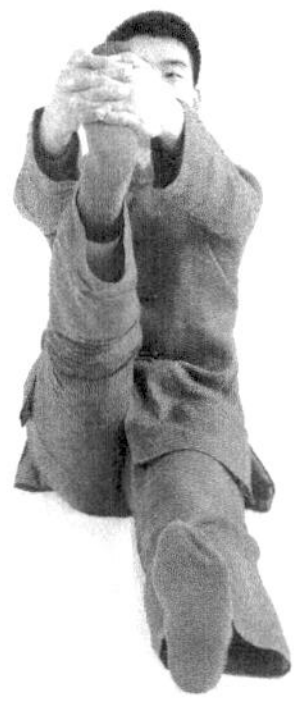

图7-148 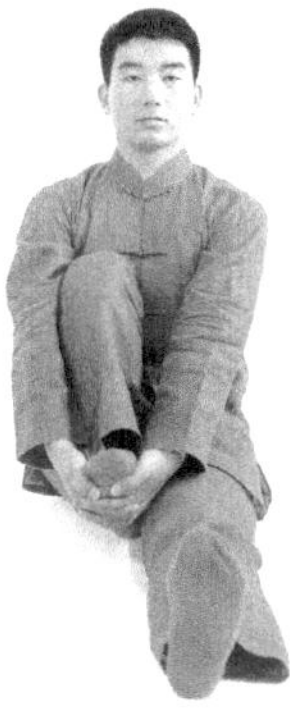　　　图7-149 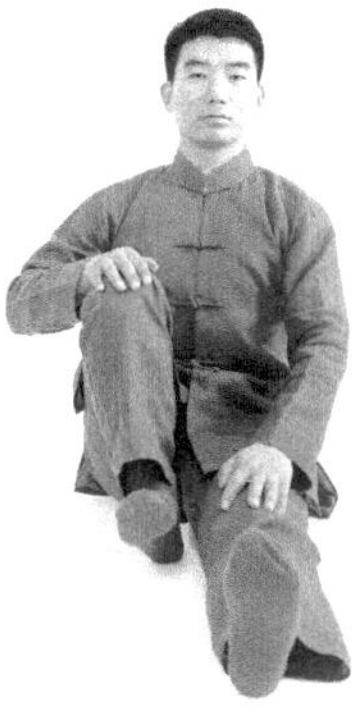　　　图7-150 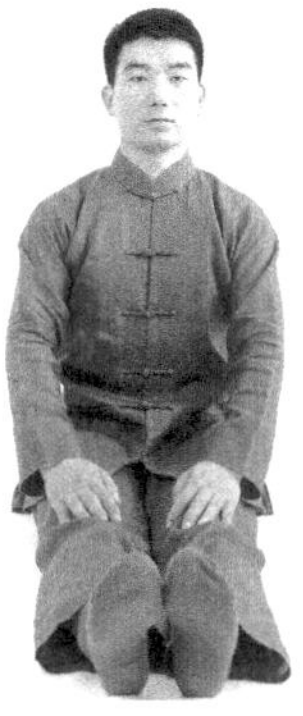　　　图7-151

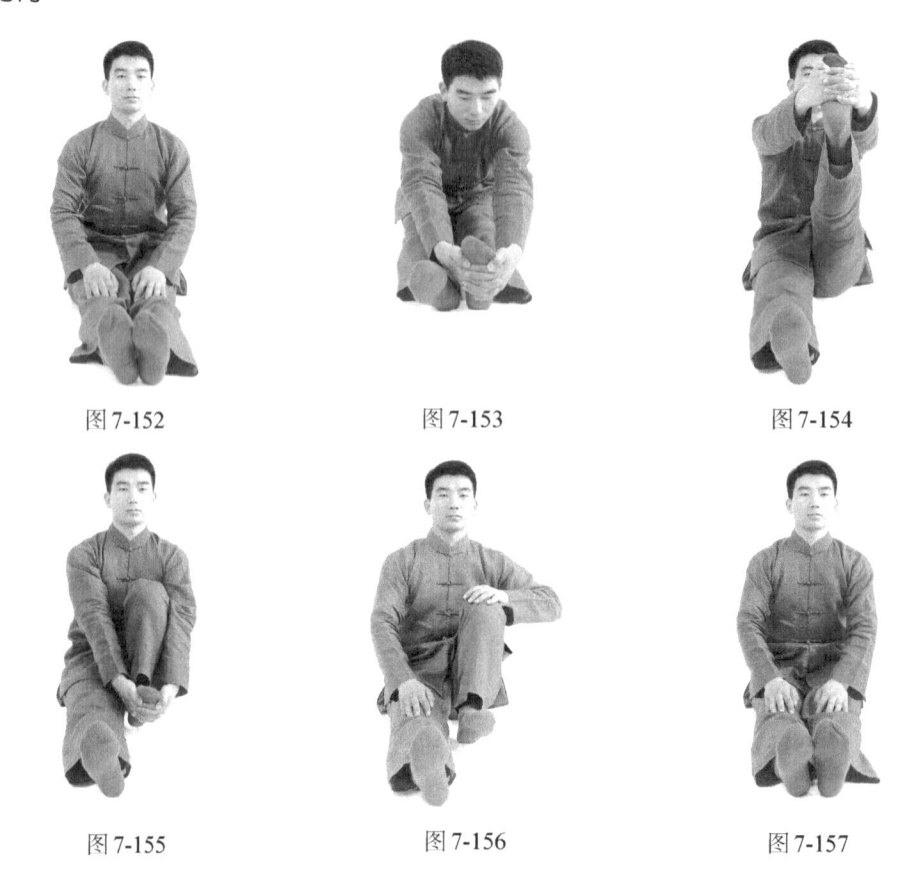

图 7-152　　　　　　　　图 7-153　　　　　　　　图 7-154

图 7-155　　　　　　　　图 7-156　　　　　　　　图 7-157

（二）动作要点

1）两手按膝时，静静体会手的热力向膝关节内部传导的感觉。

2）腿向前蹬出时，两手用力阻止腿伸出；两手将脚拉回时，腿部向前用力阻止收回。两掌抱脚用力向前蹬出及抱脚用力内收屈腿时，手臂和腿的用力方向相反，形成矛盾力，但身体其他的部位要尽量放松，体会"尽可能用最小的力量完成最大的动作"。

3）蹬腿时不要强求蹬直，关键在于腿和臂反方向用力的练习，也就是放松、收紧，收紧、放松的交替练习，并在练习中体会争力的感觉。

（三）功理功用

1）预防腕、膝关节疼痛和腰背疼痛等疾病。

2）本导引术，通过手足握摄、屈伸争力的练习，有助于心肾相交、水火既济、调心补肾。

3）通过腿的伸屈及手腿的争力练习，能有效促进手足少阳、少阴经气血的流注，使全身气脉得到锻炼。

第十一式　小暑导引术——翘足舒筋式

（一）导引动作

1）正身跪坐，两手自然放于两腿上，头正颈直，竖脊含胸，目视前下方，呼吸调匀，心神安定，全身放松（图 7-158）。

2）下巴内收、百会上顶，带动身体向上立起，呈跪立姿势，目视前方（图 7-159）。

3）接上式，两脚尖向内勾回，脚尖着地。重心移向左腿，提右腿带动右脚向前踏地，小腿约与地面垂直（图7-160）。

4）接上式，重心后移，臀部坐于左脚跟上，同时两手下落于身体两侧，十指拄地（图7-161）。

5）接上式，提右腿，右脚向前缓缓踢出，脚尖绷直（图7-162）。

6）接上式，右脚尖内勾，动作略停（图7-163）。

7）右脚尖前伸，脚背绷直，动作略停（图7-164），如此重复练习三次。

8）接上式，收右腿，右脚踏地（图7-165）。

9）接上式，起身直立，两臂自然垂于体侧，左脚尖放平，右腿收回，呈跪立的姿势（图7-166、图7-167）。

10）接上式，重心后移，臀部坐于两脚跟，正身跪坐，两手自然下垂，目视前下方，呼吸调匀，心神安定，全身放松（图7-168）。

11）进行对侧练习，动作同前，唯左右方向相反（图7-169至图7-178）。

12）如上左右各做一次为一遍，共做三遍。

图7-158　　　　图7-159　　　　图7-160　　　　图7-161

图7-162　　　　图7-163　　　　图7-164　　　　图7-165

图7-166　　　　图7-167　　　　图7-168

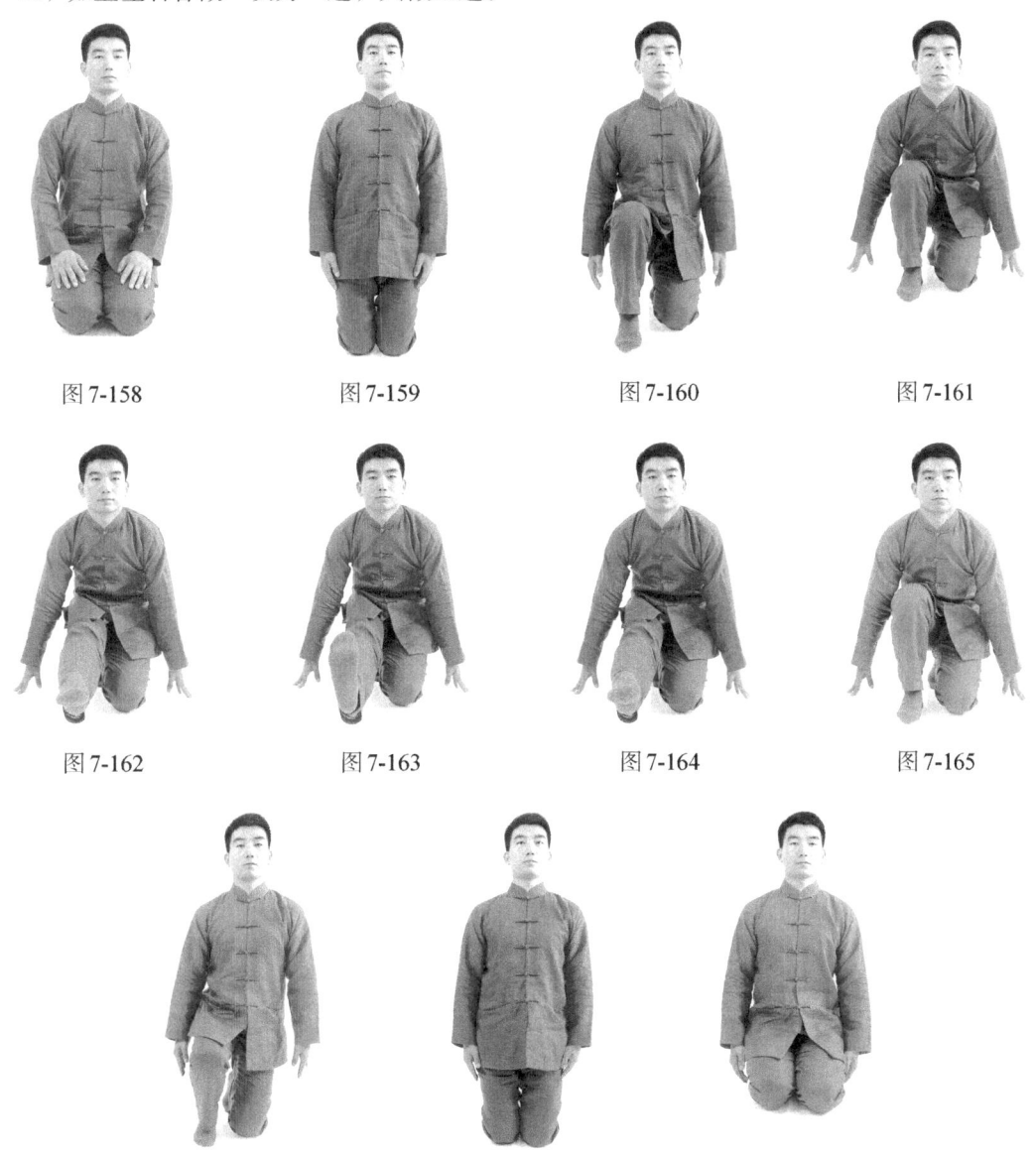

图 7-169　　　　　图 7-170　　　　　图 7-171　　　　　图 7-172

图 7-173　　　　　图 7-174　　　　　图 7-175　　　　　图 7-176

图 7-177　　　　　图 7-178

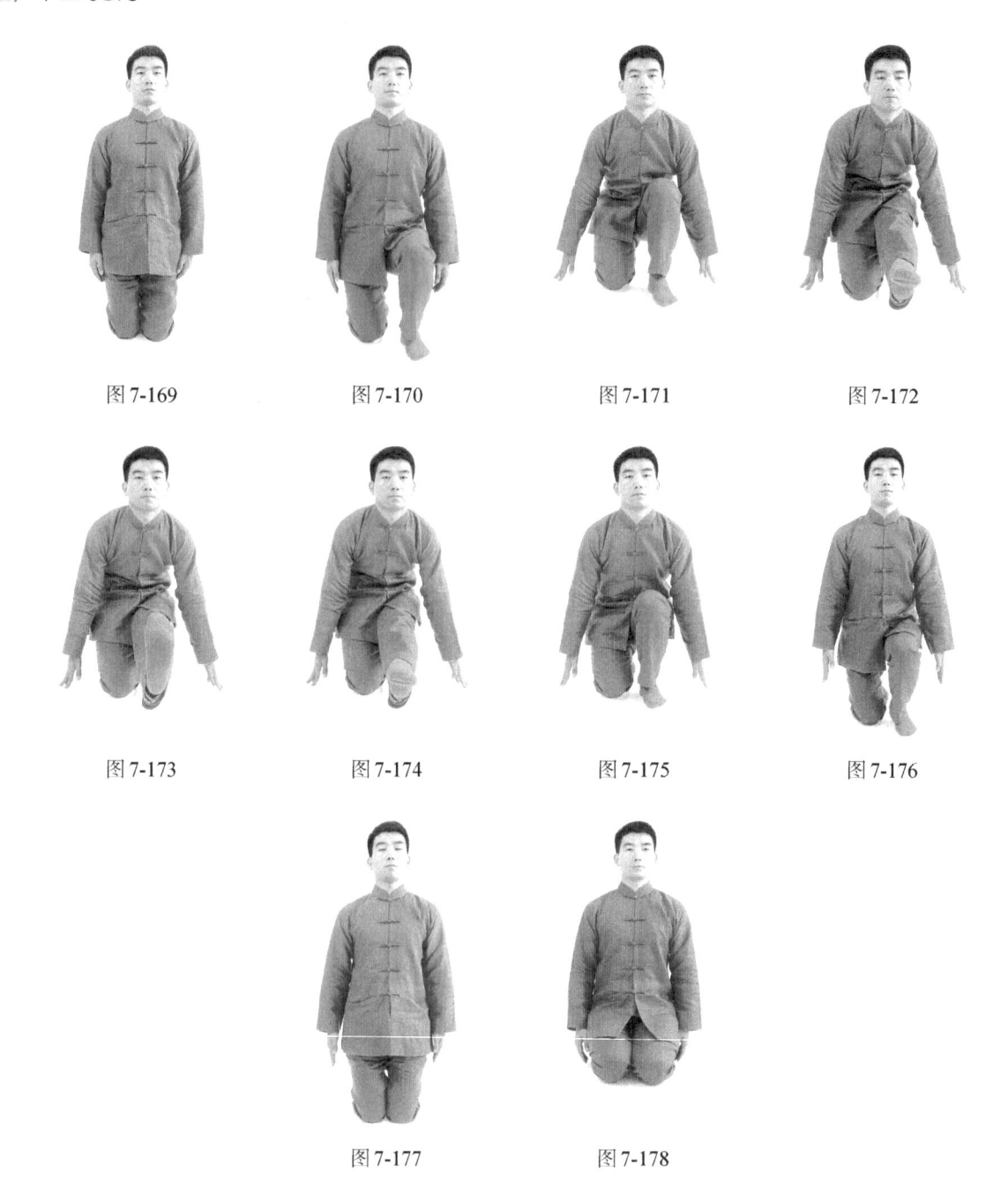

（二）动作要点

1）后移重心，臀部尽量坐于足跟，十指拄地起辅助支撑作用。

2）脚向前踢出时，腿伸直，脚背绷直，拉伸腿的前侧；勾脚尖时，脚跟前伸，拉伸腿的后侧；勾、伸脚尖的动作，速度要慢，到位略停，力贯脚尖。

3）身体立起时要百会上顶，引领全身，节节拔升；身体下坐时，百会保持上顶，尾闾引领，节节下落；整个动作过程，顶劲不丢。

（三）功理功用

1）脚尖的勾、伸，可以促进足三阴、足三阳经脉的运行，舒筋活络，增强腿部肌肉、筋骨的力量，提高身体平衡能力。

2）有效改善大脑神经和人体心肺系统功能，协调各系统器官的正常活动，促进血液循环及消化功能。

3）疏通腿部经脉气血，尤其是肝、脾、肾、膀胱的经脉。有效防止腿、脚部位关节病变。

第十二式　大暑导引术——踞地虎视式

（一）导引动作

1）采用盘坐式（散盘、单盘、双盘均可），两手自然覆按于两膝，目视前下方，呼吸调匀，心神安定，全身放松（图7-179）。

2）两臂侧伸至掌心约与肚脐同高，小指在上，拇指在下，掌心向后，目视前方（图7-180）。

3）接上式，两臂向体前划弧，同时两手由指尖开始缓缓卷握成拳，上身前俯，两拳拄地，两臂平行，与肩等宽，虚领顶劲，腰背伸平（图7-181）。

4）接上式，下颌向前、向上抬起，尽量伸展腰部，眼睛睁大，目视前上方，动作略停（图7-182）。

5）接上式，头、尾向左转动，意念放在尾闾，动作略停（图7-183）。

6）接上式，头、尾转回，目视前上方，动作略停（图7-184）。

7）接上式，头、尾向右转动，意念放在尾闾，动作略停（图7-185）。

8）接上式，头、尾转回，目视前上方，动作略停（图7-186）。

9）重复动作5）至动作8），左右各做一次为一遍，共做三遍。

10）接上式，下颌收回，虚领顶劲，腰背伸平（图7-187）。

11）接上式，上身直起，两拳离地，由拳变掌，两臂向体前左右45°侧伸，至与肩相平，掌心向下，目视前方（图7-188）。

12）接上式，沉肩坠肘，两臂下落，松腕舒指，两手覆按两膝，目视前下方，呼吸自然，全身放松（图7-189）。

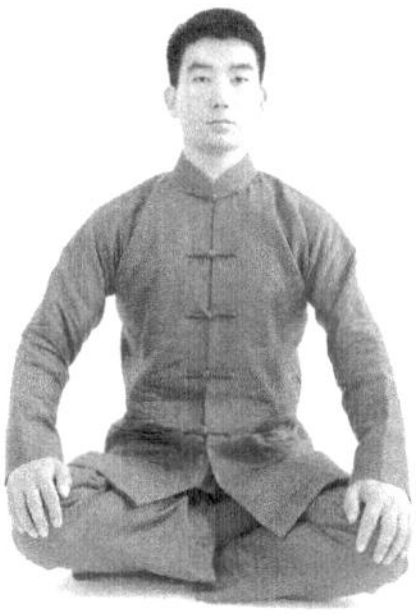

图7-179

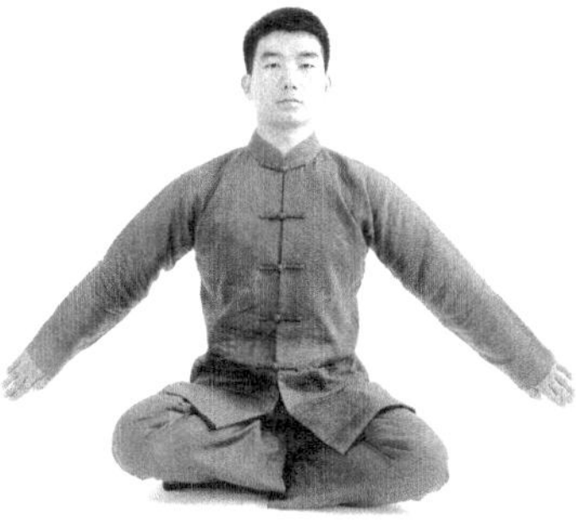

图7-180 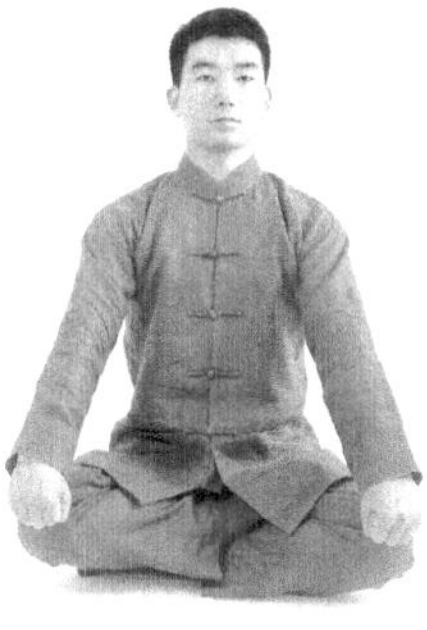　　　　图7-181 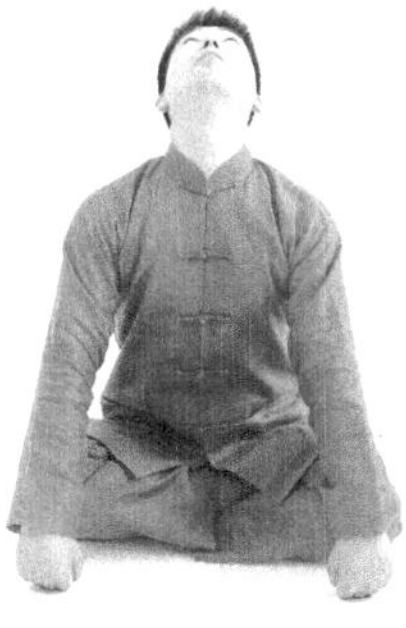　　　　图7-182

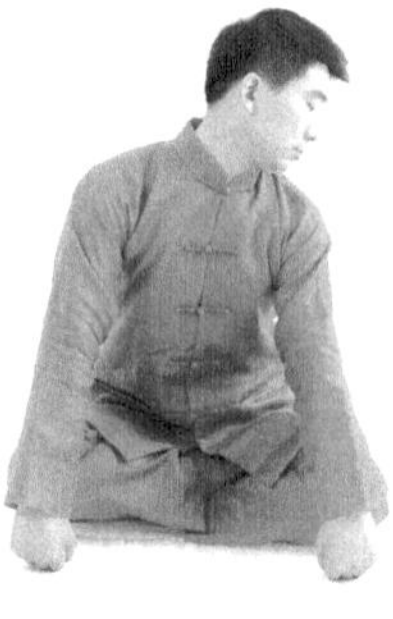

图 7-183 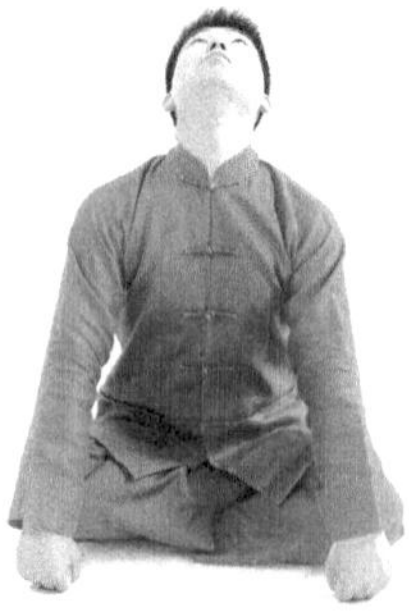　　　　图 7-184 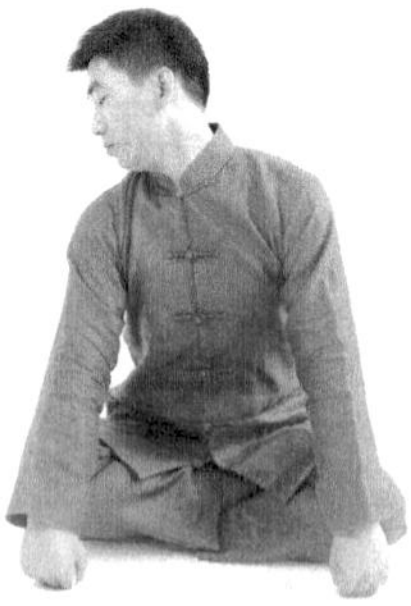　　　　图 7-185 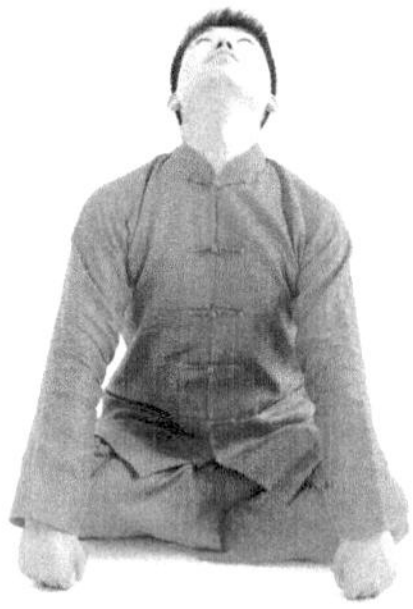　　　　图 7-186

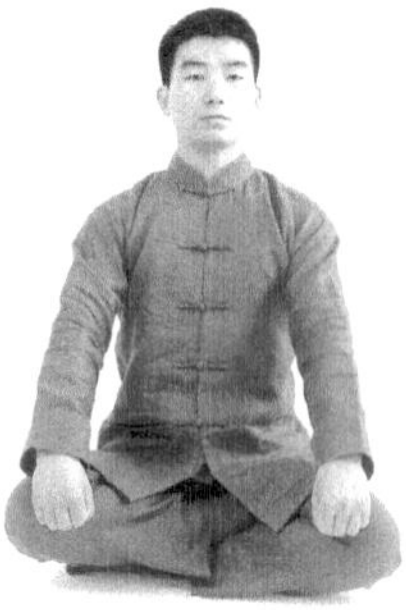

图 7-187 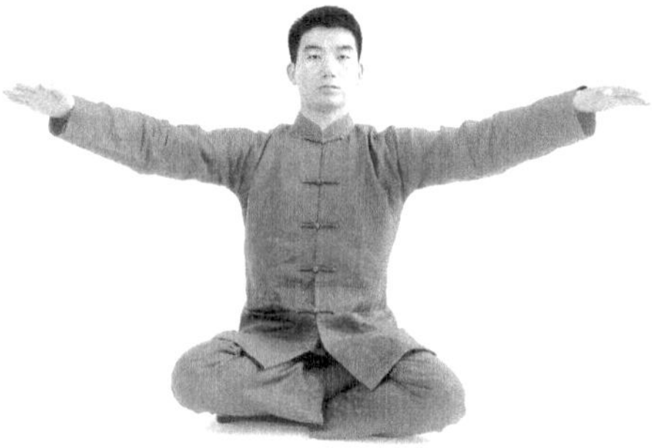　　　　　　　图 7-188 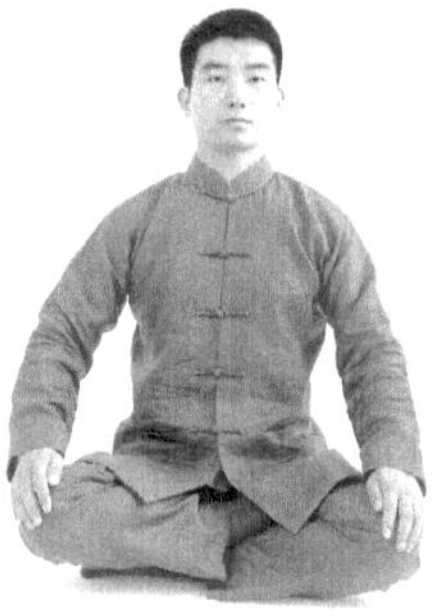　　　　　　　图 7-189

（二）动作要点

1）拳面拄地不可用力，同时注意保持腰背拔伸。
2）抬头伸腰时要尽可能使下颏向前、向上伸展，与尾闾对拔拉伸。
3）头向左右转动时，应尽力保持下颏与尾闾的对拔拉伸，同时头和尾闾同时向左或向右摆动。
4）头向左右转动时，动作幅度要大，速度要慢。
5）练习结束后，仔细体会全身，尤其是整个脊柱放松的感觉。

（三）功理功用

1）此导引术动作可以伸展胸腹、拔伸背脊，有效矫正脊柱变形，防治颈椎、腰椎疾患。
2）大暑导引术通过昂头伸腰、摇头摆尾的动作练习，使颈、腰、胸、背及整个脊柱得到充分的伸展，使任督二脉气血调畅，促进全身阴阳气血平衡，并具有强壮脏腑、补肾养心、促进脾胃消化功能的作用。

立秋导引术1　立秋导引术2

第三节　秋季导引术

第十三式　立秋导引术——缩身拱背式

（一）导引动作

1）正身跪坐，两手自然放于两腿上，头正颈直，竖脊含胸，目视前下方，呼吸调匀，心神安定，全身放松（图 7-190）。

2）两臂前伸、俯身、伸脊，两掌触地，再向前尽力伸展（图7-191）。

3）接上式，身体重心前移，两臂、两大腿支撑身体，并与地面垂直，头至尾闾伸平成一条直线（图7-192）。

4）接上式，缩身拱背，脊柱及腰背尽量向上拱起，同时收腹凹胸，头及尾闾尽量向内收拢，动作到最大幅度时，略停（图7-193）。

5）接上式，腰背放松，百会向前、尾闾向后，脊柱伸展成一条直线（图7-194）。

6）接上式，头部、尾闾向远、向上伸展并尽量"靠拢"，使脊柱呈反弓形，动作到最大幅度时，略停，目视前上方（图7-195）。

7）接上式，胸腹、腰背放松，百会向前、尾闾向后，脊柱伸展成一条直线（图7-196）。

8）重复动作4）至动作7），脊柱做上下伸展各3次后，重心后移，臀部坐于足跟上（图7-197）。

9）接上式，上身竖直，两手收回大腿上，还原成跪坐的姿势，目视前下方，呼吸调匀，心神安定，全身放松（图7-198）。

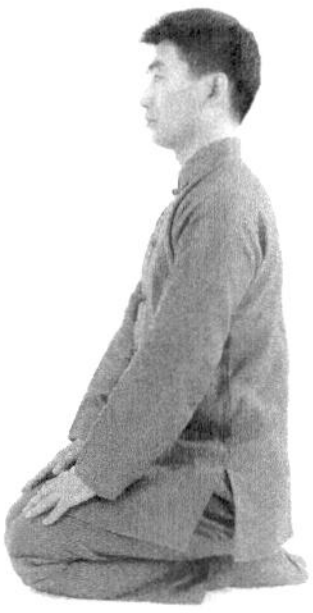

图7-190 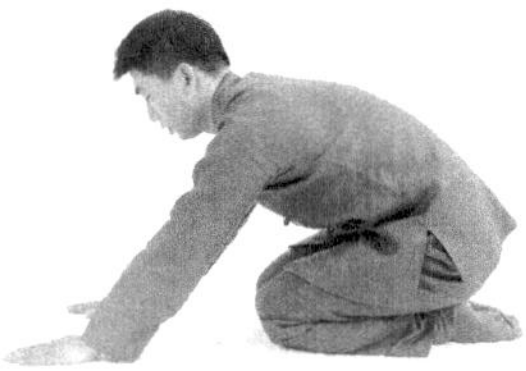　　　　　　图7-191 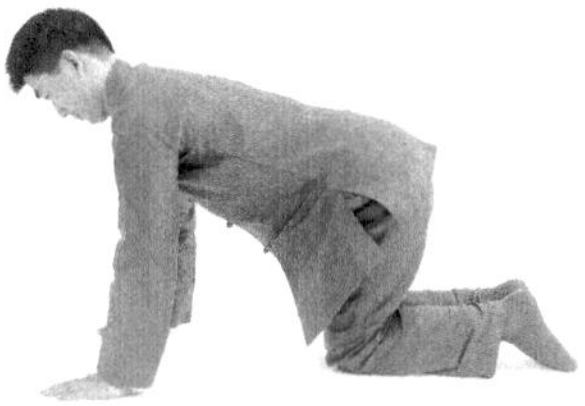　　　　　　图7-192

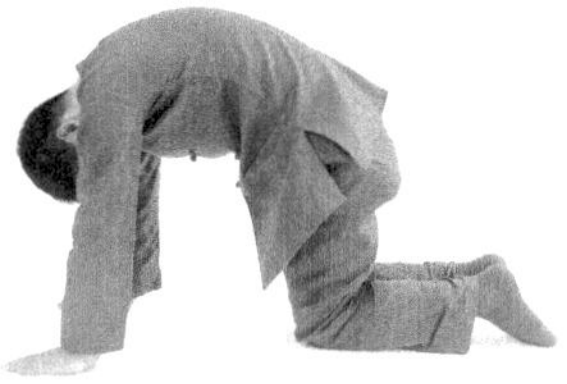

图7-193 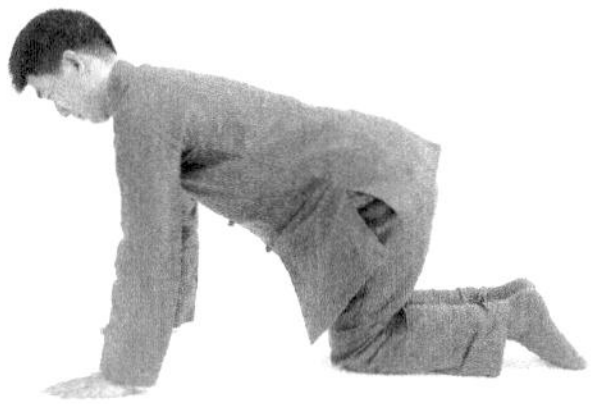　　　　　　图7-194 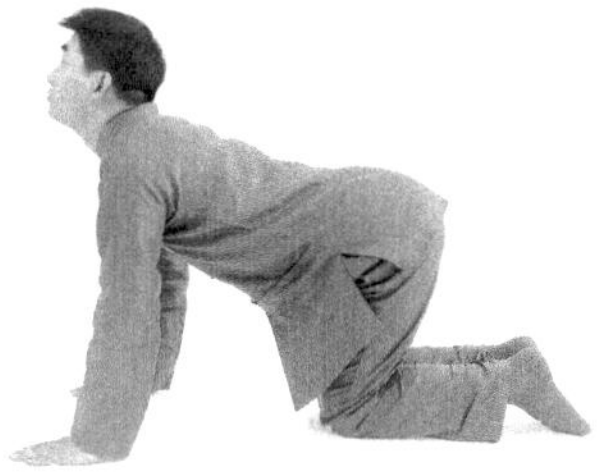　　　　　　图7-195

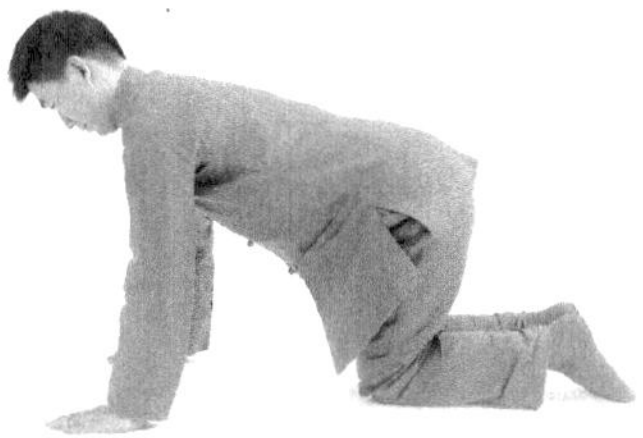

图7-196 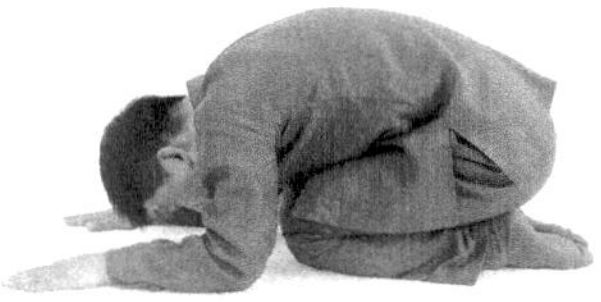　　　　　　图7-197 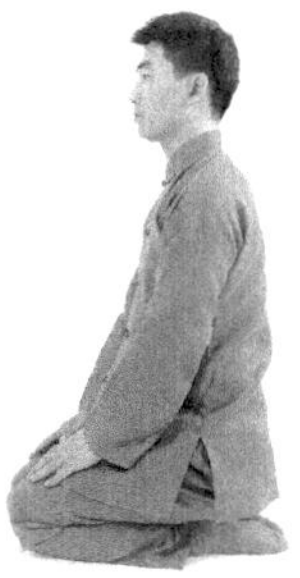　　　　　　图7-198

（二）动作要点

1）动作开始时，两手臂尽量前伸，脊柱不变，百会往前至两手触地、俯身，但臀部不可离开脚跟，体会两臂及身体拔伸的感觉。

2）收势时，重心后坐，但两手位置不变，体会两臂及身体拔伸的感觉。

3）在立秋导引术的练习过程中，动作的要点虽然是在头顶和尾闾这两点上，但意念要始终集中在整个脊柱上，体会头往前顶，尾闾往后拉，在脊柱前后拔伸的基础上，做向上和向下"弓形"伸展，以及这三个动作转换过程中脊柱的动作及变化。

4）练习纯熟之后，可以在脊柱及腰背向上拱起时，配合呼气；头及尾闾上翘时，配合吸气；动作略停时，配合闭气；脊柱伸展成一条直线时，自然呼吸，将呼吸调整均匀。但这些都应顺其自然，不必强求。

（三）功理功用

1）有效防治各种脊椎及腰椎、颈椎疾患。

2）立秋导引术，模仿猫、虎伸腰、拱背的动作，通过头和尾闾的同向运动及反向伸展，使整个脊柱椎骨间空间拉大，是对脊柱极佳的锻炼方法。不仅对腰背、胸腹、脊柱有很好的作用，还有加强消化系统、肺活量、肾功能的效果。

3）通过脊柱的弓形和反弓形锻炼，加强任督二脉的气血循环，调整阴阳气脉的平衡。

4）大幅度的动作导引配合呼吸的练习，可起到强壮脏腑，鼓荡内气，荡涤身心的作用。

第十四式　处暑导引术——反捶背脊式

（一）导引动作

1）采用盘坐式（散盘、单盘、双盘均可），两手自然覆按于两膝，目视前下方，呼吸调匀，心神安定，全身放松（图7-199）。

2）两臂侧伸至掌心约与肚脐同高，小指在上，拇指在下，掌心向后，目视前方（图7-200）。

3）接上式，两掌向后划弧，同时从指尖开始卷握成空拳，拳眼轻轻抵在骶骨两旁（图7-201）。

4）接上式，百会领动，身体缓缓前倾，拔伸脊柱，同时两拳沿脊柱两侧，由下向上轻轻捶打（图7-202）。

5）接上式，头颈带动身体尽量向左、向后摆动，脊柱旋转拔伸，目视左后方，同时两拳继续捶打脊柱两侧至最高处（图7-203）。

6）接上式，头身转正、直起，同时两拳沿脊柱两侧，自上而下轻轻捶打，至骶骨两旁（图7-204、图7-205）。

7）接上式，由百会带动，身体缓缓前倾，头身尽量向右、向后摆动，进行右侧练习，动作同前，唯左右方向相反（图7-206至图7-209）。

8）如上左右各做一次为一遍，共做三遍。

9）接上式，两拳松开成掌，两臂向体前左右45°侧伸，至与肩相平，掌心向下，目视前方（图7-210、图7-211）。

10）接上式，沉肩坠肘，松腕舒指，两臂下落，两手覆按两膝，目视前下方，呼吸自然，全身放松（图7-212）。

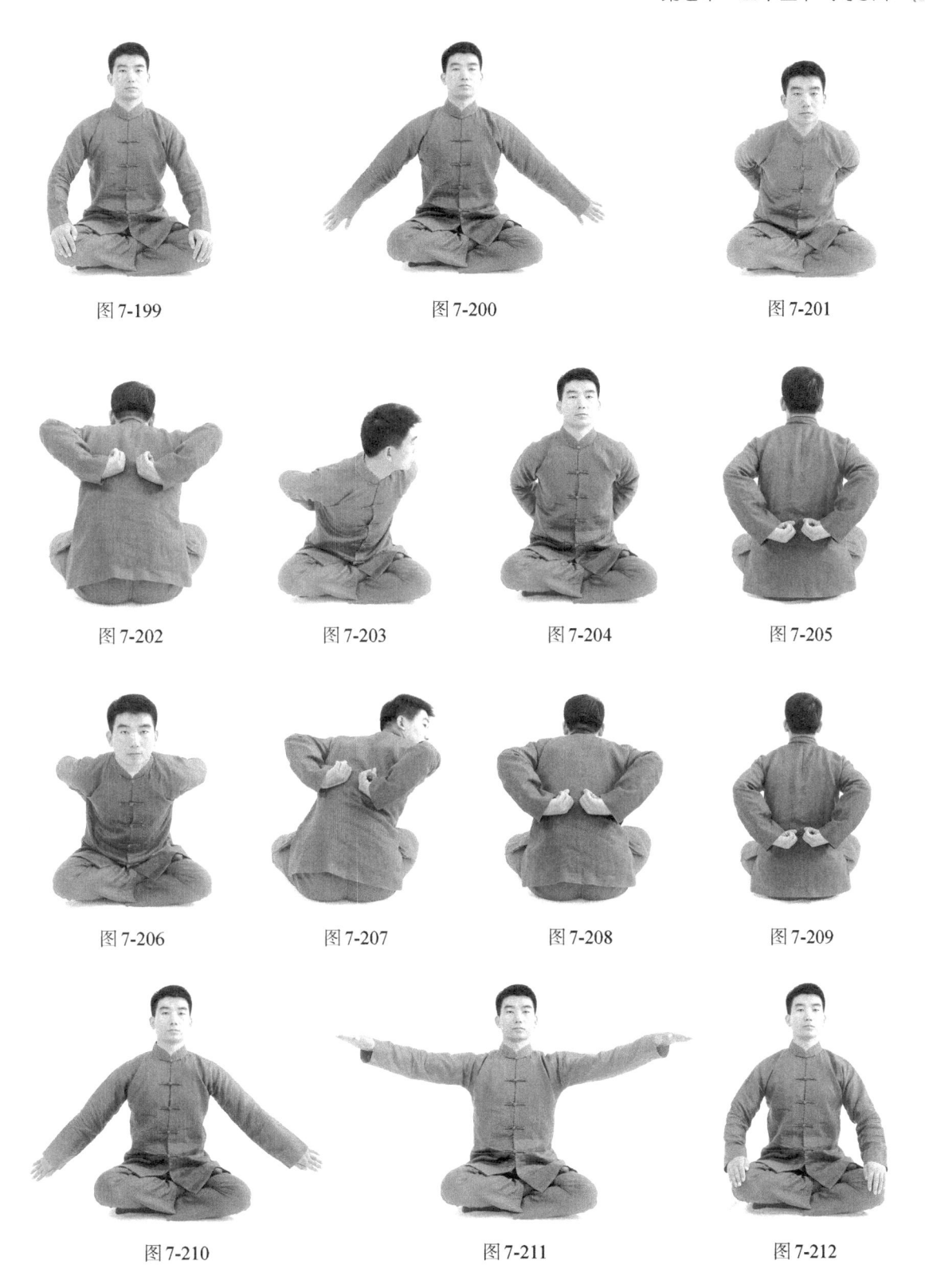

图 7-199　　　　　　　　　图 7-200　　　　　　　　　图 7-201

图 7-202　　　　图 7-203　　　　图 7-204　　　　图 7-205

图 7-206　　　　图 7-207　　　　图 7-208　　　　图 7-209

图 7-210　　　　　　　　　图 7-211　　　　　　　　　图 7-212

（二）动作要点

1）捶打脊背时，两拳捶打应有一定的力度，对脊柱及身体产生一定的震动，并与身体的前倾、左右摆动等动作协调一致。

2）身体前倾及左右摆动时，在百会与尾闾这两点对拔拉伸的前提下，头身向左或向右边转边旋，体会脊柱伸展及转动的感觉。

3）脊柱的伸展犹如琴弦绷紧，双拳的捶打犹如拨动琴弦，动作要由轻到重，其震动即可波及全身，进而引发全身逐渐发热，甚至微微出汗。整个动作应在"禅定"的状态下进行，特别是动作结束后，应静养片刻，静静地体会来自身心深处的种种反应与变化。

（三）功理功用

1）在脊柱拔伸、拧转大幅度伸展的状态下，双拳捶打背脊，可以强腰壮肾，振奋阳气，有效改善腰背疾患。

2）捶打的动作对脊柱产生震动波，既可疏泄郁滞，又能补益虚损，可助激发经气，疏通经络，调补脏腑。

3）两臂向后的伸展和两肩的外展，以及两肩胛骨在身后的挤压，对颈肩部有很好的调节作用，对调节肺脏功能也有很大的好处。

第十五式　白露导引术——正身旋脊式

（一）导引动作

1）采用盘坐式（散盘、单盘、双盘均可），两手自然覆按于两膝，目视前下方，呼吸调匀，心神安定，全身放松（图7-213）。

2）两掌内转，扶按两膝，指尖向内，两肩松沉，肩胛骨打开，臂肘撑圆，身体中正，目视前方（图7-214）。

3）接上式，头颈向左转动，带动脊柱做旋转、拔伸的运动，动作到最大幅度时，略停（图7-215）。

4）接上式，头颈右转回到正前方，百会上顶，目视前方（图7-216）。

5）接上式，头颈向右转动，带动脊柱做旋转、拔伸的运动，动作到最大幅度时，略停（图7-217）。

6）接上式，头颈左转回到正前方，百会上顶，目视前方（图7-218）。

7）如上左右各做一次为一遍，共做三遍。

8）接上式，两掌外转，成指尖向前，然后两臂向体前左右45°侧伸，至与肩相平，掌心向下（图7-219）。

9）接上式，沉肩坠肘，松腕舒指，两臂下落，两手覆按两膝，目视前下方，呼吸自然，全身放松（图7-220）。

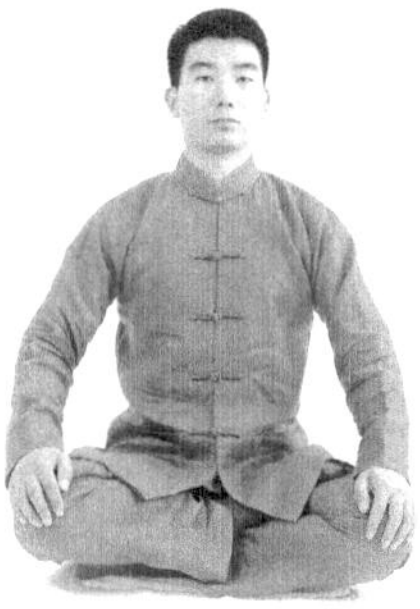

图7-213 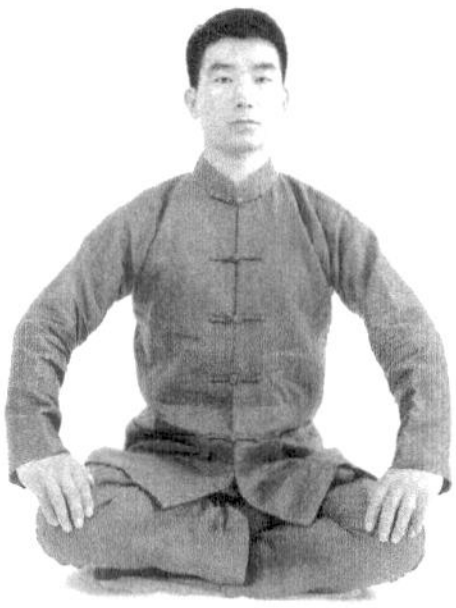　　　　图7-214 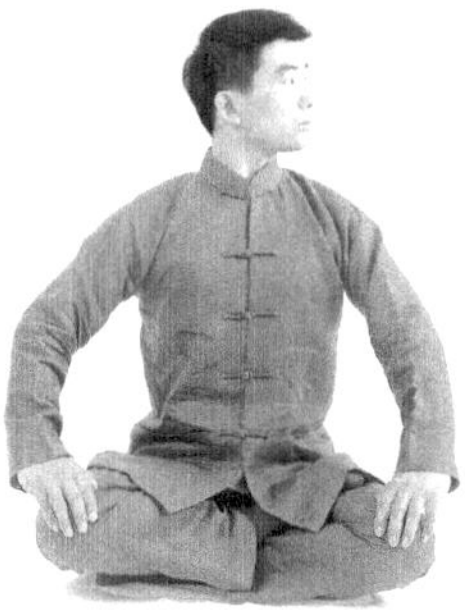　　　　图7-215 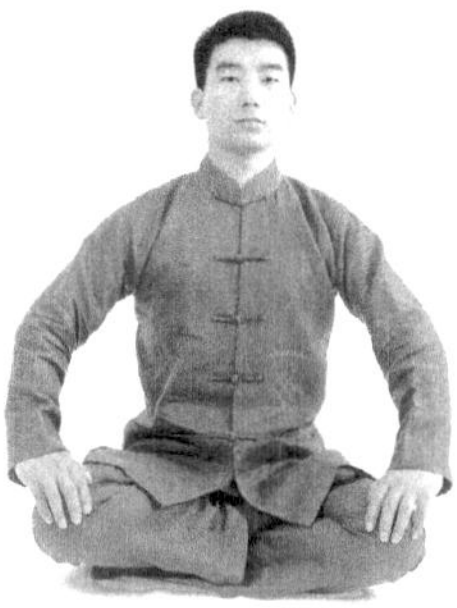　　　　图7-216

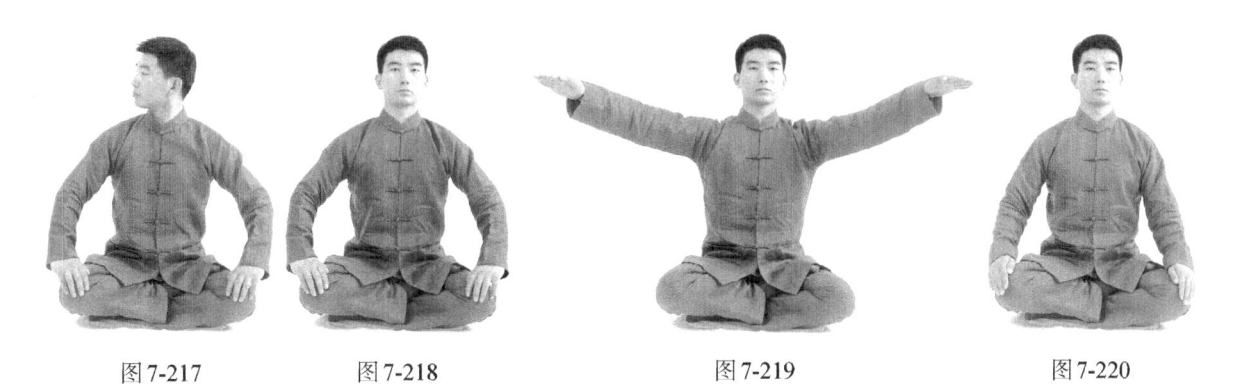

图 7-217　　　　　图 7-218　　　　　　　图 7-219　　　　　　　图 7-220

（二）动作要点

1）两掌内转、指尖向内，要使臂肘撑圆，两肩胛骨拉开最远端，此时百会上顶，全身上下左右对拔拉伸，使身体上、下、左、右，四面用力、身形中正。

2）头颈左右转动时，意念要集中在鼻尖上，头颈左转时与右手对拔拉伸，头颈右转时与左手对拔拉伸，同时头及尾闾两点要尽量不动，头颈的转动带动脊柱尽可能向上旋转拔伸。

3）无论是向左右的转动，还是从左右转回中间，脊柱始终尽力向上拔伸，身体在整个过程中都不可放松。

（三）功理功用

1）通过头颈的左右转动及拔升，使脊柱得到充分的伸展，矫正身形，有效地防治头、颈、肩、背、脊柱等疾患。

2）脊柱的旋转拔伸，使气机顺脊柱而升于百会后，旋降于身前，促进任督二脉之气的流动。

第十六式　秋分导引术——掩耳侧倾式

秋分导引术

（一）导引动作

1）采用盘坐式（散盘、单盘、双盘均可），两手自然覆按于两膝，目视前下方，呼吸调匀，心神安定，全身放松（图7-221）。

2）两掌带动两臂向前抬至与肩相平，掌心相对、指尖向前，两臂平行（图7-222）。

3）接上式，两臂屈肘，两掌掩耳，十指抱头，置于枕部，两肘外展，肘尖指向左右两侧，扩胸展肩，脊柱竖直，两掌心紧捂两耳（图7-223）。

4）接上式，身形保持正直，左肘带动身体向左侧水平转动，至最大幅度（图7-224）。

5）接上式，左肘向上，右肘向下，带动身体向右侧弯曲，伸展左侧胁肋及脊柱，动作到最大幅度时，略停（图7-225）。

6）接上式，左肘带动身体直起，脊柱竖直（图7-226）。

7）接上式，右肘带动，身体向右水平转动，回到正前方，身形中正，目视前方，略停（图7-227）。

8）接上式，右肘带动身体向右侧水平转动，开始右侧的练习，动作同前，唯左右方向相反（图7-228至图7-231）。

9）如上左右各做一次为一遍，共做三遍。

10）接上式，身体转回正前方，身形中正，目视前方，两掌由掩耳的姿势突然向两侧拉开，使耳内"轰隆"作响，古人称之为"拔耳"，两臂前伸，与肩同高，掌心相对，指尖向前，两臂平行（图7-232）。

11）接上式，两掌分开，两臂向体前左右45°侧伸，至与肩相平，掌心向下，目视前方（图7-233）。

12）接上式，沉肩坠肘，松腕舒指，两臂下落，两手覆按两膝，目视前下方，呼吸自然，全身放松（图7-234）。

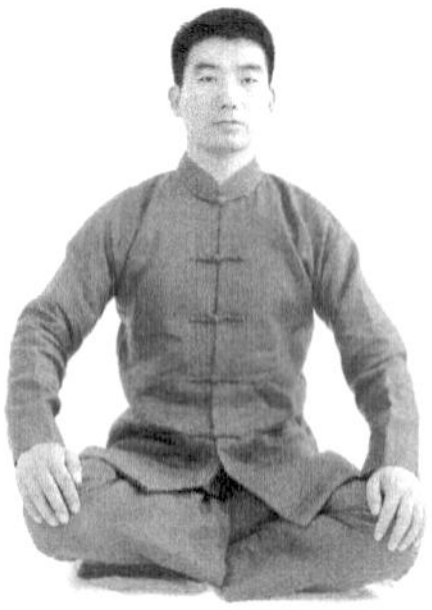

图7-221 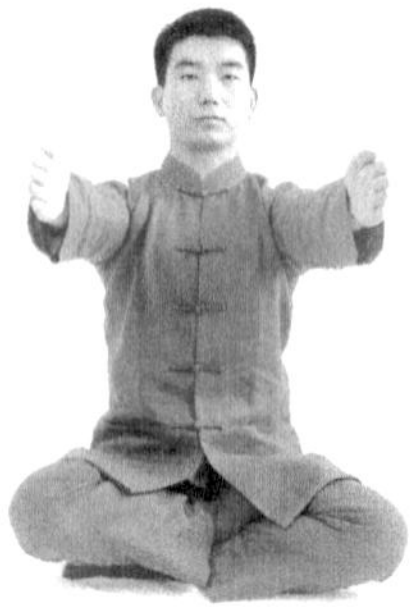　　　图7-222 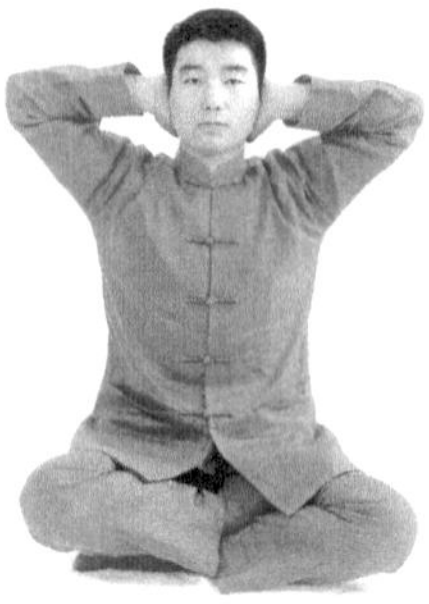　　　图7-223 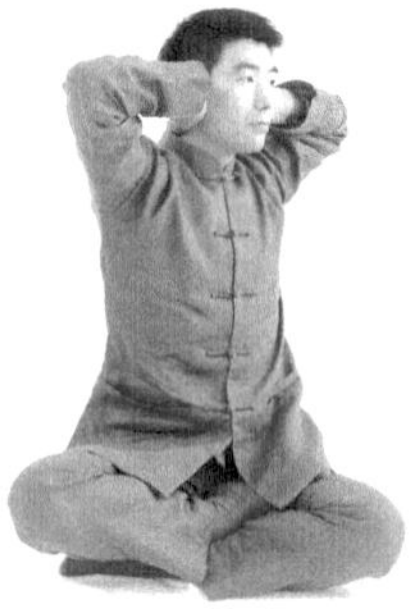　　　图7-224

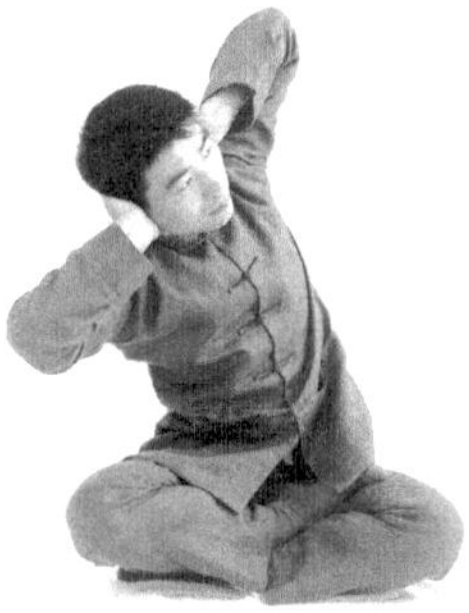

图7-225 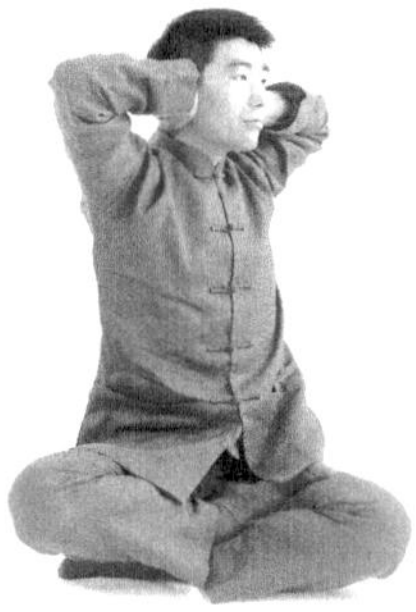　　　图7-226 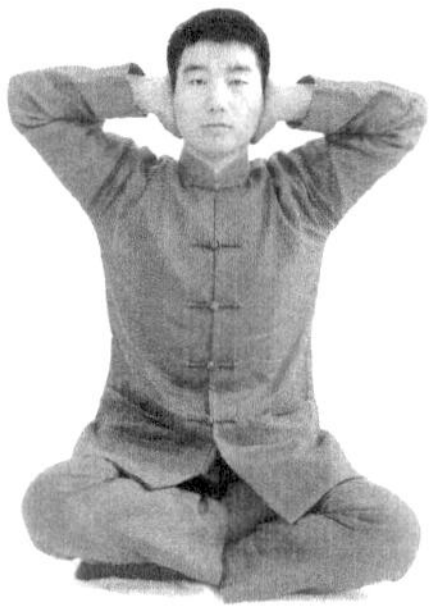　　　图7-227

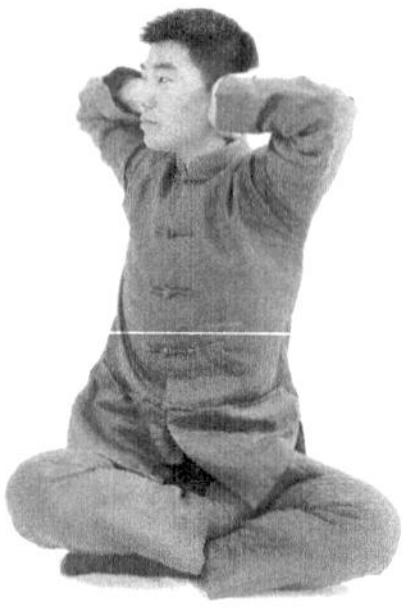

图7-228 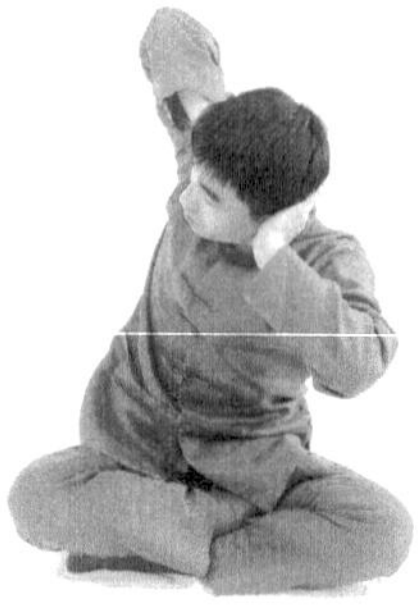　　　图7-229 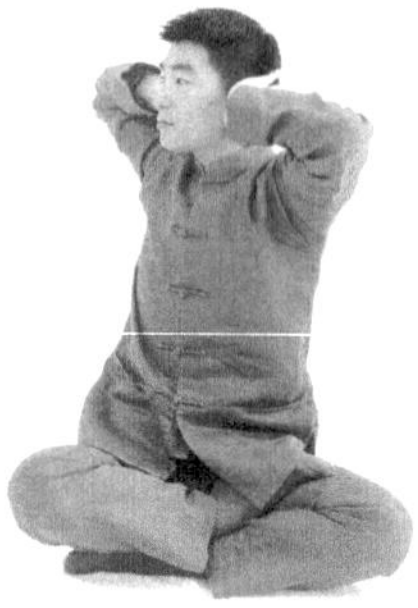　　　图7-230 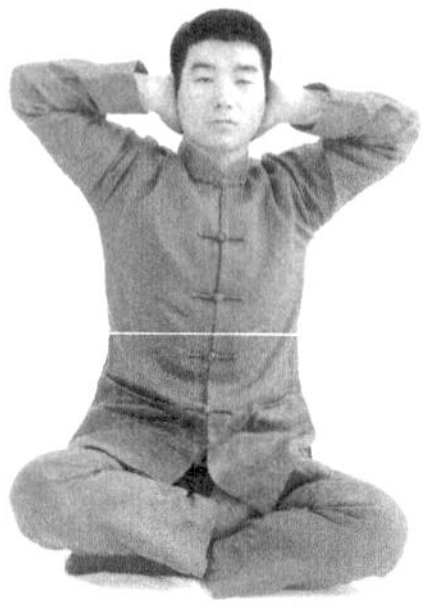　　　图7-231

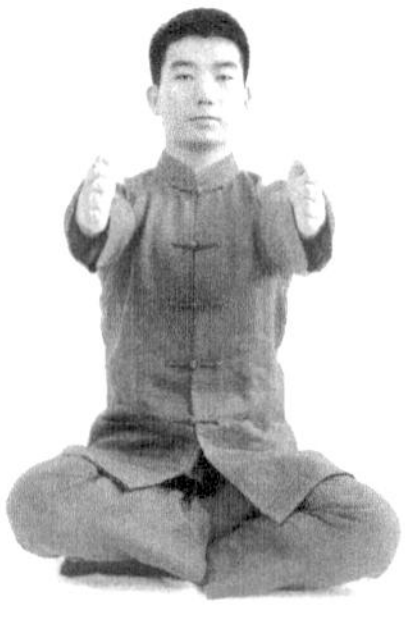

图7-232 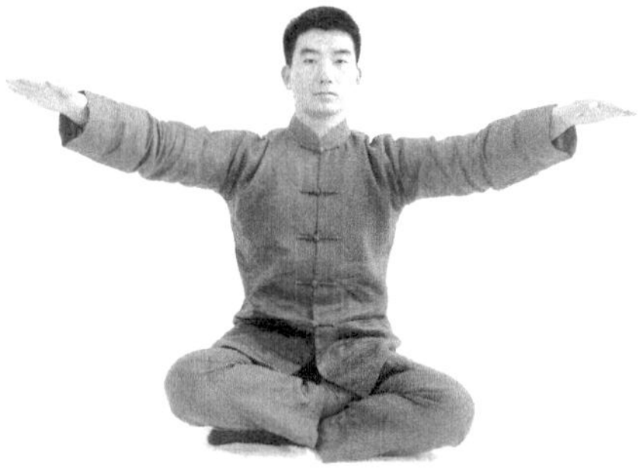　　　图7-233 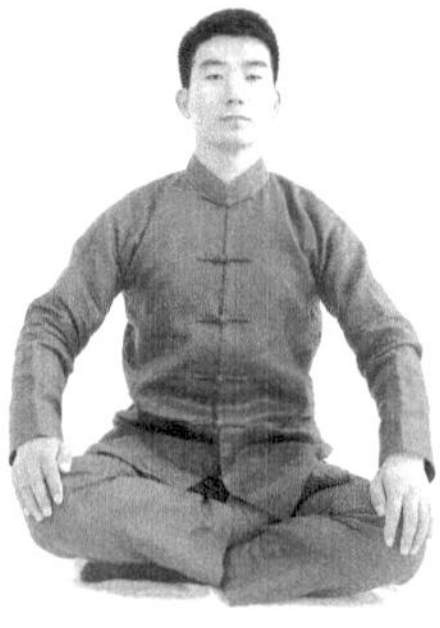　　　图7-234

（二）动作要点

1）两掌中指带动，向远向前带动两臂前起，平肩等胸，使两侧胁肋得到运动，启动真气，使之上升。

2）两手掩耳时，掌心捂紧两耳心，勿使气泄。拔耳时，动作要短促有力、干脆利落，但不可太过用力或拖泥带水。

3）两手掩耳、身形中正时，百会上顶，全身上下左右对拔拉伸，身体上、下、左、右，四面用力。

4）身体向左右水平转动时，不仅要保持身体向四面伸展的感觉，还要体会脊柱在旋转中不断拔升的感觉。

5）身体左右侧弯时，要把注意力集中在上面手臂的肘尖及其向上伸展的感觉上，这样才能使胁肋、脊柱及整个身体得到充分的伸展，并可体会到"在伸展中放松"的要义；身体恢复直起时，要领相同。

（三）功理功用

1）有效伸展两侧胁肋及脊柱，预防颈椎、肩周、腰背等疼痛疾病。

2）本导引动作，是在扩胸、身体四面伸展、脊柱拔伸的状态下进行的，有利于调畅肝胆、益气养肺。

3）两掌心掩耳，倾听于内，有助于集神凝心，体察体内气机的生化运行。

第十七式　寒露导引术——托掌观天式

（一）导引动作

1）采用盘坐式（散盘、单盘、双盘均可），两手自然覆按于两膝，目视前下方，呼吸调匀，心神安定，全身放松（图7-235）。

2）两掌在胸前合掌，目视两手中指指尖，略停（图7-236）。

3）接上式，将两手中指、食指及无名指、大拇指及小指依次向两侧打开，掌心虚空，掌根相接，掌指放松，犹如莲花绽放一般（图7-237）。

4）接上式，掌根分开，两掌分别向左右上方托举，至两臂伸直，随之下颏向上伸展，头颈后仰，目视上方，略停（图7-238）。

5）接上式，两掌在头顶上方合掌，同时下颏内收、百会上顶、头颈还原，目视前方（图7-239）。

6）接上式，屈肘收臂，两掌慢慢回落至胸前（图7-240）。

7）接上式，两掌再分指、托举、合掌、收回，动作同前，重复练习三次。

8）接上式，两掌分开，两臂向体前左右45°侧伸，至与肩相平，掌心向下，目视前方（图7-241、图7-242）。

9）接上式，沉肩坠肘，松腕舒指，两臂下落，两手覆按两膝，目视前下方，呼吸自然，全身放松（图7-243）。

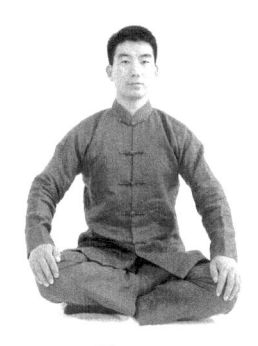

图7-235

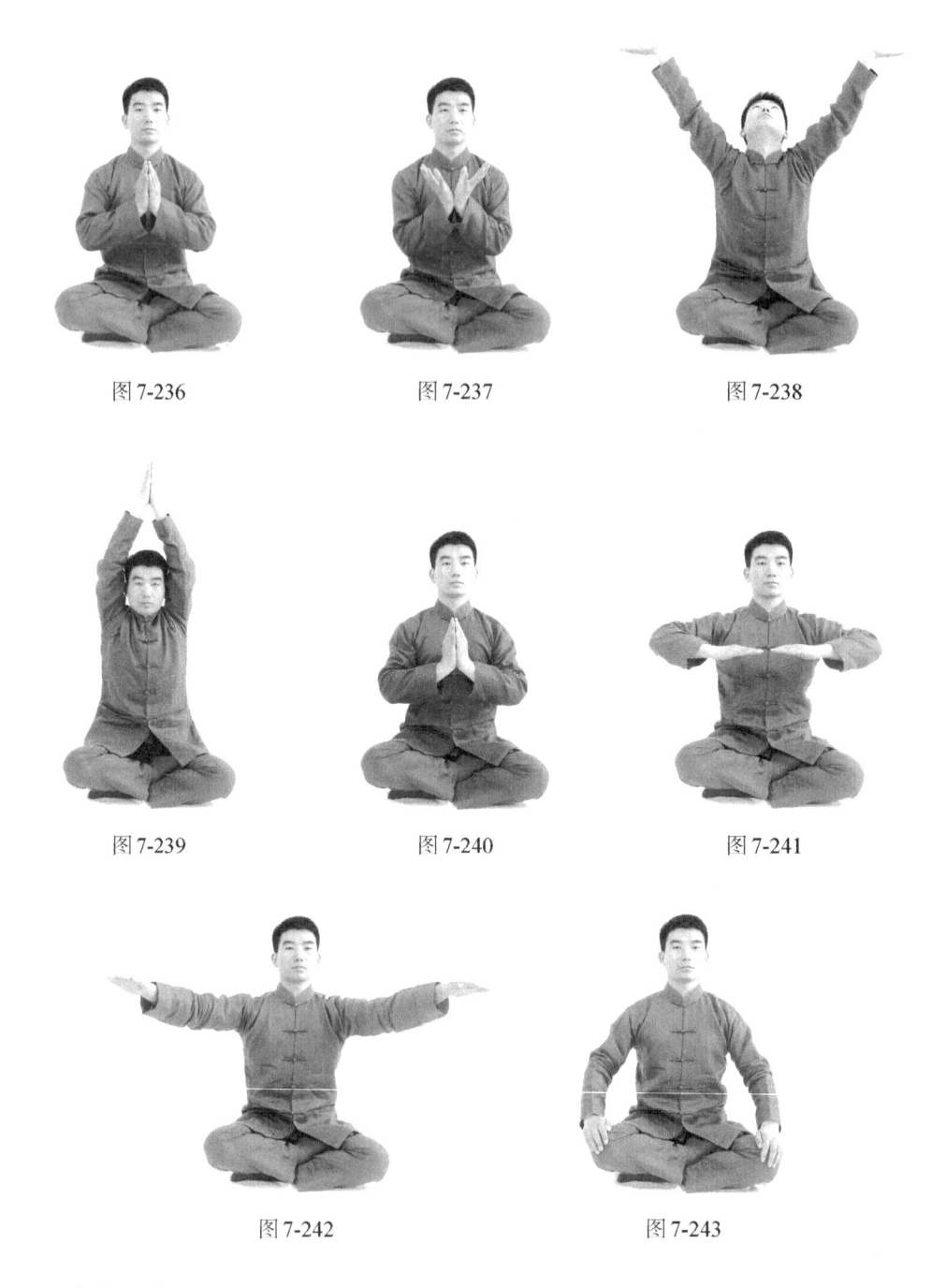

图 7-236　　　　　　　　图 7-237　　　　　　　　图 7-238

图 7-239　　　　　　　　图 7-240　　　　　　　　图 7-241

图 7-242　　　　　　　　图 7-243

（二）动作要点

1）两掌在胸前合掌时，掌根约与膻中穴相平，并与膻中穴保持约一拳的距离，指尖指向身体斜前上方，约与身体成30°，掌心虚空，不可用力。

2）依次将十指慢慢打开时，两掌掌根不动，首先将两手中指打开稍停，然后将两手食指和无名指打开稍停，最后将两手拇指和小指打开稍停，犹如一朵绽放的莲花。

3）两掌向上托举时，如同托举千斤重物，但用意不用力，不可用蛮力；随之下巴领动抬头，目视上方。

4）两掌合掌下落至胸前时，掌向下拉，外导内行，同时百会上顶，意念带动脊柱向上拔伸，如此一上一下、对拔拉伸。

(三)功理功用

1)本导引术对脊柱、胸、腹有很好的伸展作用,可以调畅身心。

2)升降真气,濡养督脉、任脉,疏通中脉、调气凝神。

第十八式 霜降导引术——两手攀足式

霜降导引术1 霜降导引术2

(一)导引动作

1)正身平坐,两腿前伸,两手自然覆按于两膝,竖脊含胸,目视前下方,呼吸调匀,心神安定,全身放松(图7-244)。

2)两臂侧伸至掌心约与肚脐相平,小指在上,大指向下,掌心向后,目视前方(图7-245)。

3)接上式,百会带动,俯身向前,同时两臂外旋,两手向前分别握持两足,拇指持脚背,其余四指握住脚掌(图7-246)。

4)接上式,两手捏持两足第一、第二脚趾并尽力向内拉,足尖尽力内勾;同时下颏向前、向上伸展,抬头、伸腰,目视前上方,动作到最大幅度时略停(图7-247)。

5)接上式,收下颏,顶百会,身体尽力前俯,向两腿靠拢,同时两手恢复成握持两足的姿势,足尖尽力前伸,脚背绷直,动作到最大幅度时略停(图7-248)。

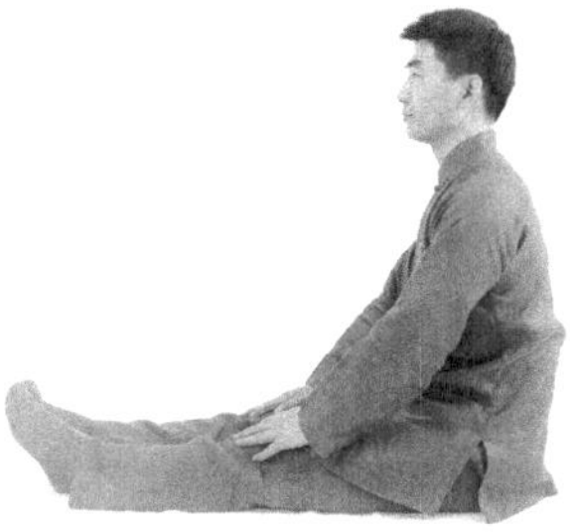

6)重复动作4)至动作5),三次后,还原成正身平坐、两手覆按于两膝的姿势,目视前下方,呼吸调匀,心神安定,全身放松(图7-249、图7-250)。

图7-244

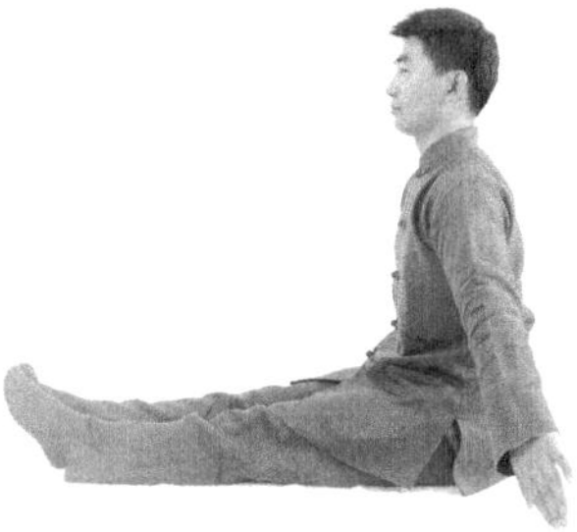

图7-245 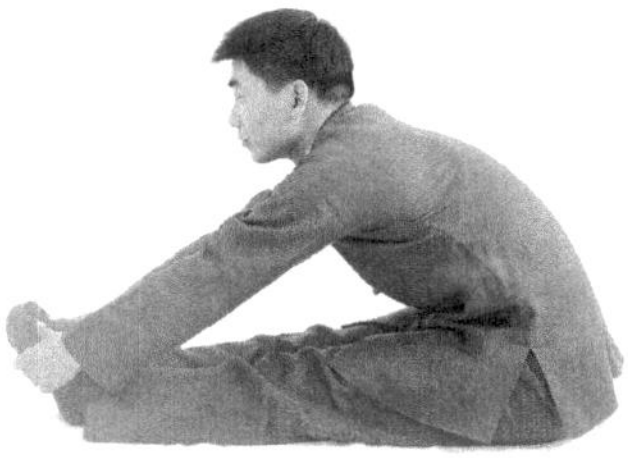　　图7-246 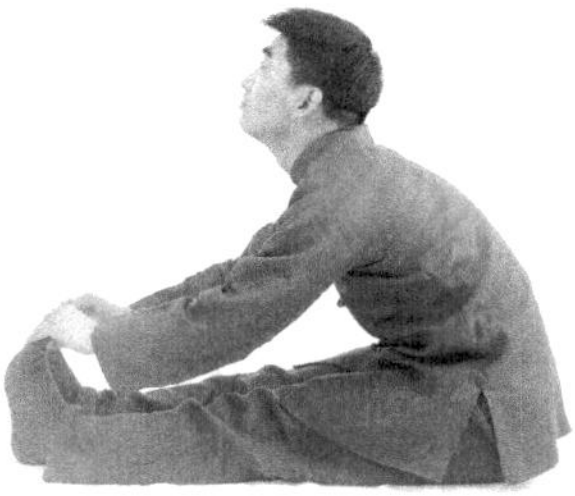　　图7-247

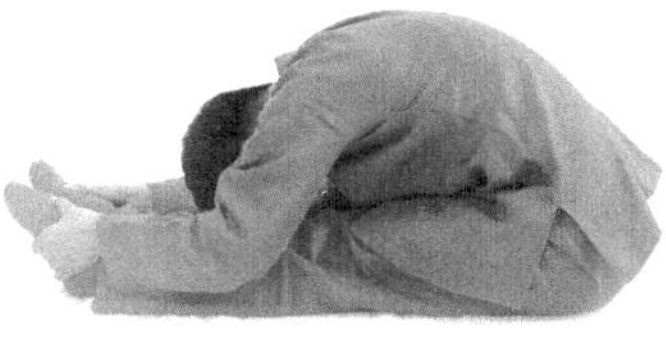

图7-248 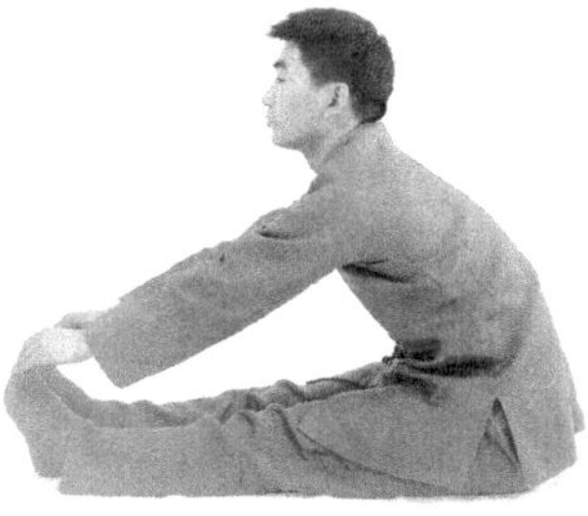　　图7-249 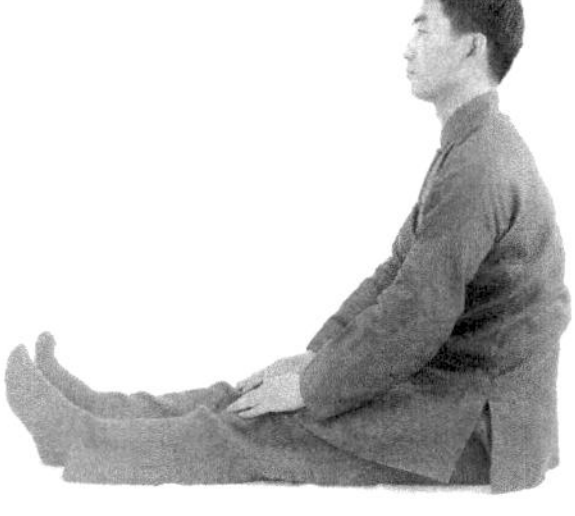　　图7-250

（二）动作要点

1）抬头伸腰时，两脚尖尽力内勾，体会胸腹、腰背、两腿后侧伸展的感觉。
2）俯身攀足时，两脚尖尽力前伸，整个躯干尽力向前伸展，并向两腿靠拢，体会整个脊柱、两足背、两腿前侧伸展的感觉。
3）动作幅度要大，但要循序渐进，以免韧带及软组织受到损伤。

（三）功理功用

1）伸腰及俯身动作，可有效锻炼腰背、腿部肌肉韧带，防止腰、背、腿的疾患。
2）调畅督脉、任脉之气，滋养肝肾，强健腰腿，为进入冬季肾脏的练习做好准备。

第四节　冬季导引术

第十九式　立冬导引术——挽肘侧推式

（一）导引动作

1）采用盘坐式（散盘、单盘、双盘均可），两手自然覆按于两膝，目视前下方，呼吸调匀，心神安定，全身放松（图7-251）。
2）右掌向右侧伸，目视右掌的方向，右掌经体前划弧至掌心轻覆在左肘内侧，目随掌行（图7-252）。
3）接上式，右掌不动，左掌中指带动左臂向前、向上伸至与肩平，指尖向前，掌心向下，目视前方（图7-253）。
4）接上式，左臂水平边外旋边外展，转掌心向上，身体随之左转至极限，同时保持身体与左臂成90°，目视左掌的方向（图7-254）。
5）接上式，左臂屈肘内收，右掌随之松开并屈肘内收，两掌立于肩前，掌心相对，指尖向上（图7-255）。
6）接上式，身体向右转至极限，略停（图7-256）。
7）接上式，微展肩、沉肩，两掌以小指一侧引领，向右前方缓缓推出，两臂平行、与肩同高，逐渐转掌心向前、指尖向上，力达掌根；同时头面缓缓水平向左转至极限，略停，目视左前方（图7-257）。
8）接上式，两掌指尖前伸，掌心向下，身体其他部位不动（图7-258）。
9）接上式，左掌带动左臂向左前方水平伸展，至两臂成体前左右45°侧伸，且与肩相平，掌心向下，同时头颈转回正前，目视前方（图7-259）。
10）接上式，沉肩坠肘，松腕舒指，下落还原，两手覆按两膝，目视前下方，呼吸自然，全身放松（图7-260）。
11）进行对侧练习，动作相同，左右方向相反（图7-261至图7-269）。
12）如上左右各做一次为一遍，共做三遍。

图7-251

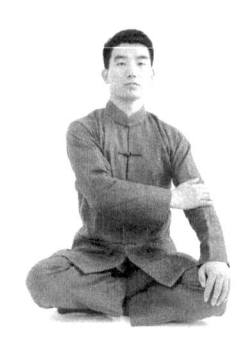

图7-252

第七章 二十四节气导引术

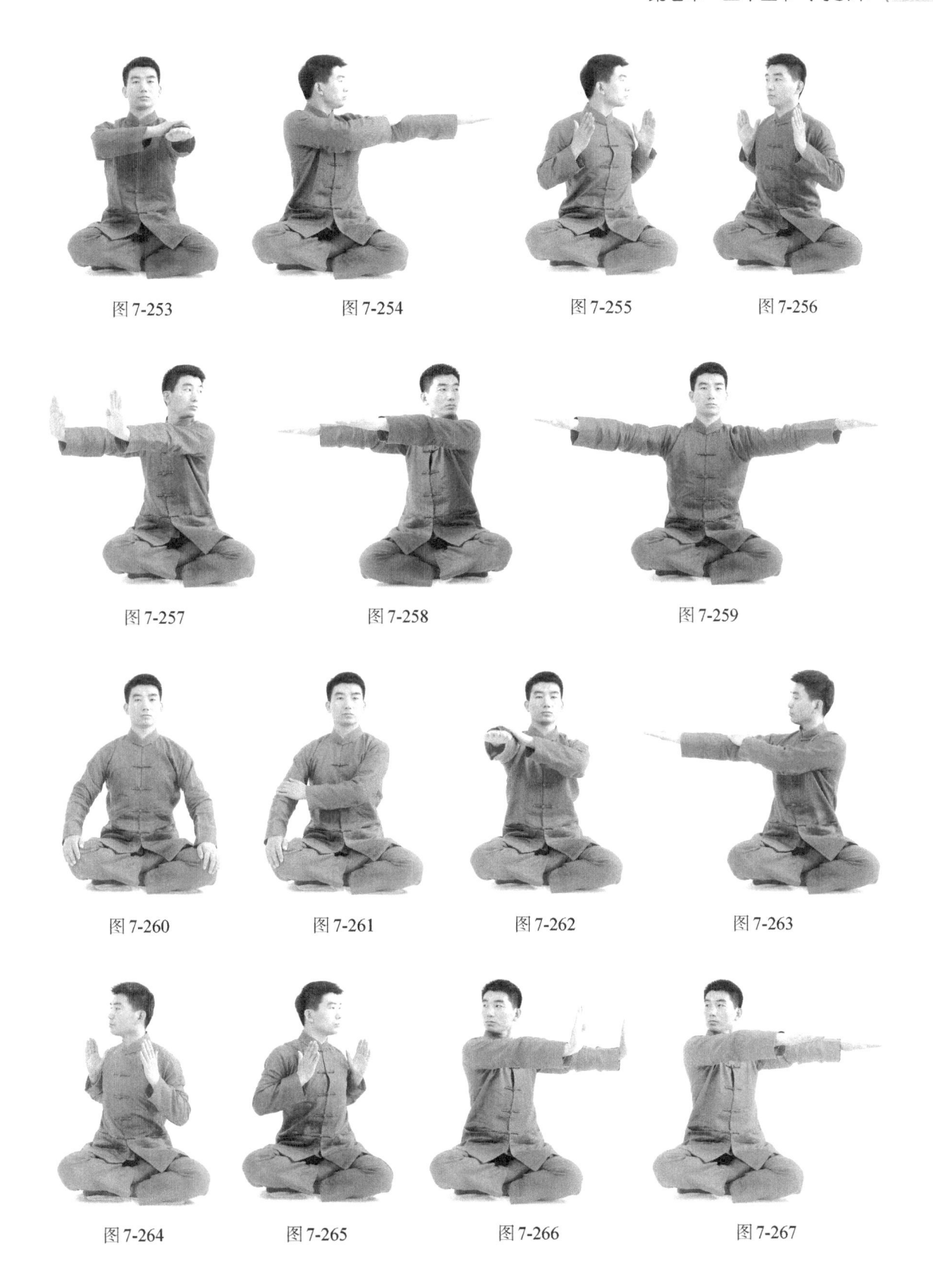

图 7-253　　图 7-254　　图 7-255　　图 7-256

图 7-257　　图 7-258　　图 7-259

图 7-260　　图 7-261　　图 7-262　　图 7-263

图 7-264　　图 7-265　　图 7-266　　图 7-267

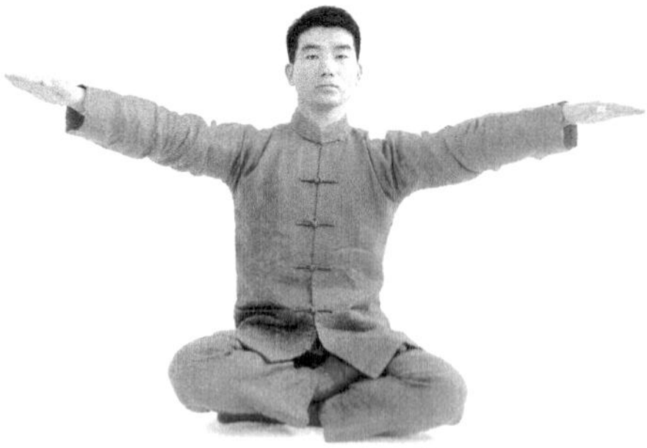

图 7-268 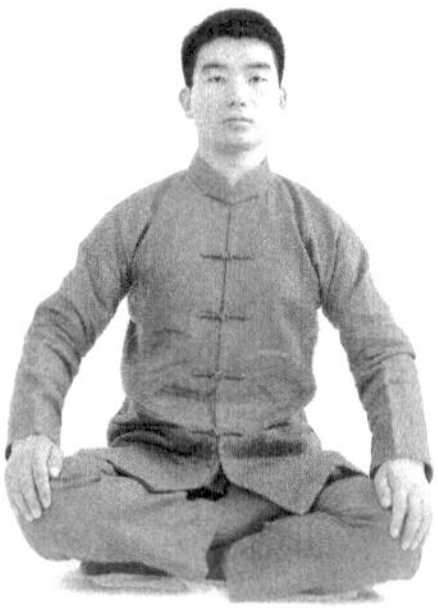　　　　　　　　　图 7-269

（二）动作要点

1）侧伸原则：中指往远、小指往上带动手臂左、右侧伸，中指和小指劲力要达到肩部。

2）右掌覆按在左肘内侧时，采用"粘字诀"的方法，使右掌与左臂形成一个整体，左臂抬臂、旋臂、展臂，右掌亦不丢、不领，与其紧紧相粘，反之亦然；体会两臂之间的屈伸、松紧的矛盾劲、整劲以及消力与夺力。

3）两掌前推时，两肩先后展，再以小指一侧引领，推掌一半时，逐渐转掌心向前，指尖向上，掌根与肩对拔，并且此动作应与头颈的转动协调一致，一左一右，形成争力。

4）身体在整个练习中保持中正直立，不能倾倚，体会身体斜向，但身形中正的"斜中寓正"的要点。

（三）功理功用

1）人的手属阳，归心，足属阴，归肾，此导引术更侧重于手的练习，有补益心气，温补肾水的作用，促进心肾相交、水火既济，有利于改善失眠、记忆力减退等症。

2）身体左右转动的练习，可以起到调整带脉、调和肝胆的功效，有利于改善心情抑郁、精神萎靡不振以及妇科疾患。

3）对于提高颈、肩、腰、脊等部位的功能及防治相关的疾病有明显的效果。

第二十式　小雪导引术——蛇形蛹动式

（一）导引动作

1）采用盘坐式（散盘、单盘、双盘均可），两手自然覆按于两膝，目视前下方，呼吸调匀，心神安定，全身放松（图 7-270）。

2）右掌向右侧伸，目视右掌的方向，经体前划弧至掌心轻覆在左肘内侧，目随掌行（图 7-271）。

3）接上式，右掌不动，左掌中指带动左臂向前、向上伸至与肩平，指尖向前，掌心向下，目视前方（图 7-272）。

4）接上式，左掌指尖远伸并坐腕起"剑诀"，食指、中指指尖向上，掌心向前，目视指尖，略停（图 7-273）。

5）接上式，左手小指、无名指、大指弹开，五指前伸成掌，指尖向前，掌心向下，目视前方（图 7-274）。

6）接上式，左肩向后、向下、向前依次催动左臂、肘、腕、掌、指，呈波浪式向前伸展，节节贯通，如蛇行蚕蛹，重复练习三次（图7-275、图7-276）。

7）接上式，左臂沉肩坠肘，松腕舒指，下落还原，左掌覆按左膝（图7-277）。

8）接上式，右掌松开，两臂向体前左右45°侧伸，至与肩平，掌心向下，目视前方（图7-278）。

9）接上式，沉肩坠肘，松腕舒指，两臂下落，两手覆按两膝，目视前下方，呼吸自然，全身放松（图7-279）。

10）进行对侧练习，动作相同，左右方向相反（图7-280至图7-288）。

11）如上左右各做一次为一遍，共做三遍。

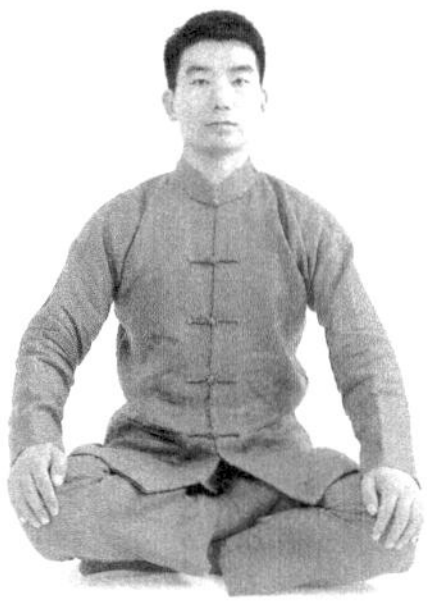

图7-270 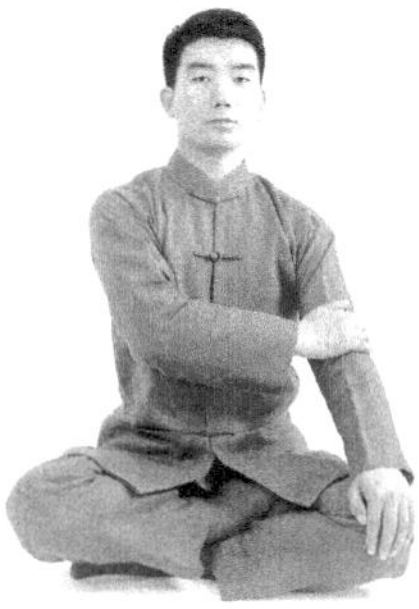　　　图7-271 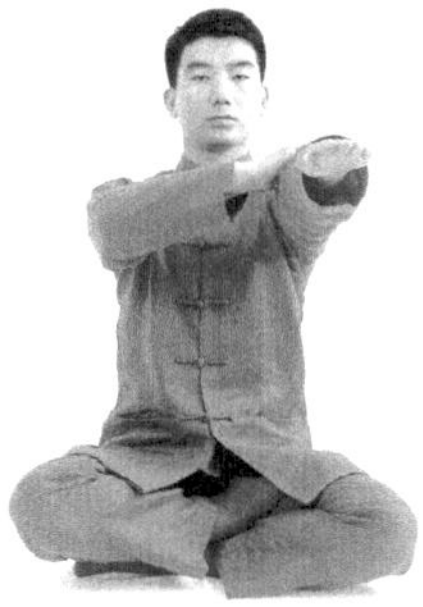　　　图7-272 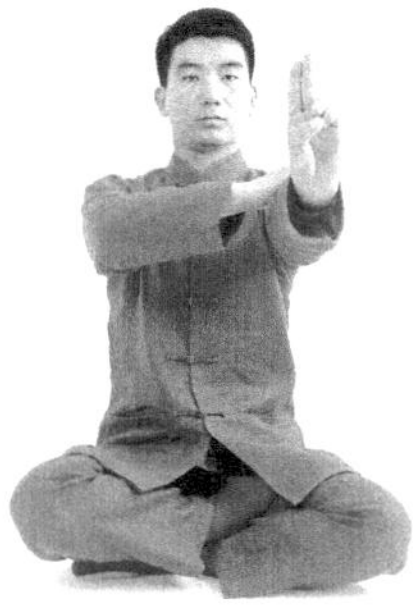　　　图7-273

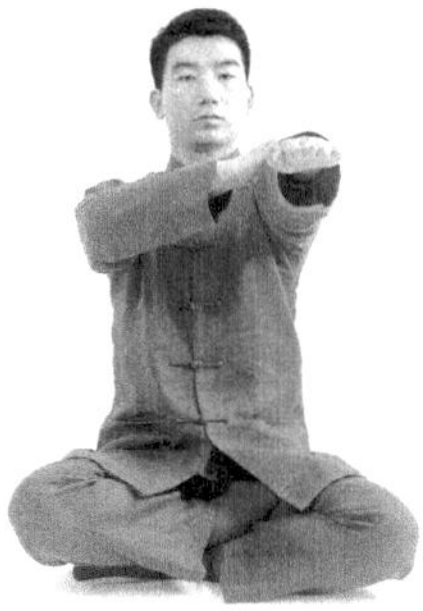

图7-274 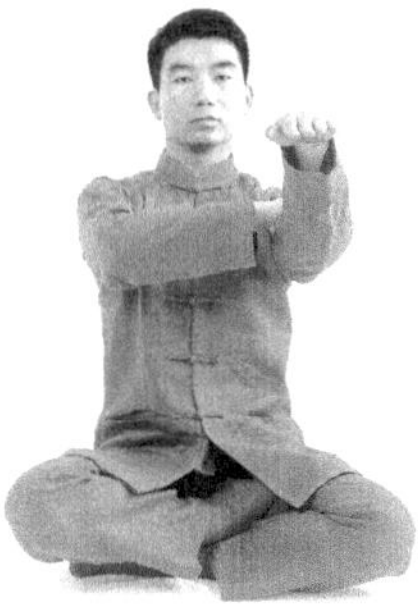　　　图7-275 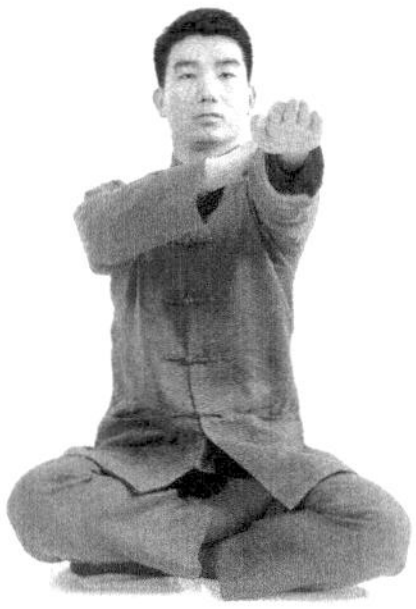　　　图7-276

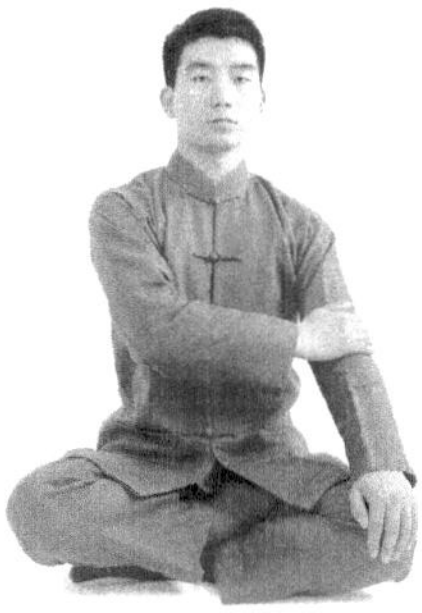

图7-277 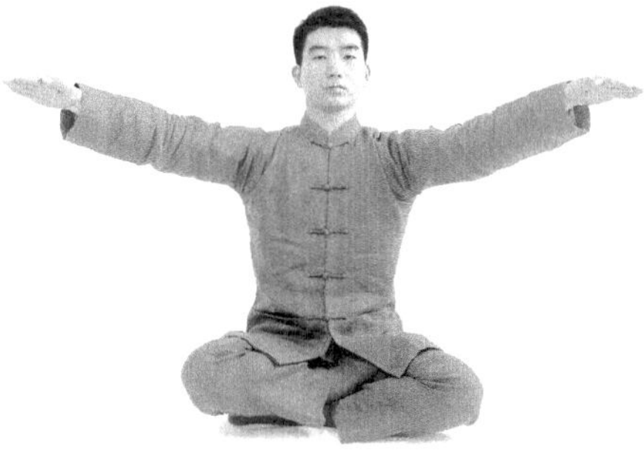　　　图7-278 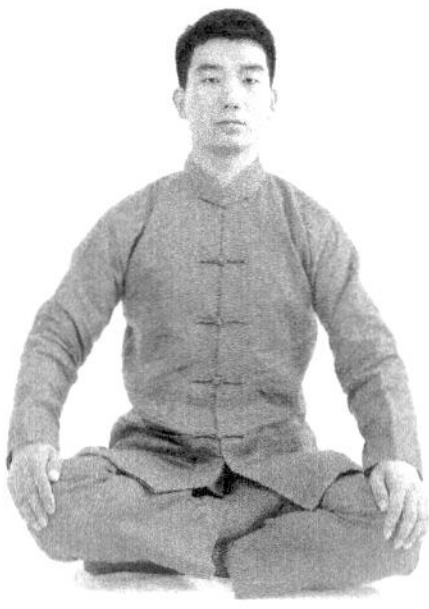　　　图7-279

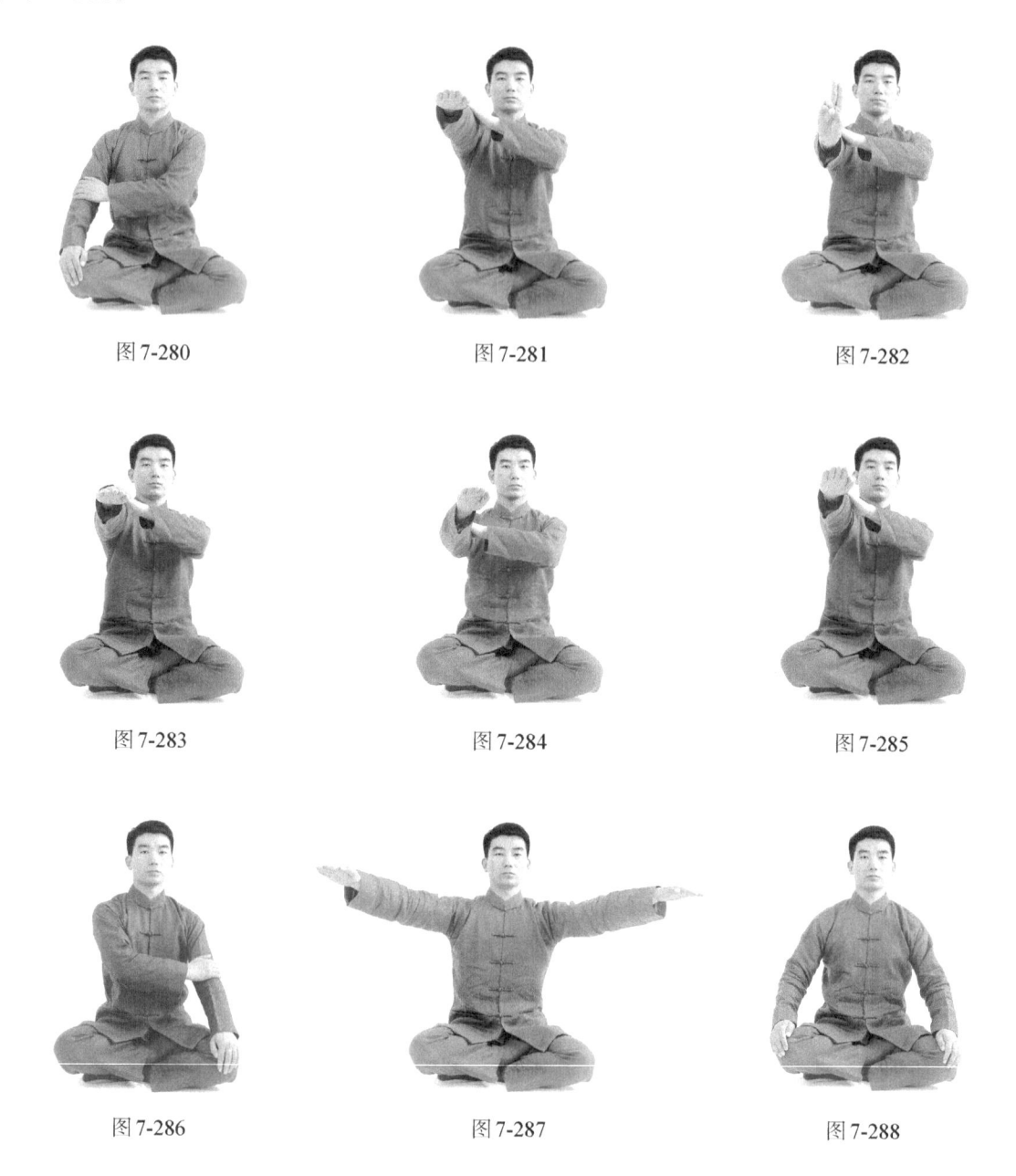

图 7-280　　　　　　　　图 7-281　　　　　　　　图 7-282

图 7-283　　　　　　　　图 7-284　　　　　　　　图 7-285

图 7-286　　　　　　　　图 7-287　　　　　　　　图 7-288

（二）动作要点

1）"剑诀"手势动作及要领如下。

动作：食指与中指并拢伸直，无名指及小指屈曲，拇指扣压在无名指及小指指甲上。

要领：①食指、中指要并拢且伸直，同时要与腕、臂成一条直线，使力贯指尖，象形取义皆如"宝剑"，故名。②无名指和小指尽力向外绷，而拇指则尽力将其压紧，三指共同构成一个"太极圈"，无名指和小指与拇指形成矛盾力；食指和中指相对放松，这时内劲会自然由食、中指发出并直达指尖。

2）立剑诀时，食指和中指往远往上坐腕，手臂得以更大地拉伸，且目视指尖，意念集中，一会儿就会感觉到指尖有发热、发胀、发麻等"得气"反应。

3）弹指成掌，指尖远伸，是对手臂最大幅度的拉伸。

4）左臂进行抬臂、立剑诀、蛇行蛹动等动作时，右掌采用"粘字诀"，与左臂形成一个整体，左臂有任何动作，右掌都不丢、不领，与其紧紧相粘，两臂之间的整劲、矛盾劲、太极劲、阴阳劲以及消力、耸力等均在其中，并有轻微向反方向对拔之意，反之亦然。

5）蛇行蛹动时，手臂从肩到指要保持劲力的传导，且不可耸肩缩头，身体不可左右倾倚、前后摇动，要始终保持中正，而身体其他部位则尽量放松。

（三）功理功用

1）"蛇行蛹动"的导引动作，能够疏通手三阴、手三阳六条经脉的气血，改善微循环，对手指麻木、疼痛，手脚冰凉以及肩臂等疾患有很好的作用。

2）中医理论认为，上肢属于心，心属火而主神明；下肢属于肾，肾属水而主骨、主力，而此导引术以练属于心的上肢为主，有升阳益气、补心益肾的作用。

3）"剑诀"的训练，能集中精神，聚集真气于食指、中指指尖，为学练内功导引按跷术、治病救人奠定了基础。

第二十一式　大雪导引术——活步通臂式

（一）导引动作

1）两脚并拢，自然站立，两臂自然下垂，头正颈直、竖脊含胸，目视前方，呼吸调匀，心神安定，全身放松（图7-289）。

2）左脚向左开步，略宽于肩，两脚平行，脚尖向前，同时中指带动两臂侧伸至与肩平，成一字，掌心向下（图7-290）。

3）接上式，右脚经左脚后向左后方"插步"，同时左肩催动左臂、肘、腕、掌、指依次向左水平伸展，节节贯穿，力达指尖，右臂随之内收，头颈左转，目视左侧（图7-291）。

4）接上式，左脚再向左开步，同时两臂伸展成一字，头颈转正，目视前方（图7-292）。

5）接上式，两掌十指向远、向上伸展，并顺势坐腕立掌，掌心向外，指尖向上，以掌根带动两臂尽力远伸，动作略停（图7-293）。

6）接上式，十指远伸，两掌放平，掌心向下，还原成一字（图7-294）。

7）接上式，右肩催动右臂、肘、腕、掌、指依次向右水平伸展，节节贯穿，力达指尖，左臂随之内收，头颈右转，目视右侧，同时左脚经右脚前向右前方"盖步"（图7-295）。

8）接上式，右脚向右开步，同时两臂伸展成一字，头颈转正，目视前方（图7-296）。

9）接上式，两臂下落，还原体侧，同时左脚收回，并步站立，呼吸调匀，心神安定，全身放松（图7-297）。

10）进行对侧练习，动作相同，左右方向相反（图7-298至图7-305）。

11）如上左右各做一次为一遍，共做三遍。

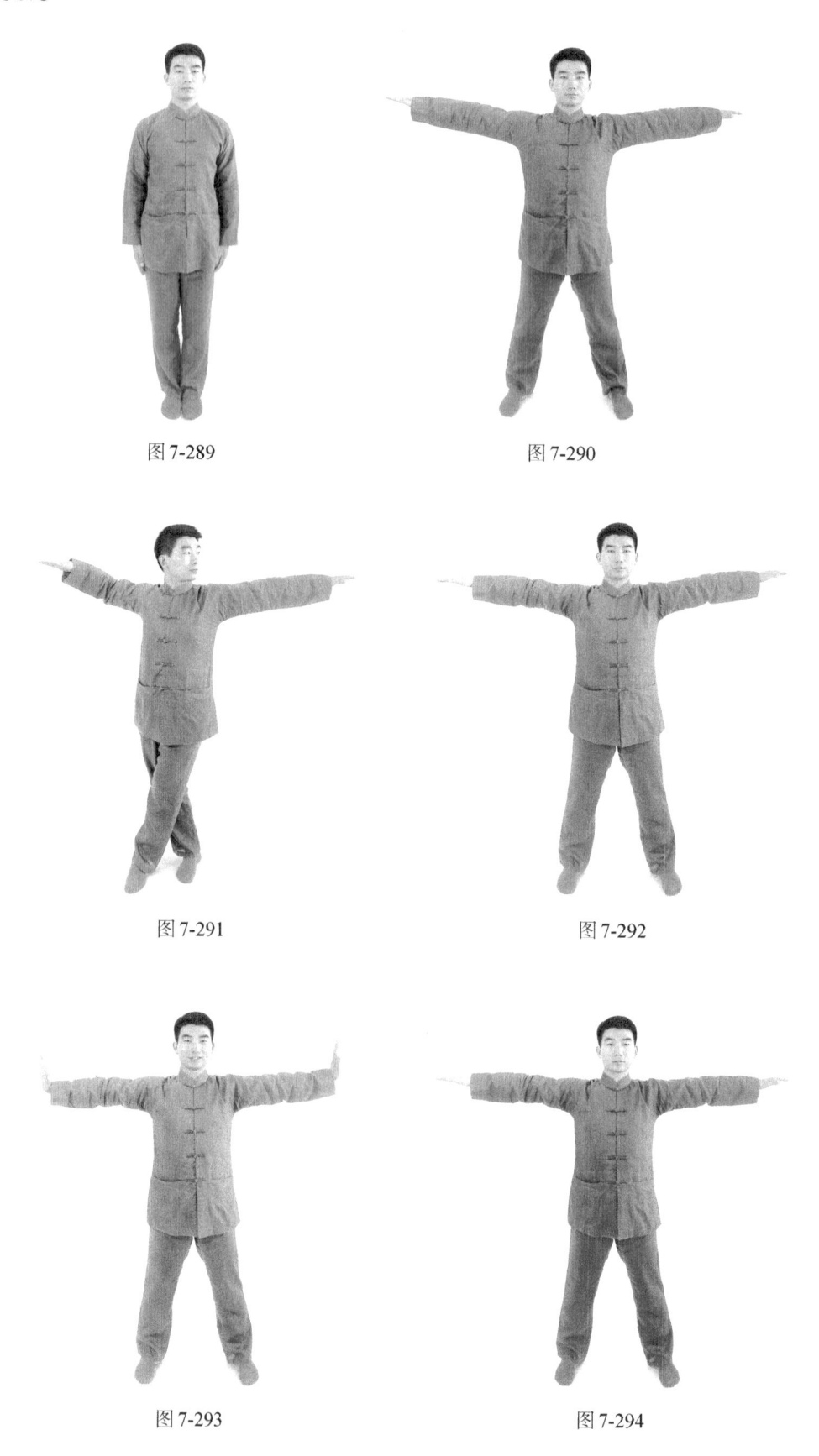

图 7-289　　　　　　　　　　图 7-290

图 7-291　　　　　　　　　　图 7-292

图 7-293　　　　　　　　　　图 7-294

第七章 二十四节气导引术 \ 101

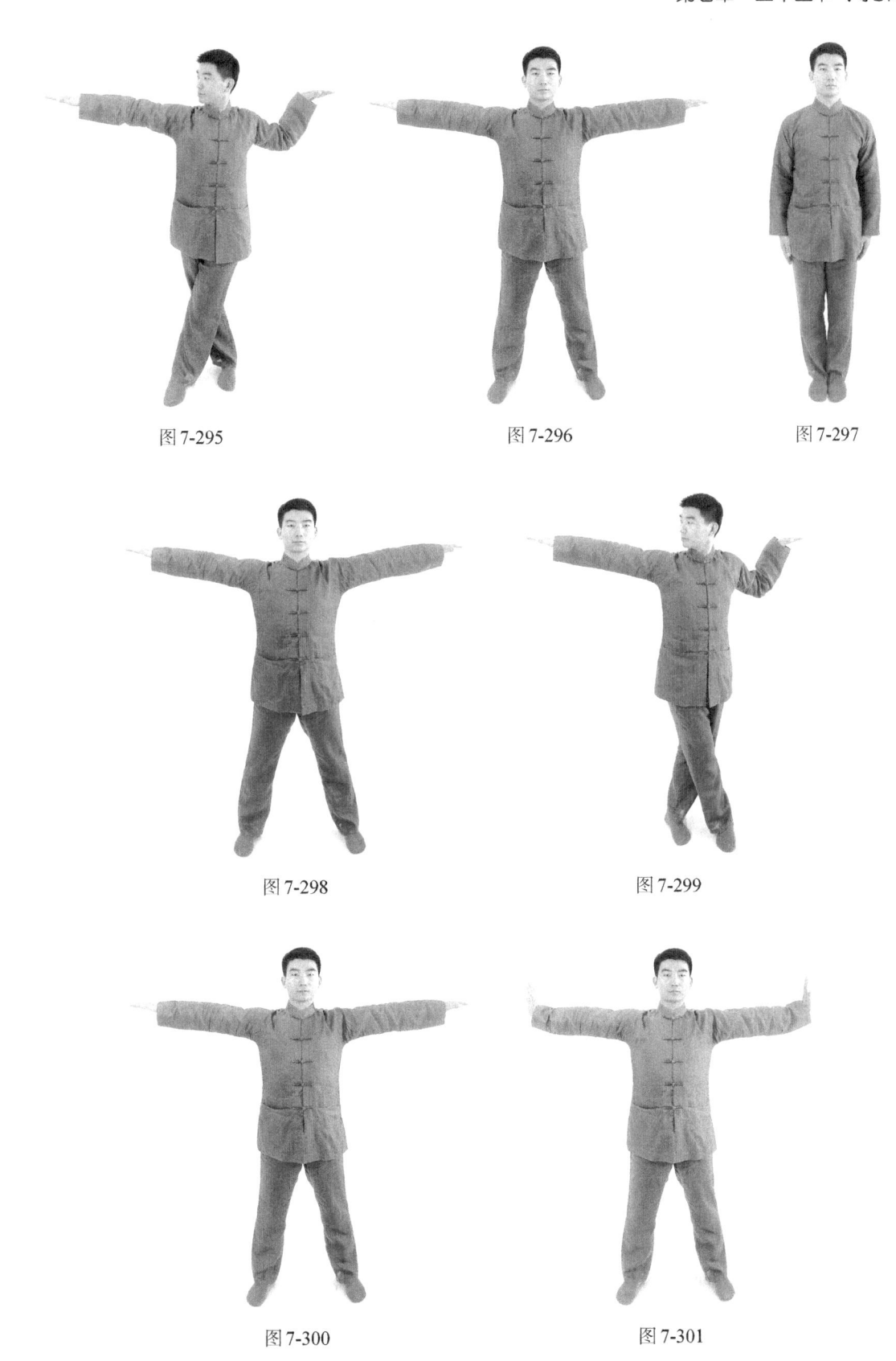

图 7-295　　　　　　　　图 7-296　　　　　　　　图 7-297

图 7-298　　　　　　　　图 7-299

图 7-300　　　　　　　　图 7-301

图 7-302　　　　　　　　　　　　图 7-303

图 7-304　　　　　　　　　　　　图 7-305

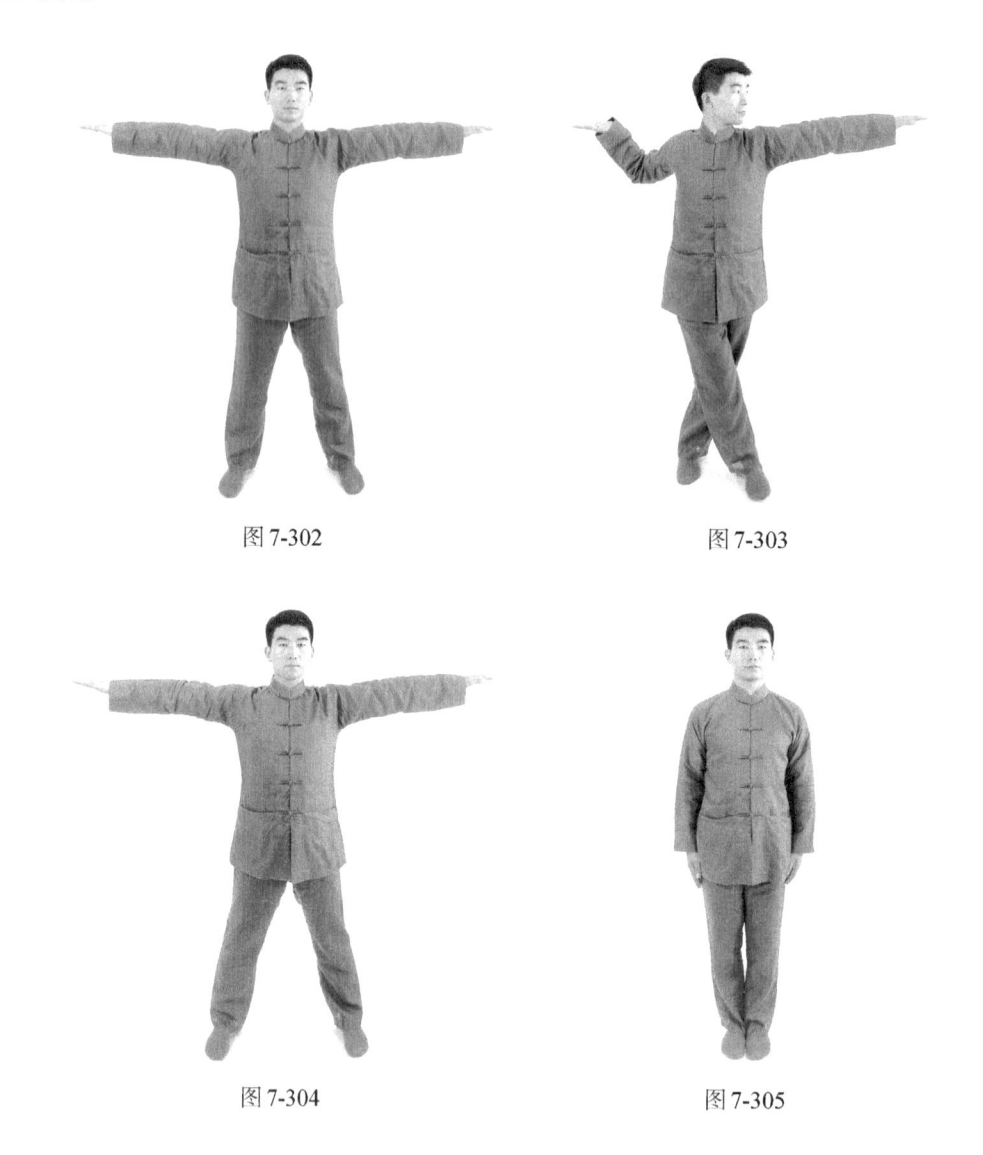

（二）动作要点

1）以中指带动两臂侧伸，抬至与肩同高的同时，两脚分开，呈站立姿势，上下肢协调一致。

2）"插步"与"盖步"的步法的变化要与上肢的肩、臂、肘、腕、掌、指依次伸展的动作协调一致。

3）坐腕立掌时，掌根要尽力外撑。

4）由坐腕立掌还原成一字时，十指指尖要尽力向远处伸展，带动手掌放平，并不是直接放松腕掌，这是动作的关键。

5）手臂的蛇形蠕动，即动作3）与动作7），动作从肩部开始，逐渐至肘、腕、掌、指，节节贯穿。

（三）功理功用

1）此导引术，从外而言，以锻炼腰腿、肩臂为主；对内而言，则以调补心肾为主；上下肢的协调配合练习，使全身气脉得以锻炼。

2）蛇形蠕动可以有效疏通手三阴、手三阳经脉，促进阴阳经脉气血交汇。

3）步法变化的练习，可以提高腰、腿的灵活性，达到补肾、壮腰、健腿等功效。

第二十二式 冬至导引术——升嘶降嘿式

(一) 导引动作

1) 正身平坐，两腿前伸，两手覆按两膝，竖脊含胸，目视前方，呼吸调匀，心神安定，全身放松（图7-306）。

2) 两手十指张开成"鹰爪"，然后屈指内扣成"虎爪"，顺势抓、扣两膝盖骨，同时向上提拉，两腿借力屈膝内收至胸前，脚跟着地，同时吸气念"嘶字诀"，并收腹提肛，动作到位略停（图7-307、图7-308）。

3) 接上式，两手变掌，顺势内旋成指尖朝内，轻按两膝，两腿顺势伸直放平，同时呼气念"嘿字诀"，全身放松。

4) 接上式，两掌外旋成指尖向前，动作略停，呼吸自然，体会掌心热力向两膝深处传导。

5) 重复动作2) 至动作4)，3~6次后，还原成正身平坐的姿势，呼吸调匀，心神安定，全身放松（图7-309）。

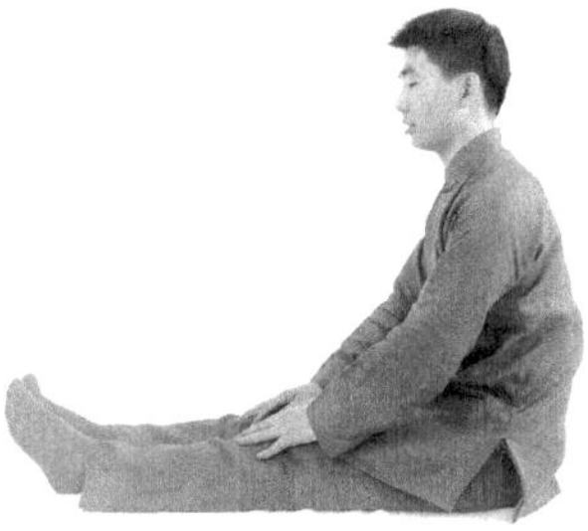

图7-306 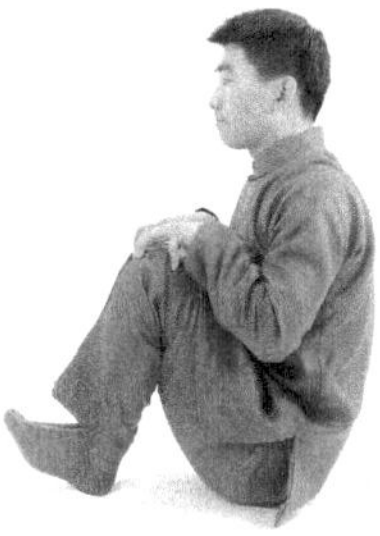　　图7-307 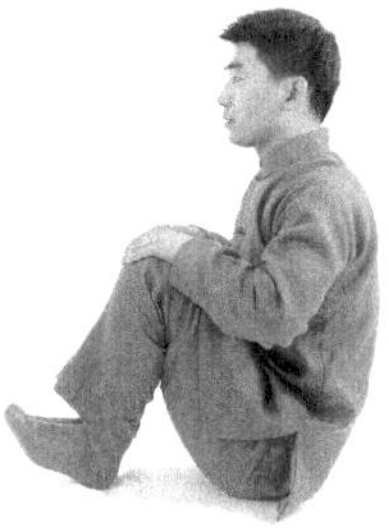　　图7-308 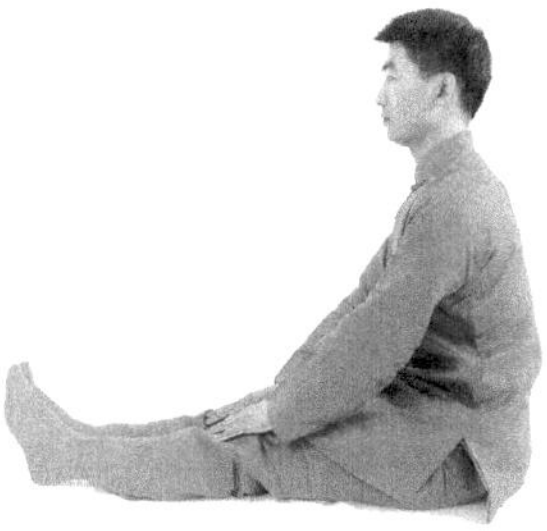　　图7-309

(二) 动作要点

1) 鹰爪的方法：五指用力张开时，使气、力、劲畅达指尖及整个手掌，体会内劲及内气直达指尖的感觉。

2) 虎爪的方法：虎爪内扣时，掌指关节保持不动，指关节屈曲内扣，并成四指与拇指对握的姿势，且虎爪内扣时，必须在十指张开，力达指尖的基础上进行练习，若直接屈曲手指，则力量很难贯达指尖。

3) 嘶字诀和嘿字诀操作方法详见第三章。

(三) 功理功用

1) 强壮腰、腿、膝的功能，防治相关疾病。

2) 加强提升真气、沉降真气的控制能力，并可使心气下降、肾气上升，加强体内外先后二天之气的交融，达到补肾壮腰、养心、益肺等的功效。

3) 嘶字诀能提升真气，将体内真气由小腹随之缓缓升至胸中膻中，并渐渐布满玉堂与华盖。嘿字诀能沉降真气、壮气发力，使体内真气由胸中沉降腹部并使丹田壮紧。

4) "嘶"字吸气，"嘿"字呼气的这种呼吸方法，古人说有类似"爻变"的作用，有利于心肾相交、水火既济。

第二十三式 小寒导引术——只手擎天式

（一）导引动作

1）采用盘坐式（散盘、单盘、双盘均可），竖脊含胸，目视前方，呼吸调匀，心神安定，全身放松（图7-310）。

2）两臂侧伸至掌心约与肚脐相平，小指在上，大指向下，掌心向后，目视前方。两臂外旋，经体前划弧，屈肘，两掌收至腰间，掌心向上（图7-311）。

3）接上式，右掌向左侧穿掌，略高于肩，同时身体随之左转，目视右掌的方向（图7-312）。

4）接上式，右臂内旋并转掌上托至头顶上方，掌心向上，指尖向左，头身随之仰转，目视右掌；同时，左臂内旋，前伸并转掌心向下按于地面，动作到位略停（图7-313）。

5）接上式，右臂松肩坠肘，经体前缓慢下落（图7-314），同时左掌收回腰间，两掌心向上，头颈转正，目视前方。

6）接上式，两臂向体前左右45°侧伸，至与肩平，掌心向下，目视前方（图7-315）。

7）接上式，沉肩坠肘，松腕舒指，两臂下落，两手覆按两膝，目视前下方，呼吸自然，全身放松（图7-316）。

8）重复动作2）至动作7），进行对侧练习，动作同前，唯左右方向相反（图7-317至图7-323）。

9）如上左右各做一次为一遍，共做三遍。

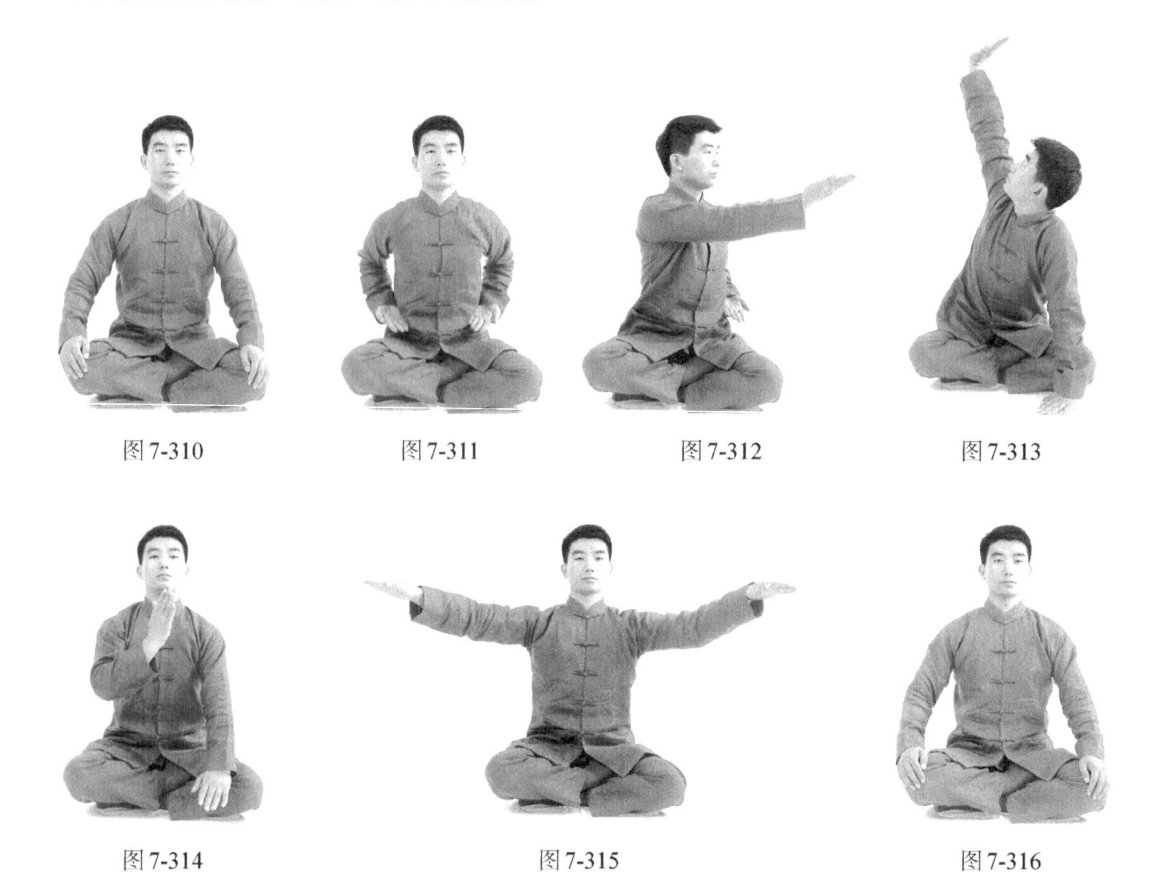

| 图7-310 | 图7-311 | 图7-312 | 图7-313 |

| 图7-314 | 图7-315 | 图7-316 |

第七章 二十四节气导引术 105

图 7-317　　　　　图 7-318　　　　　图 7-319　　　　　图 7-320

图 7-321　　　　　　　　图 7-322　　　　　　　　图 7-323

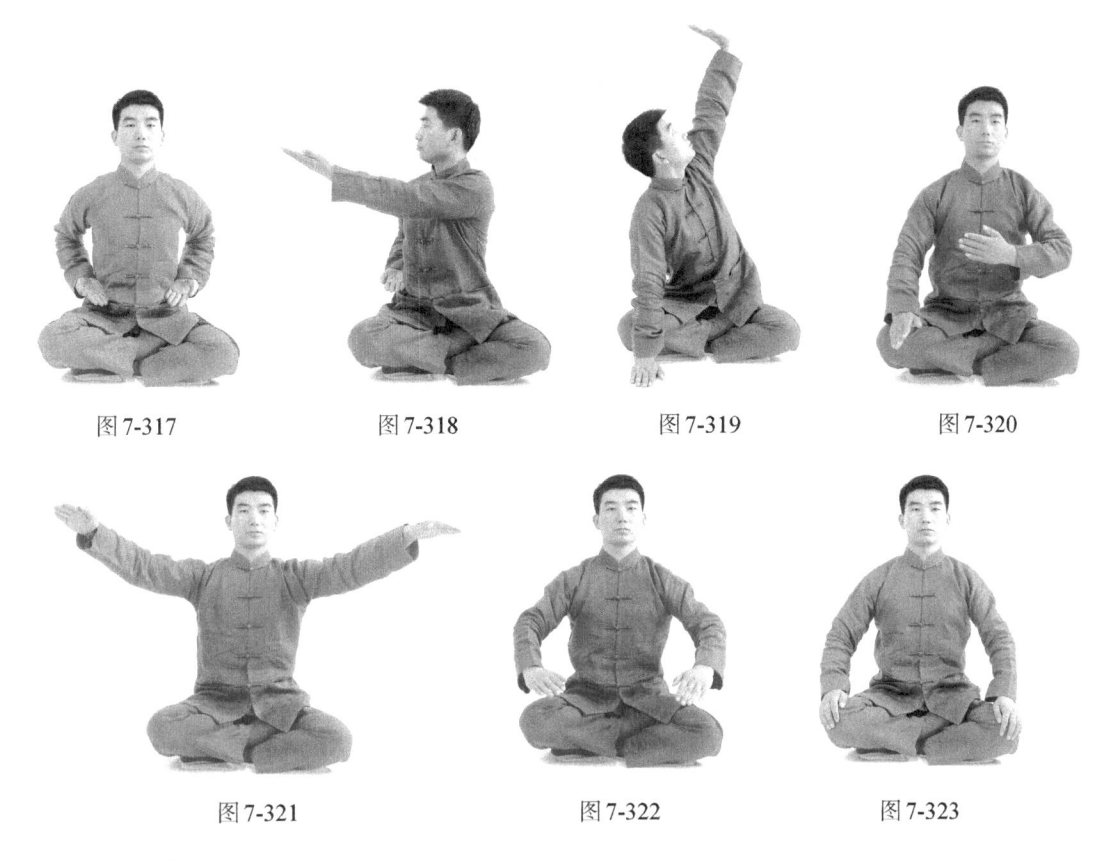

（二）动作要点

1）手掌向左或向右穿出时，意念集中在中指指尖，以中指带动穿掌及身体的转动，找到中指和肩膀对拔的感觉。

2）身体左右转动时，要中正而不倾倚，脊柱旋转、拔伸，且穿掌手臂与身体保持成90°夹角。

3）穿掌后，中指带动手臂继续边旋臂边转掌上托，同时另一掌边旋臂边转掌下按，转掌、坐腕、托天按地、转头目视上方手掌等动作要一气呵成，并带动身体躯干微旋转拔伸，使身体犹如一个螺旋式上升的金字塔。

4）一掌上托，一掌下按，两臂反方向用力、对拔拉伸，动作要协调统一。身体开始转正时，上托手臂即开始从肩逐节放松下落。

（三）功理功用

1）左右转动，脊柱拔伸，可以改善腰部、脊柱的功能，增强体质。
2）腰部的拉伸，调理带脉，有益于消除腰腹部赘肉，补肾益精、调经益血。
3）两掌一上一下对胁肋的拔伸，可以疏肝理气，和胃健脾，增强消化系统功能。
4）有效防治和缓解颈、肩、肘、腰等相关部位疾患。

第二十四式　大寒导引术——单腿地支式

（一）导引动作

1）正身跪坐，两手覆按于两腿上，头正颈直，竖脊含胸，目视前方，呼吸调匀，心神安定，全身放松（图7-324）。

2）下巴内收、百会上顶，带动身体立起，成跪立姿势（图7-325）。

大寒导引术

3）接上式，重心移至右腿，提左腿带动左脚向前踏地，身体中正，目视前方（图7-326）。

4）接上式，重心后移，臀部坐于右脚跟上，上身后仰，同时两手顺势支撑于身体两侧，掌心按地，目视前上方（图7-327）。

5）接上式，左脚缓缓向前上方踢出，左腿伸直，脚背绷直，目视脚尖（图7-328）。

6）接上式，左脚尖尽力内勾，动作略停，屈左腿并尽力向胸前收回，身体其他部位不变，动作略停（图7-329）。

7）接上式，左脚跟向前上方缓缓蹬出，力达脚跟，左腿伸直，动作略停（图7-330）。

8）接上式，重复动作7）至动作8），收腿、蹬腿共三次。

9）接上式，左腿收回，左腿下落，左脚踏地，重心前移，两手离地，上身直立，左腿收回，成跪立姿势（图7-331），重心后移成跪坐，目视前方，呼吸自然，全身放松（图7-332）。

10）进行对侧练习，动作同前，唯左右方向相反（图7-333至图7-339）。

11）如上左右各做一次为一遍，共做三遍。

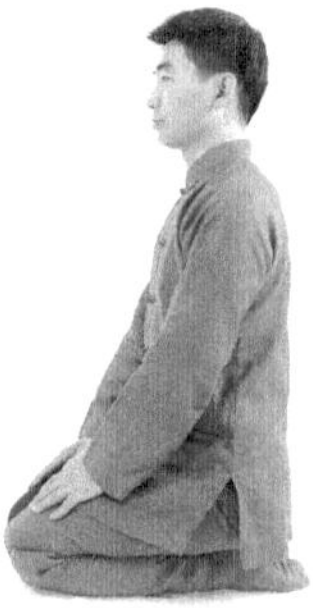

图7-324 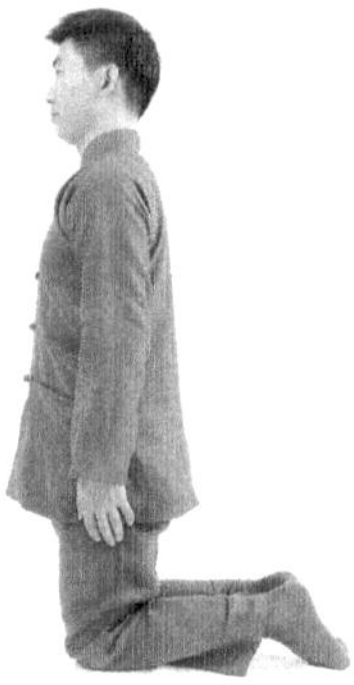　　　　　　　图7-325 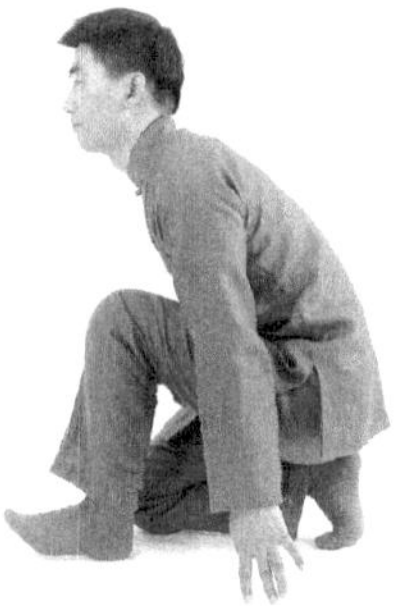　　　　　　　图7-326

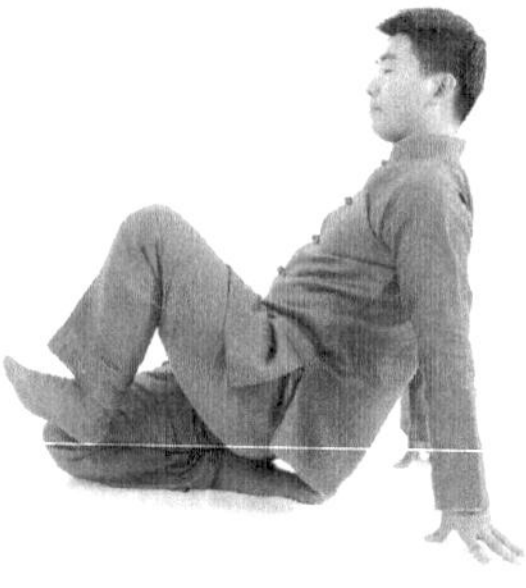

图7-327 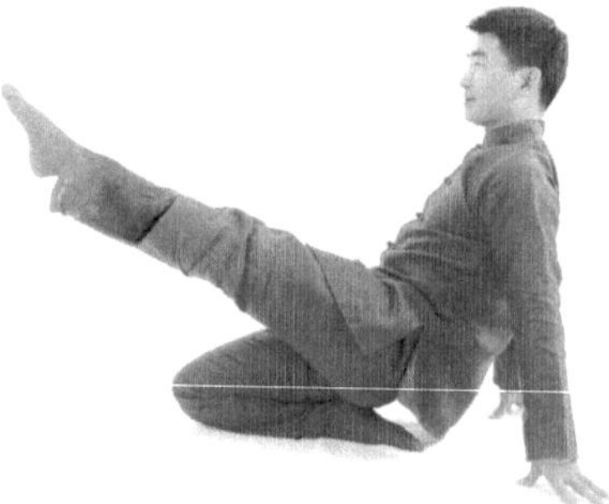　　　　　　　图7-328 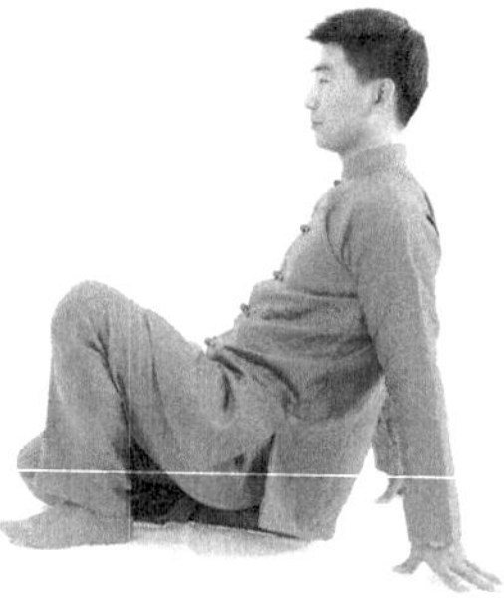　　　　　　　图7-329

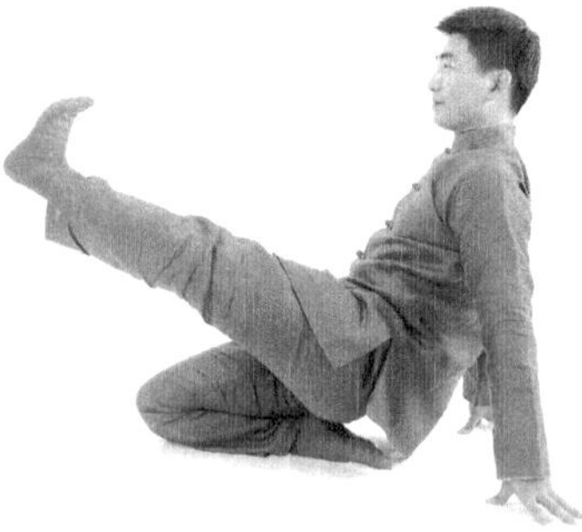

图7-330 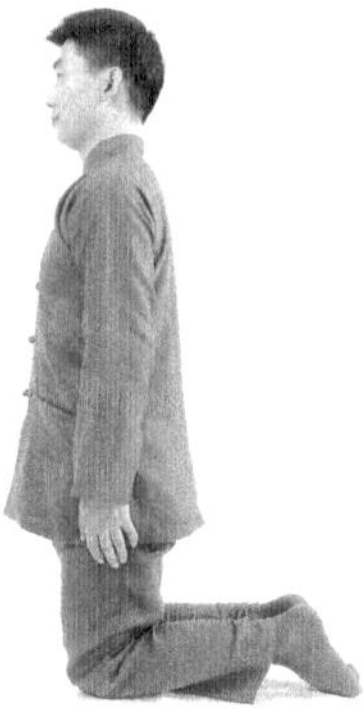　　　　　　　图7-331 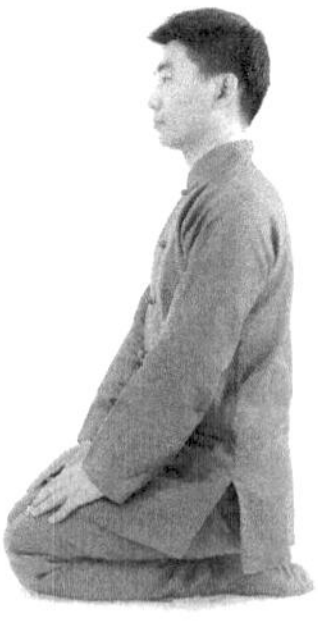　　　　　　　图7-332

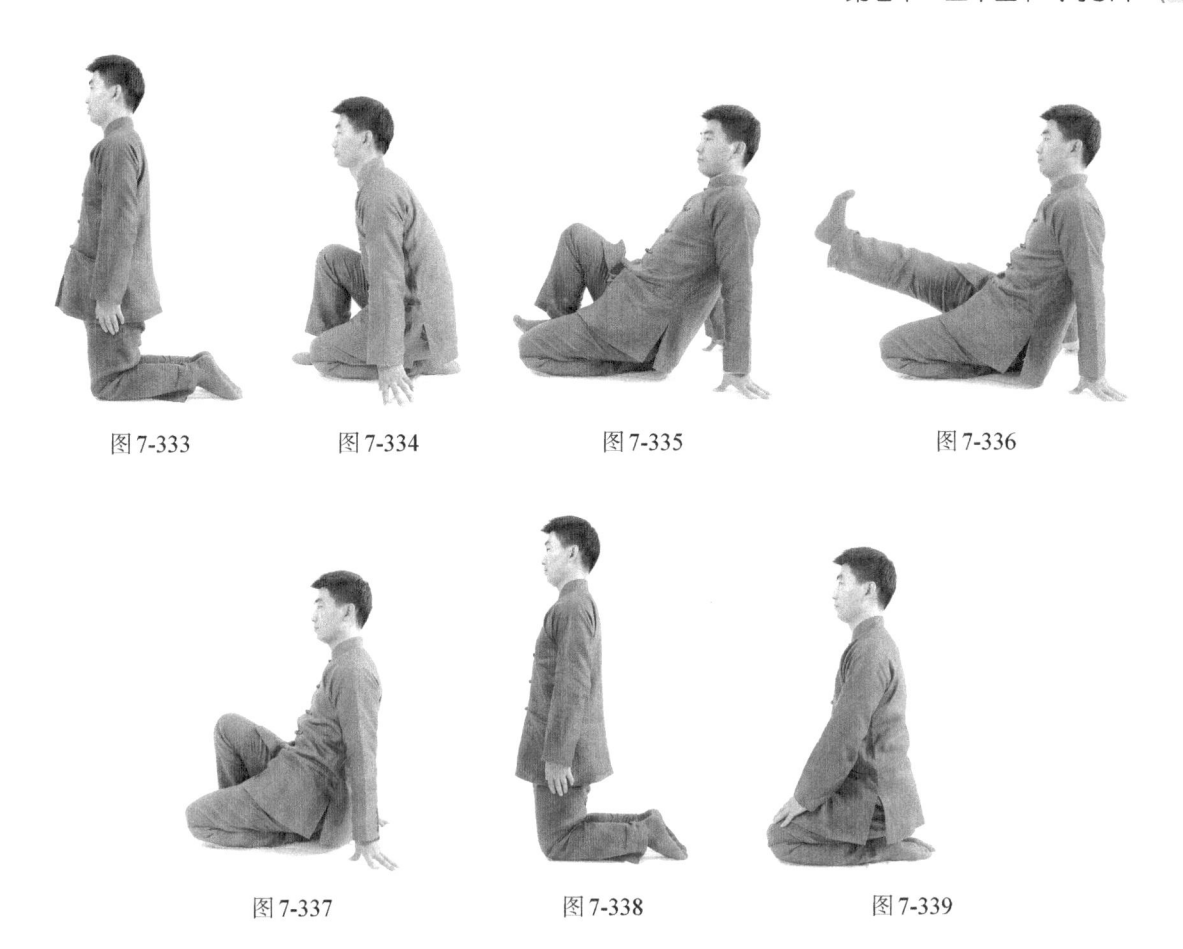

图 7-333　　　　图 7-334　　　　图 7-335　　　　图 7-336

图 7-337　　　　图 7-338　　　　图 7-339

（二）动作要点

1）脚踏地的动作，应整个脚掌置于地面，大腿与小腿形成直角，动作过程中注意保持身体平衡。

2）身体后坐，臀部坐于足跟时，脊柱保持对拔拉伸。

3）蹬腿时，要力达足跟，体会腿后侧的伸展；收腿时，尽力将腿向胸前靠拢。

4）动作要缓慢、分明，不可拖泥带水。

（三）功理功用

1）大寒导引术运动量和运动强度偏大，着重加强了属于肾的腰、腿的锻炼，有强健腰腿、补肾壮骨的作用；

2）疏通腿部阴阳经脉及奇经八脉，增强腰腿部的力量及柔韧性，防治腰腿疾病。

第八章　健心导引术

《黄帝内经》曰："心者，君主之官也，神明出焉。"心脏于人体的重要性是不言而喻的，中医将心奉为"君主之官"，其意为心脏统领身体各个器官，心脏健康有力，则各个器官安稳运作；心脏若气血两亏，其他器官也会岌岌可危。因此，改善心脏功能能增强全身各个脏腑器官的功能。健心导引术，又名健心健康操，是由中国中医科学院代金刚研究员团队参考了传统导引中的仿生思想、存想修神理念、中医经络腧穴理论、整体观念和取类比象思维创编而成，重点模仿鸟的展翅飞翔与花蕾绽放姿态，存想自然变化，通过展肩扩胸、上下托按、左右冲拳、拍打经络等导引方式，起到调节呼吸、通畅血运、助心行血的作用，调节身心增强心气，为内心带来自由、安详的感觉，对于提升脏腑功能，预防心血管疾病和多种慢性疾病的防治具有相应的功效。2013年，由全国妇联、中国中医科学院共同组织3000名中老年人共同演示该导引术，打破吉尼斯世界纪录。

这套健心导引术共有八节，动作简单、路线清晰，属于中低等强度的有氧运动。

健心导引术
视频

第一节　学　与　练

本导引术的动作名称由8个字组成。前4字表示动作特点，如展翅飞翔、左右冲拳、拍拍打打等。后4字表示本动作的功用，如滋润身心、调节心肺、经络通达等。

一、展翅飞翔、滋润身心

（一）动作说明

1）预备式：两脚并拢，自然站立。左脚向左侧横开半步，约与肩同宽（图8-1）。

2）两臂侧起，至与肩平。两臂向前环抱，左手在外，右手在内，两手相叠。同时左脚向左前迈出半步，左脚跟着地（图8-2）。

3）手转掌心向下，下按至腹前，脚跟着地（图8-3）。

4）两臂由体侧上提（图8-4）。

5）双掌坐腕下按，双臂伸直，五指张开；同时，重心移向左腿；右腿伸直，脚尖点地（图8-5）。

6）身体后移，两臂侧起（图8-6）。

7）重心前移，两手下按（图8-7）。

8）两臂侧起，身体转正，左脚收回，两臂还原下落（图8-8）。右侧动作与此相同，方向相反。

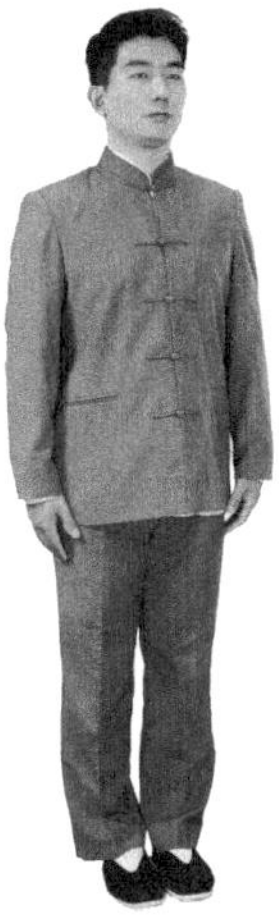

图 8-1 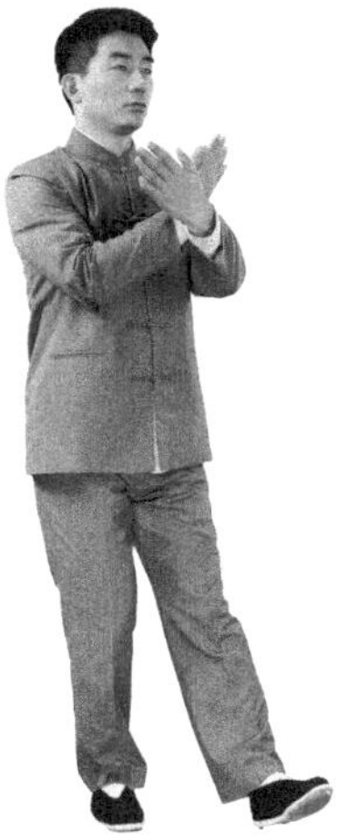　　　　　图 8-2 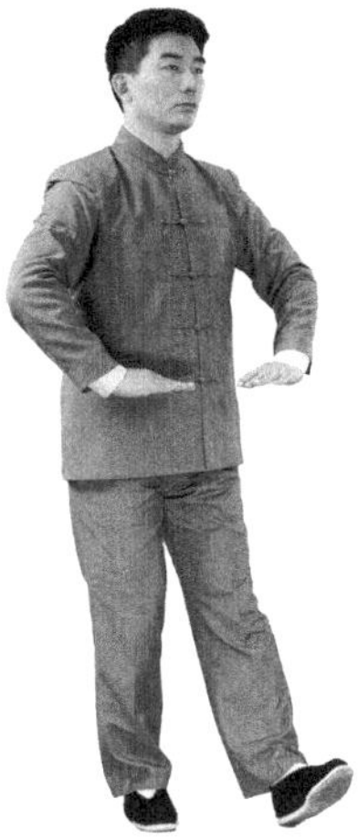　　　　　图 8-3 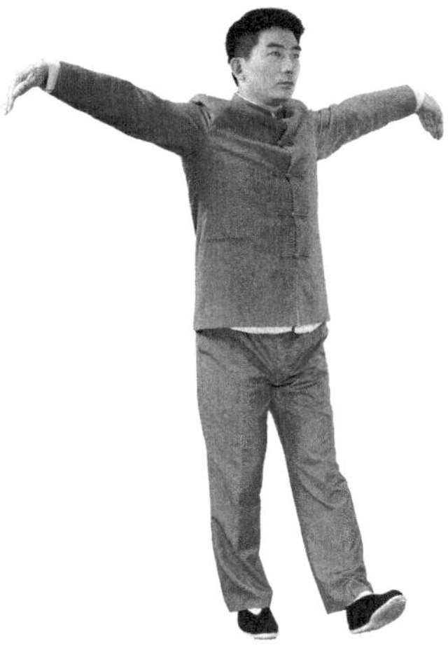　　　　　图 8-4

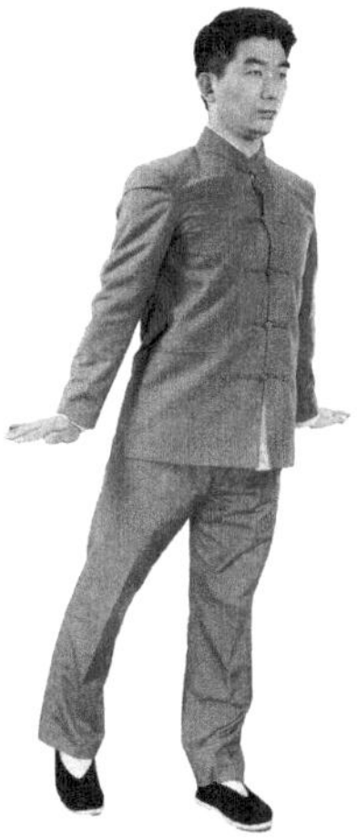

图 8-5 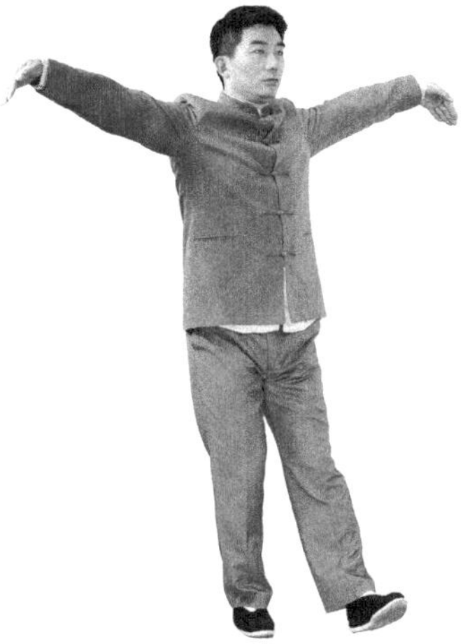　　　　　图 8-6 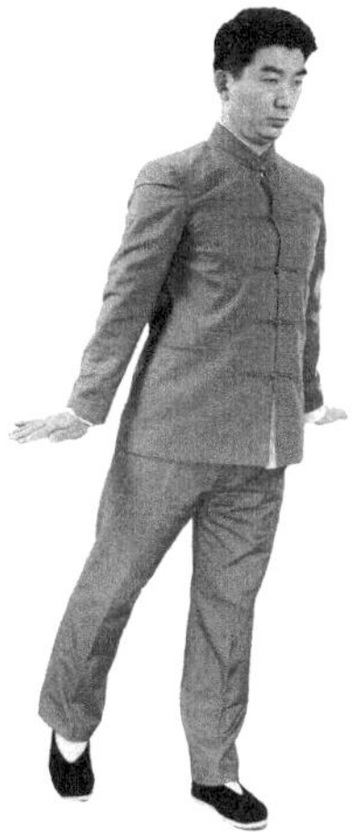　　　　　图 8-7 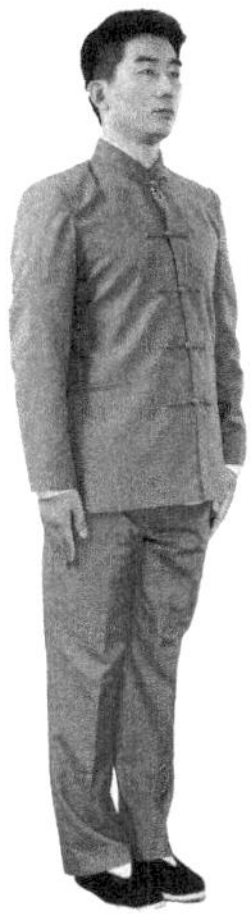　　　　　图 8-8

（二）功理功用

本式动作参考了《诸病源候论》导引法中的仿生思想，重点模仿鸟的展翅飞翔，通过展肩扩胸、两手下按、上提，模仿鸟儿飞翔，可以扩大胸腔容积，使肺宣发肃降的功能得以发挥，起到调节呼吸，滋润身心的作用。象征着内心的自由、安详，调节身心，为后续锻炼做准备。

二、效法自然、调节心肺

（一）动作说明

1）两臂由体前上抬至与两肩相平，掌心相对，手指向前。左脚向左侧开步（图8-9）。
2）继续上举至与地面垂直，掌心相对，指尖向上（图8-10）。
3）转掌心向前，五指分开。两臂由体侧下落，至两臂成一字，掌心向前（图8-11）。
4）手指合拢，两臂向下划弧，捧掌。同时微屈膝，目视手掌（图8-12）。
5）两臂上抬至与肩平（图8-13）。
6）继续上举，指尖向上（图8-14）。
7）五指分开，由体侧下落，两臂成一字（图8-15）。

8）两臂还原，左脚收回。右侧动作相同，方向相反（图8-16）。

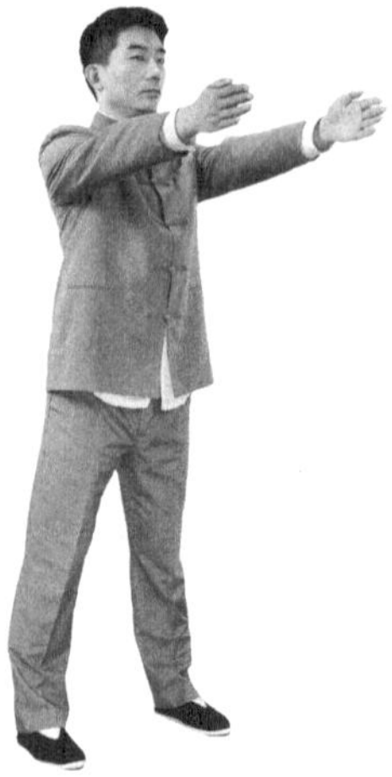

图8-9 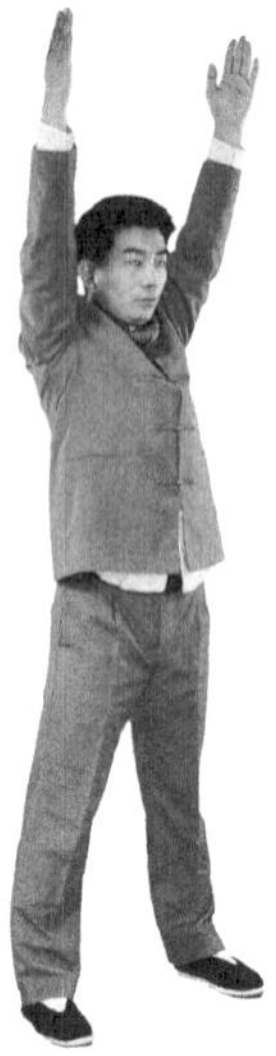　　　　图8-10 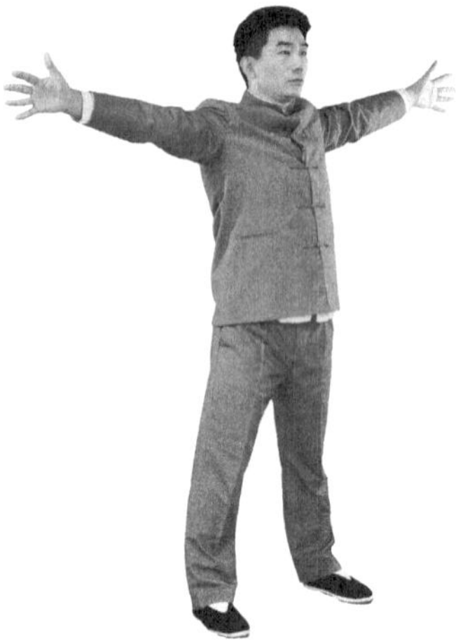　　　　图8-11 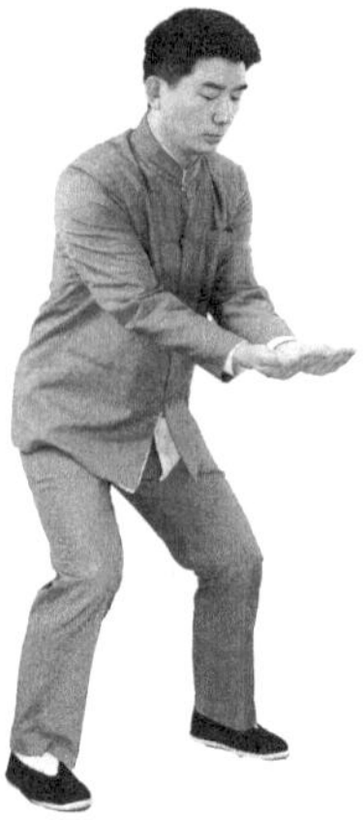　　　　图8-12

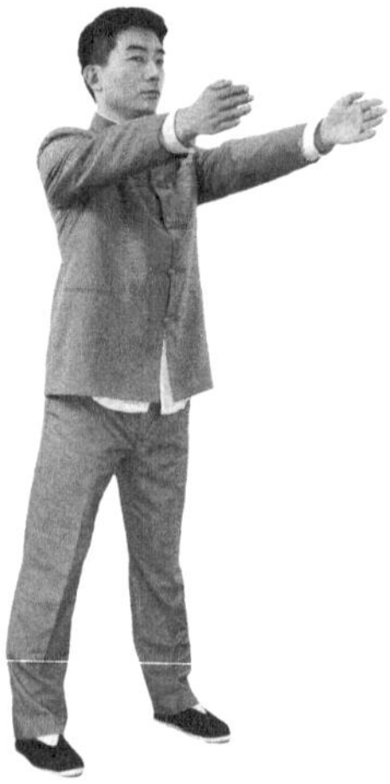

图8-13 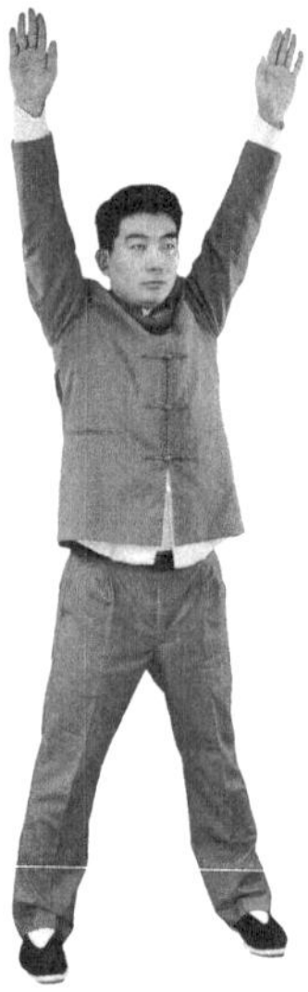　　　　图8-14 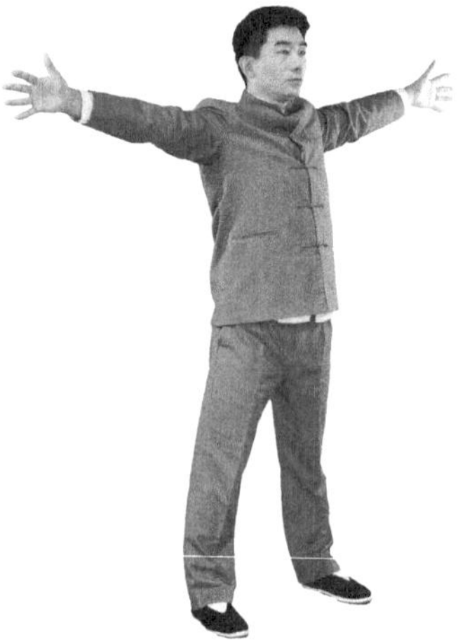　　　　图8-15 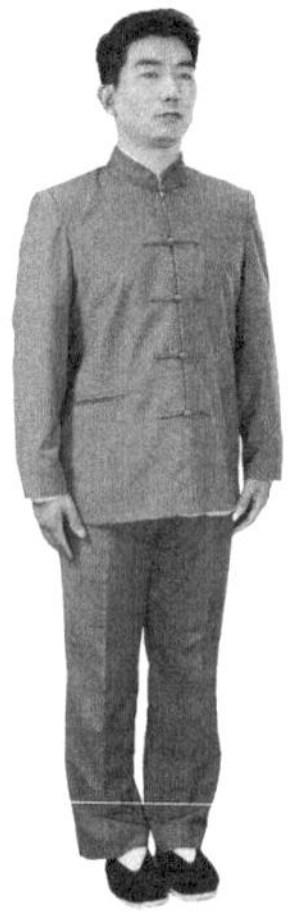　　　　图8-16

（二）功理功用

本式动作参考《诸病源候论》导引法存想天地之意。重点效法自然界的天地，划弧象征天之大，捧掌象征大地的承载和孕育作用。本式可改善手指末梢微循环，调节心肺功能。老子在《道德经》中讲道："人法地，地法天，天法道，道法自然。"本节动作就是效法自然界的天地，象征着天人合一。

三、一上一下、补益心脾

（一）动作说明

1）两手腕在体前交叉（图8-17）。

2）左手向上托，右手向下按，头向右转（图8-18）。
3）右脚上提（图8-19）。
4）右脚下落，头转正（图8-20）。
5）两臂收回，两手腕交叉（图8-21）。
6）右手上托，左手下按，向左转头（图8-22）。
7）左脚上提（图8-23）。
8）左脚下落，头转正（图8-24）。右侧动作与此相同，方向相反。

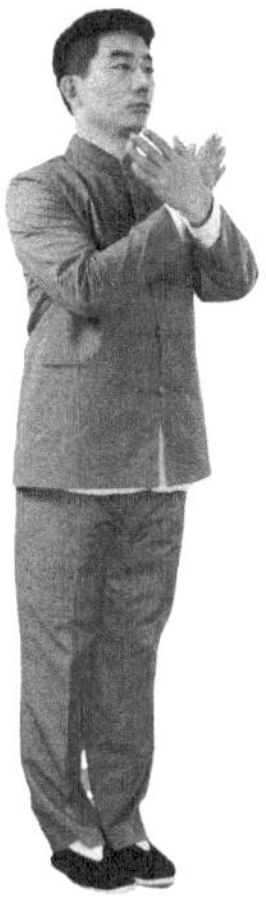

图8-17 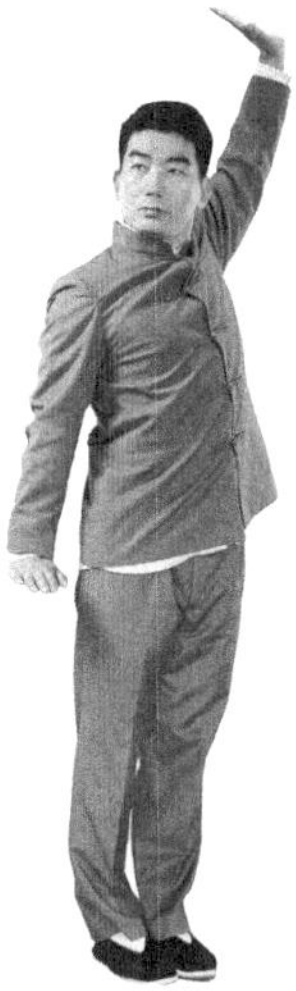　　　　图8-18 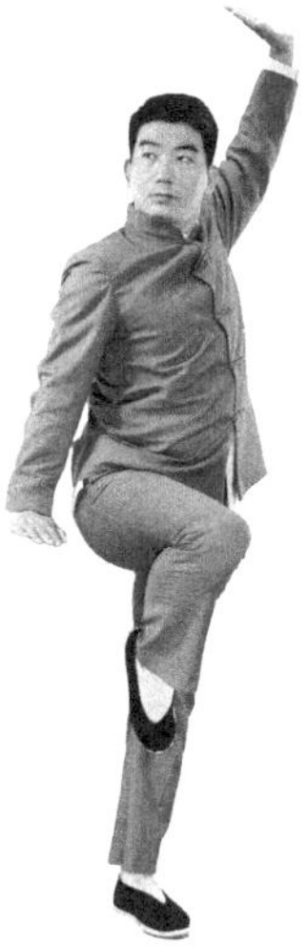　　　　图8-19 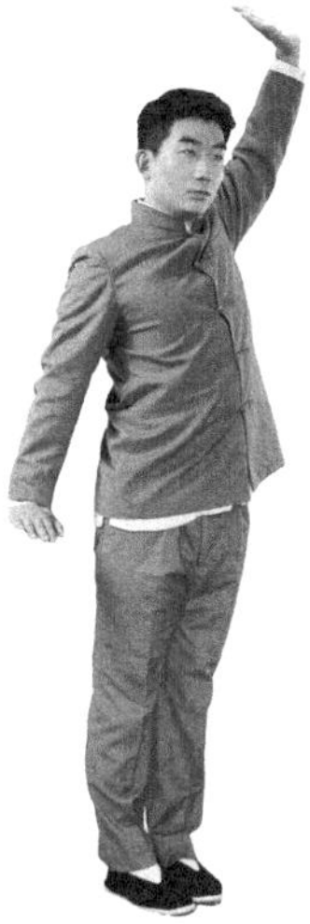　　　　图8-20

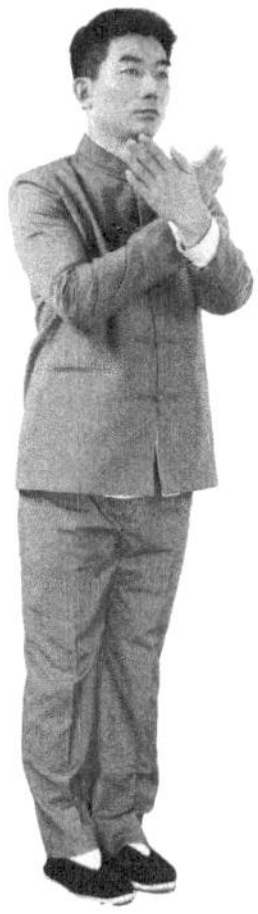

图8-21 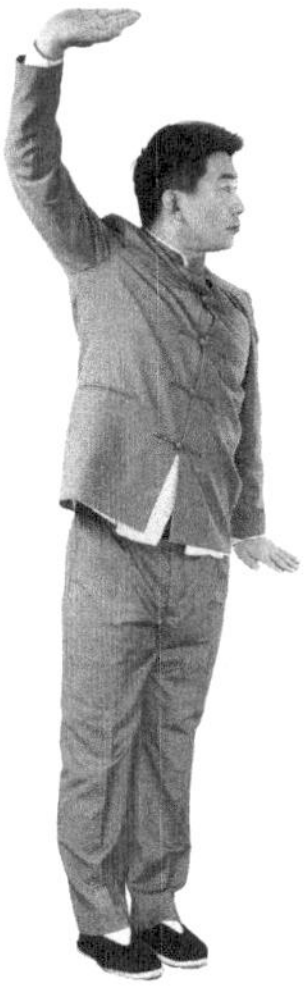　　　　图8-22 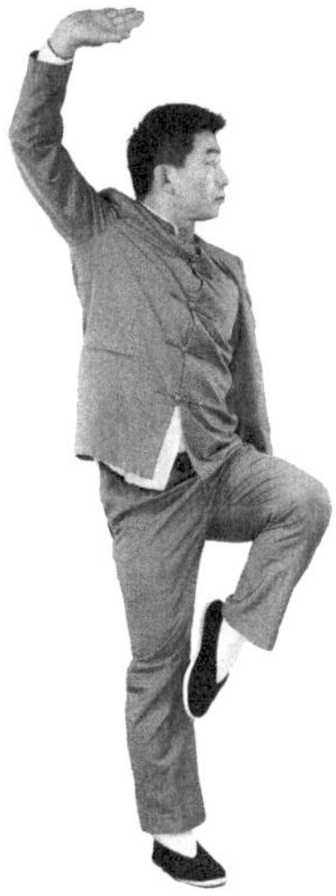　　　　图8-23 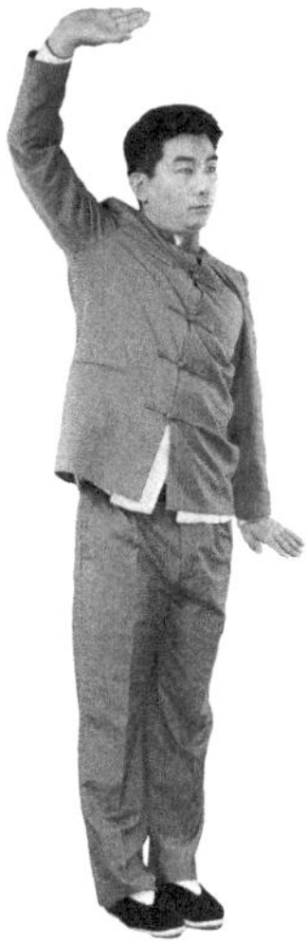　　　　图8-24

（二）功理功用

参考了《诸病源候论》托按等导引法，通过两手一上一下，调节人体位于腹部的脾胃功能，改善血液运行。通过两臂上下的动作，活动肩关节，防治五十肩等肩关节疾患。在八段锦中，有调理脾胃须单举一式，就是通过一手上托，一手下按来调节脾胃的功能。因为脾胃位于人体腹腔，肢体运动较难影响到脾胃，而本动作通过对左右相反方向的牵拉，可以起到调节脾胃升降功能的作用。

四、左右冲拳、心情舒畅

（一）动作说明

1）左脚向左开步，两腿微曲，冲左拳，拳眼向左（图8-25）。
2）左臂内旋，转拳眼向下（图8-26）。
3）打开变掌，旋腕，握拳（图8-27）。
4）左拳收回于腰间（图8-28）。
5）右拳向前冲出，拳眼向右（图8-29）。
6）右臂内旋，转拳眼向下（图8-30）。
7）打开变掌，旋腕，握拳（图8-31）。
8）右拳收回（图8-32），两脚并拢。

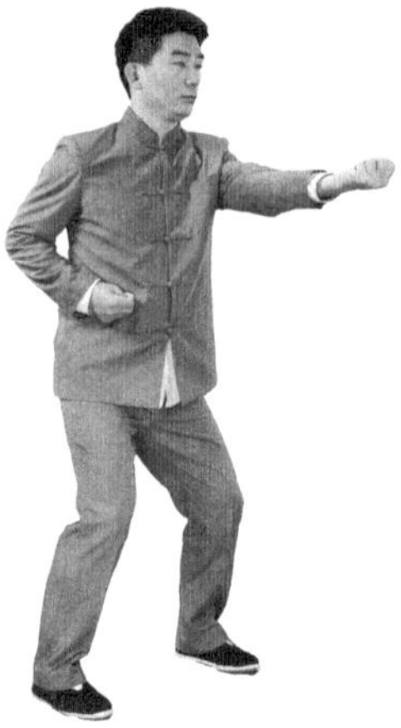

图8-25 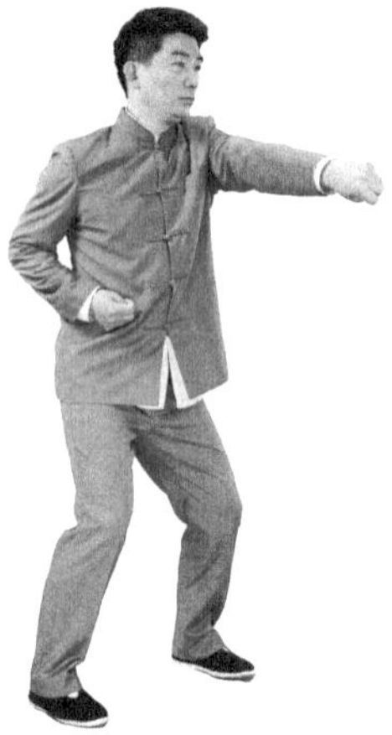　　　　图8-26 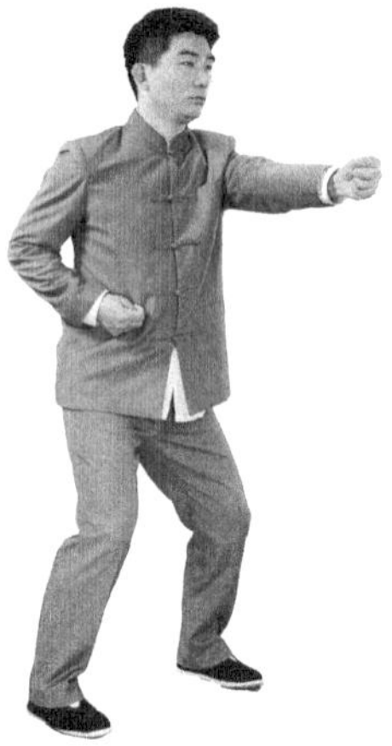　　　　图8-27 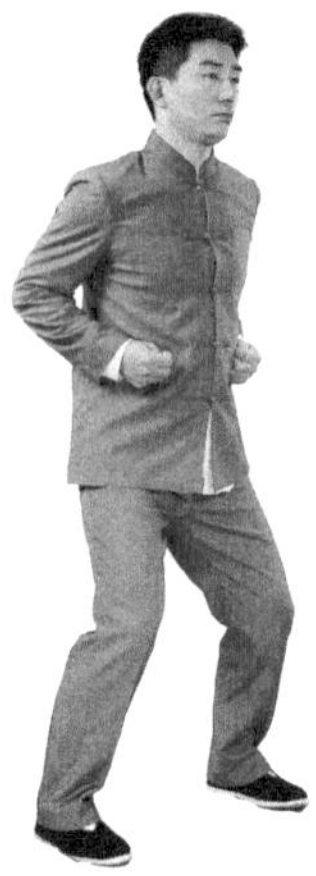　　　　图8-28

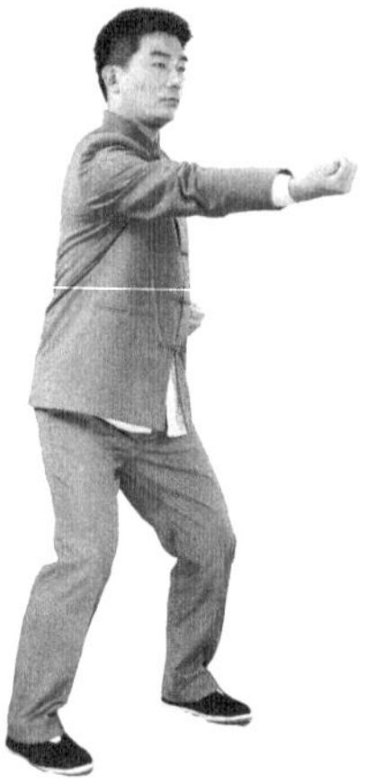

图8-29 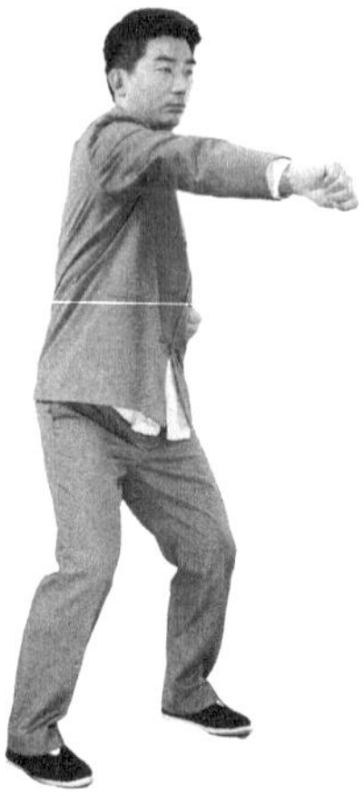　　　　图8-30 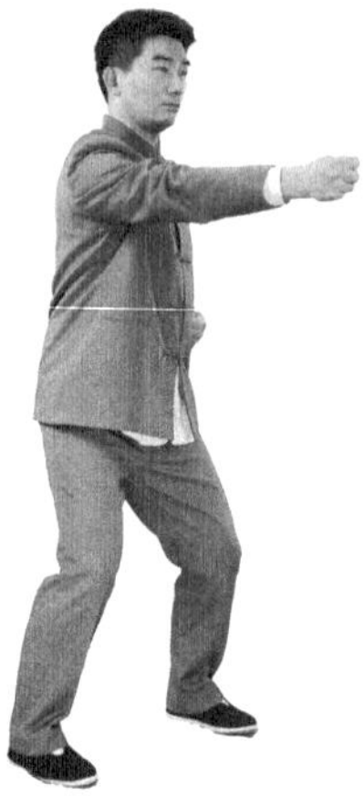　　　　图8-31 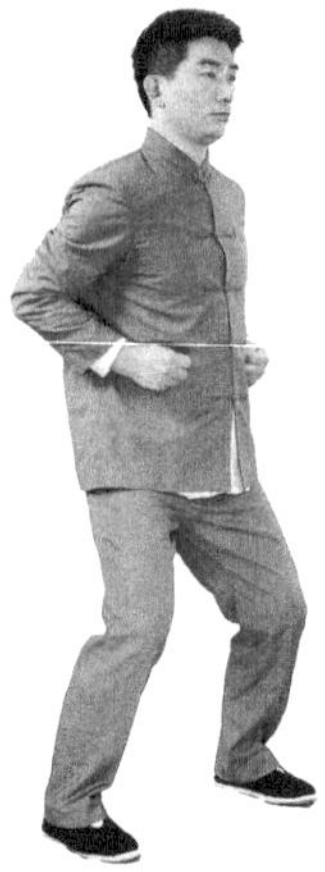　　　　图8-32

（二）功理功用

本动作参考了《诸病源候论》导引法中的"握固"。肝主筋，为将军之官，通过较快节奏的动作增强肝脏功能，调节人体情绪，改善气血运行。人体的情绪和肝脏有密切关系，肝在志为怒，喜条达恶抑郁，本动作顺应了肝脏的功能特点，通过冲拳发泄情绪。在握拳时采用的是大拇指在内的方式，如此握拳称为握固，有收敛固护人体魂魄的作用。婴儿经常采用这种握拳的姿势。

五、旋转腰脊、交通心肾

（一）动作说明

1）两臂侧起，左脚向左开步（图8-33）。
2）腰部向左旋转（图8-34）。
3）左手手背贴在腰部，右手放在左肩，头向左转（图8-35）。
4）保持以上姿势（图8-36）。
5）两臂打开，身体转正（图8-37）。
6）向右旋腰（图8-38）。
7）右手手背贴在腰部，左手放在右肩，头向右转（图8-39）。
8）保持以上姿势（图8-40）。右侧动作相同，方向相反。

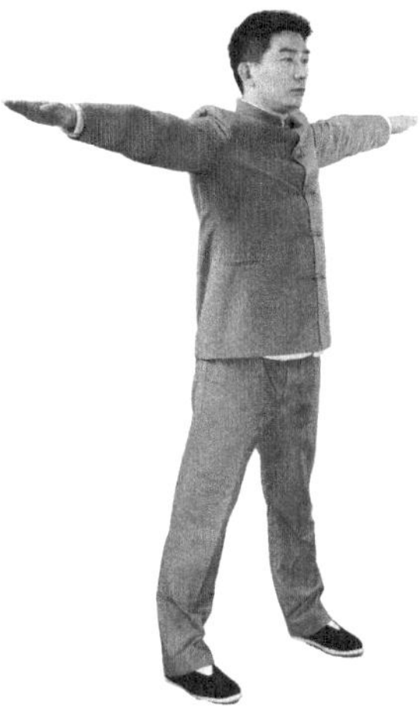

图8-33 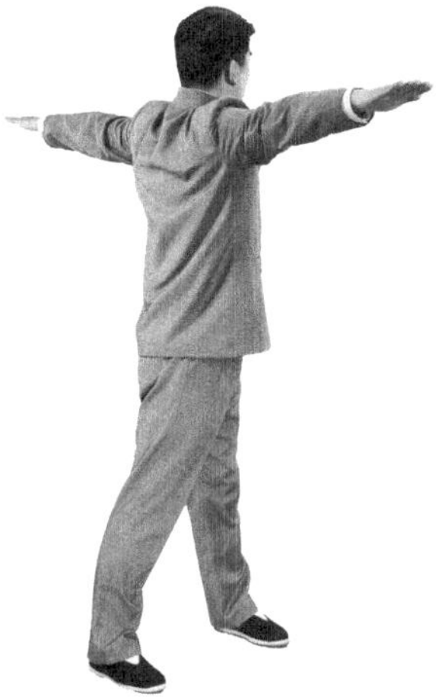　　　图8-34 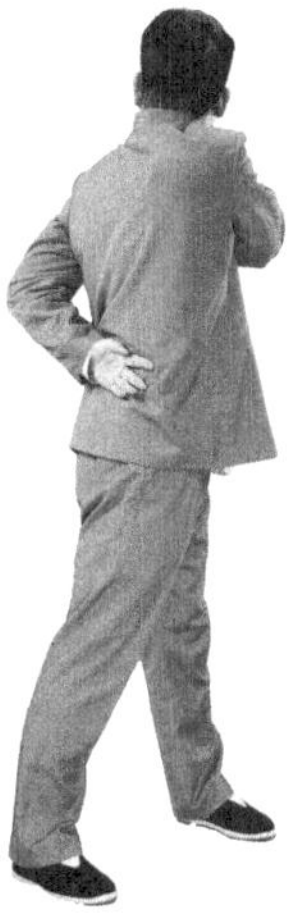　　　图8-35 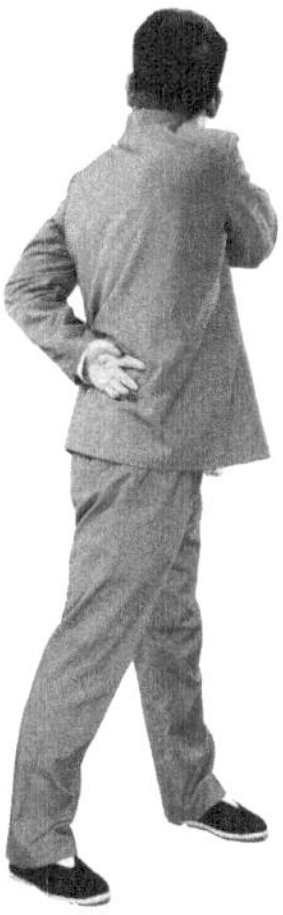　　　图8-36

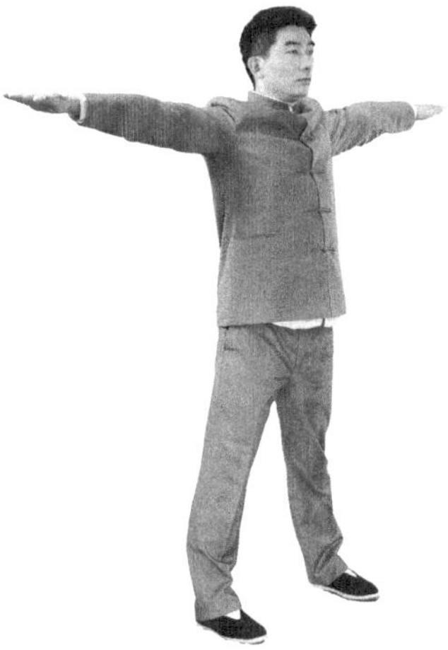

图8-37 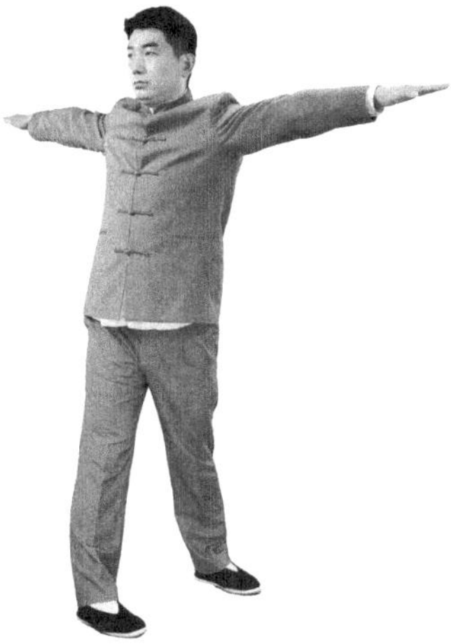　　　图8-38 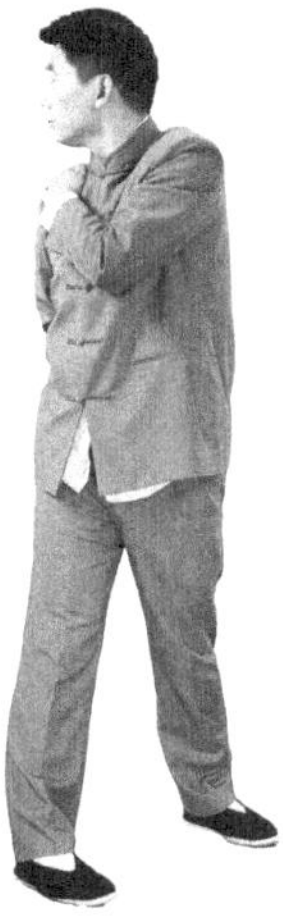　　　图8-39 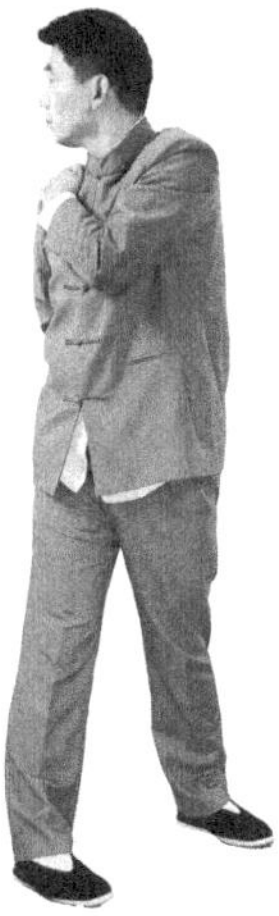　　　图8-40

（二）功理功用

参考《诸病源候论》"转身、引腰"导引法编创。腰为肾之府，通过旋转腰部、颈椎，达到健肾、交通心肾的目的。心在五行属火，位于上，肾属水，位于下，人体是一个矛盾的统一体，只有当心火下降，温暖肾水，才能使肾水不寒，不容易出现腰膝酸软等症状。当肾水上升，滋润心火，能使心火不亢奋，不容易出现心烦、失眠等症状，这个动作就有利于调节人体的心肾功能，使其发挥正常的功能。

六、心花绽放、朱雀还巢

（一）动作说明

1）左脚收回，两手在胸前十指交叉（图 8-41）。
2）左脚向前上半步，掌跟接触，手指打开（图 8-42）。
3）掌跟用力，抬头，两臂打开（图 8-43）。
4）左脚收回，两手十指交叉（图 8-44）。
5）两手在胸前十指交叉（图 8-45）。
6）右脚向前上半步，掌跟接触，手指打开（图 8-46）。
7）掌跟用力，抬头，两臂打开（图 8-47）。
8）右脚收回，两手十指交叉（图 8-48）。右侧动作相同，方向相反。

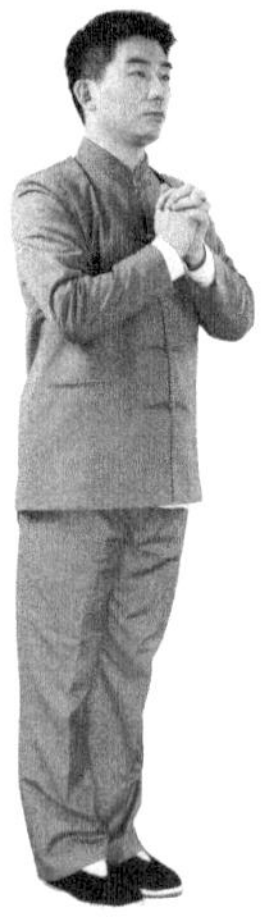

图 8-41 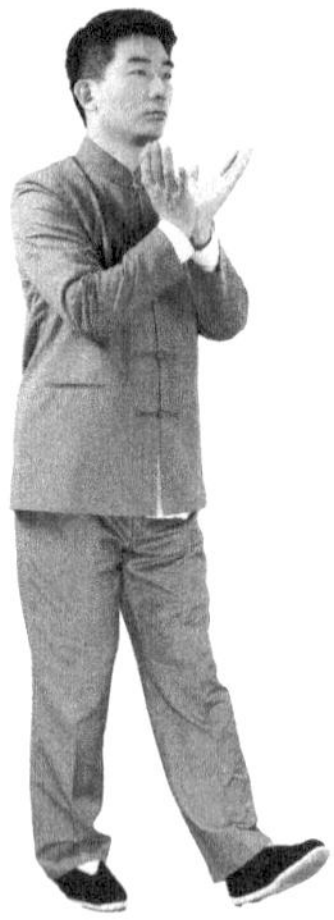　　　　图 8-42 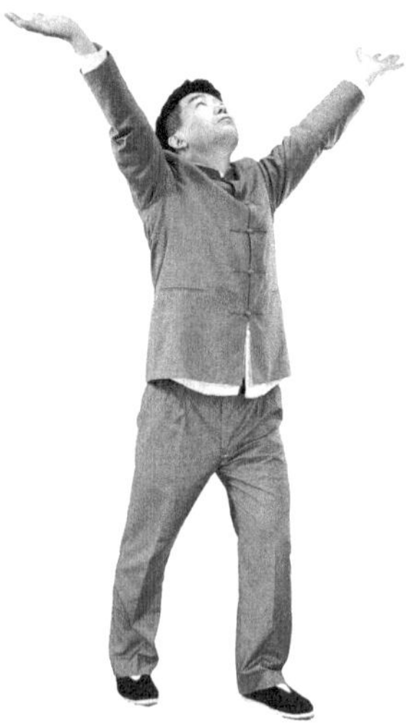　　　　图 8-43 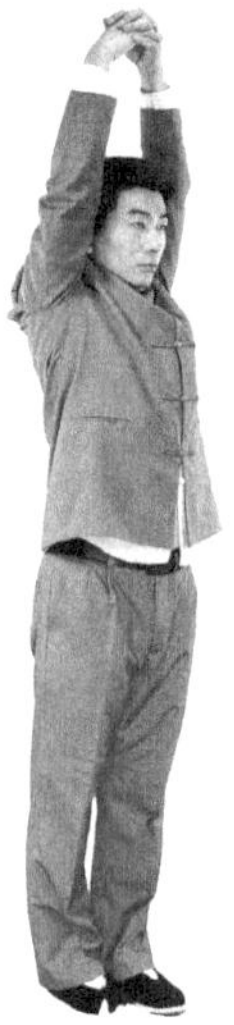　　　　图 8-44

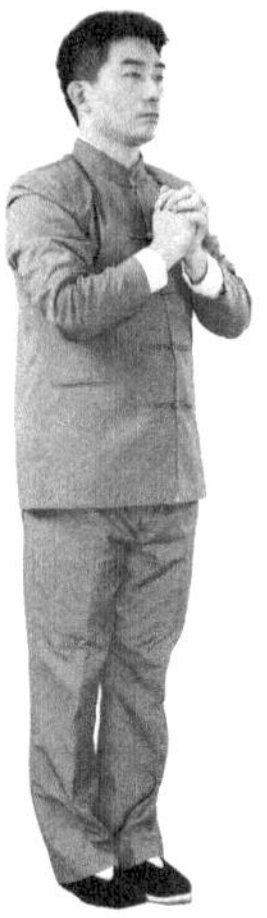

图 8-45 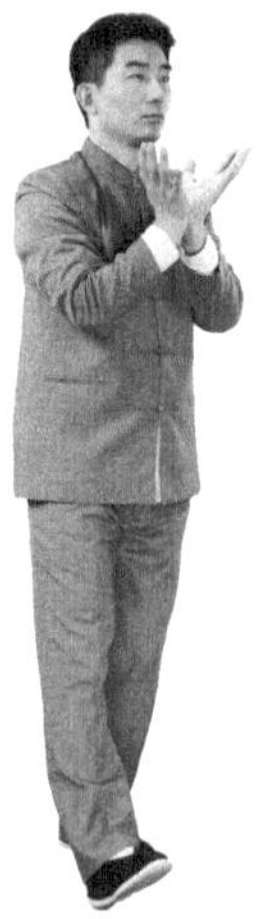　　　　图 8-46 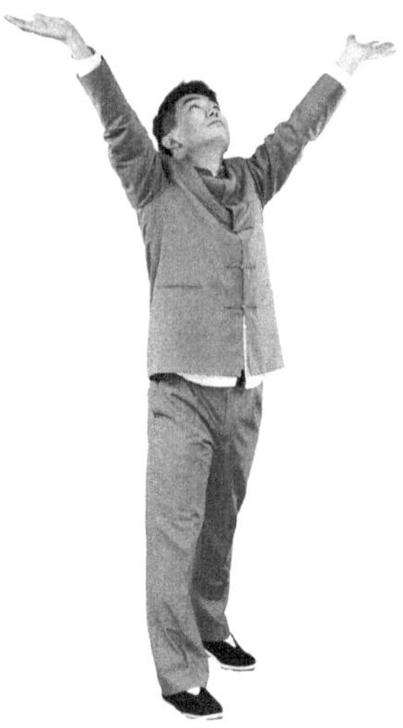　　　　图 8-47 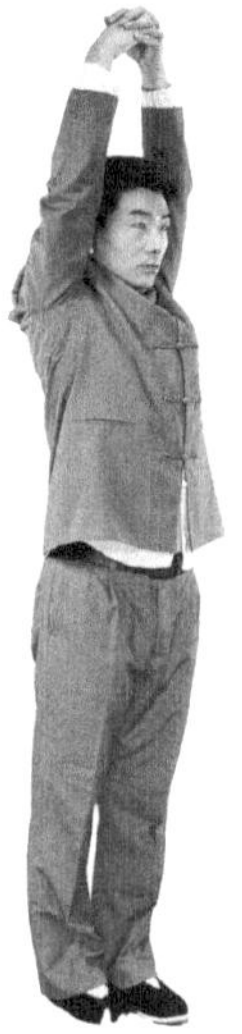　　　　图 8-48

（二）功理功用

本动作通过用手、用两臂模仿花朵的开放，就是让练习者感到自己就是世界上独一无二的花朵，像生命一样绽放。这是对《诸病源候论》存想法的运用。本式动作可以拔伸脊柱，舒展胸腹，调畅身心，宁心安神。有利于精神和气血内敛，改善睡眠。在中国传统文化中，青龙、白虎、朱雀、玄武分别代表了四方的二十八宿，朱雀位于南方，属火，和人体中的心脏相对应。心在人体中和精神关系密切，好的心情要维持在中和的状态。《中庸》"喜、怒、哀、乐之未发，谓之中。发而皆中节，谓之和。"本动作中两手十指交叉，收回，就有利于心气的内敛，让人更加关注自己的内心，更加内省。

七、拍拍打打、经络通达

（一）动作说明

1）两脚分开，两手同时拍打两肩4拍，拍打胸上4拍（图8-49）。

2）拍打腹部中间4拍，拍打腹部两侧4拍（图8-50）。

3）拍打大腿外侧、后侧8拍（图8-51）。

4）拍打大腿内侧8拍（图8-52）。

5）右手拍打左臂内侧8拍（图8-53）。

6）右手拍打左手臂外侧8拍（图8-54）。

7）左手拍打右臂内侧8拍（图8-55）。

8）左手拍打右手臂外侧8拍（图8-56）。重复两次。

（二）功理功用

本式动作参考《诸病源候论》中导引与按摩相结合的方法，通过拍打的动作通经活络、强筋壮骨、活动关节，促进血液循环，增强新陈代谢、提高身体抗病能力，从而起到强身健体、延缓衰老的作用。动作节奏感强，动作轻快，令人心情愉悦。经络系统是人体非常重要的组成部分，在人体体表分布着经络系统的皮部，通过拍打，影响的是整个经络系统，以及其联系的脏腑。

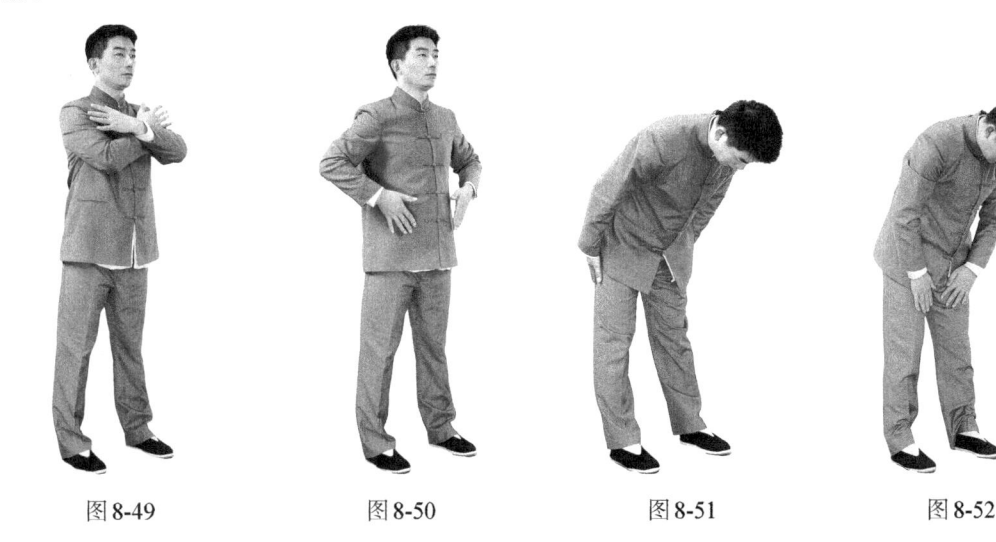

图 8-49　　　　　图 8-50　　　　　图 8-51　　　　　图 8-52

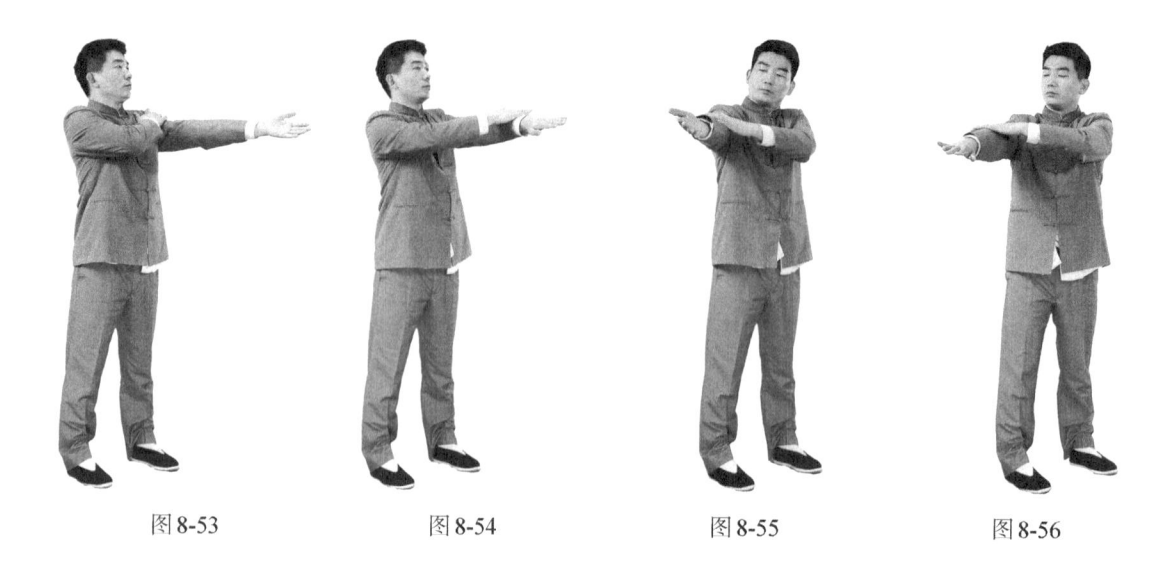

图 8-53　　　　　图 8-54　　　　　图 8-55　　　　　图 8-56

八、心心相印、幸福一生

（一）动作说明

1）两手下按到腹部（图 8-57）。
2）两臂由体侧划弧，在头上方掌背相靠，抬头看手（图 8-58）。
3）两手由体侧下落（图 8-59）。
4）两臂收至胸前，成心形（图 8-60）。
5）两手下按，两腿微屈，左脚收回（图 8-61）。
6）两臂侧起，掌背相靠，右脚向右开步（图 8-62）。
7）两手由体侧下落，与肩相平（图 8-63）。
8）右脚收回，两臂收至胸前，成心形（图 8-64）。再重复该动作两次。

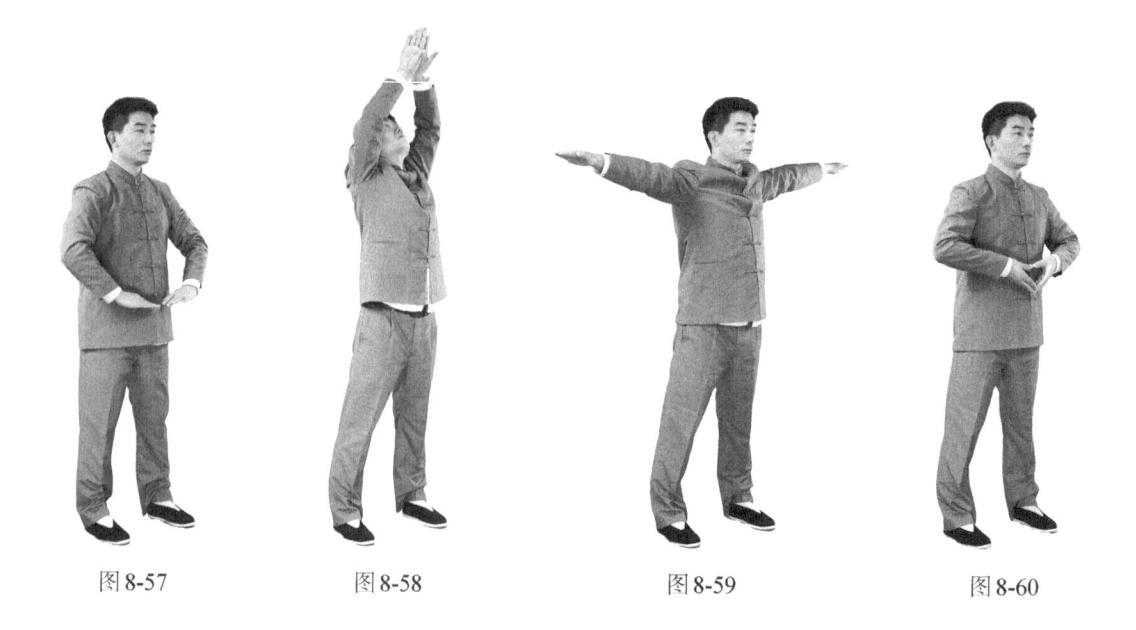

图 8-57　　　　　图 8-58　　　　　图 8-59　　　　　图 8-60

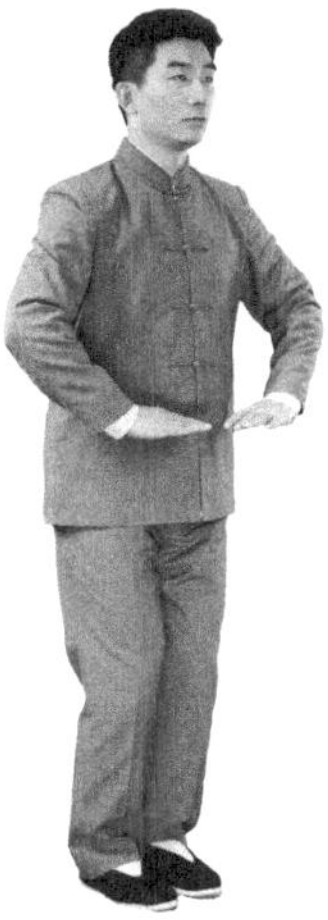

图 8-61 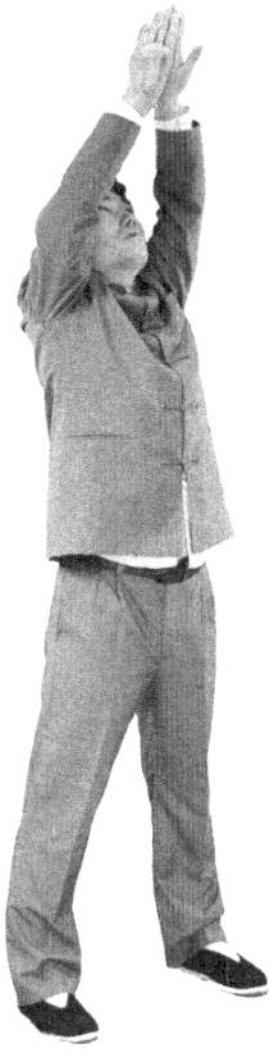　　　　图 8-62 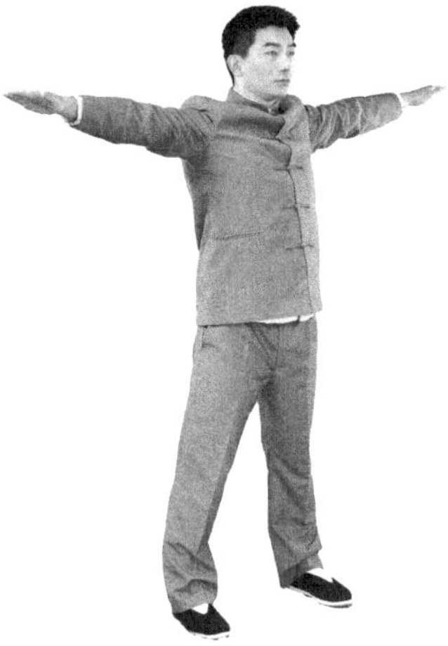　　　　图 8-63 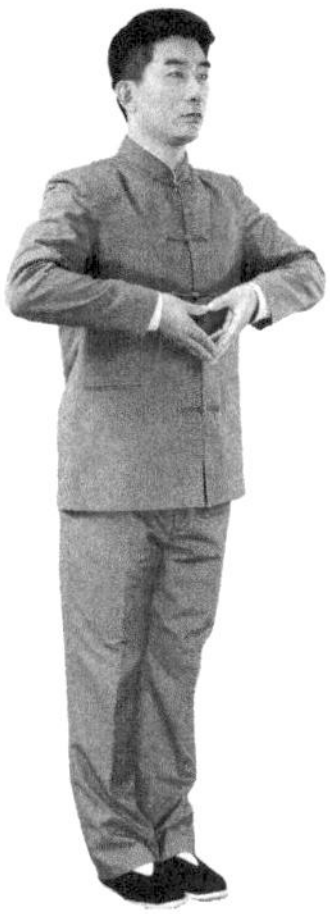　　　　图 8-64

（二）功理功用

本式动作参考《诸病源候论》牵拉胁肋的方法，借鉴了存想的理论。两臂侧起的动作难度不大，对人体是一个整体的锻炼。坚持锻炼，和合致中，身心健康，享受幸福人生。

第二节　健心导引术动作内涵

一、编创原则和思路

（1）以改善心脏功能为出发点

《黄帝内经》曰："心者，君主之官也，神明出焉……故主明则下安……主不明则十二官危。"故改善心脏功能可增强全身各个脏器的功能。本导引法的动作与改善心脏功能密切相关。如第一式滋润身心、第二式调节心肺、第三式补益心脾等。

（2）改善精神情志

心主神志，中医导引法讲求"三调合一"，即调身、调息、调心，健心导引法则充分应用《诸病源候论》存想的方法和理念。第一式展翅飞翔、滋润身心，通过模仿鸟儿飞翔，使得习练者心神宁静；第六式心花绽放、朱雀还巢，两手、两臂类似绽放的花儿，帮助习练者调畅情志；第八式心心相印、幸福一生，既是整理动作，亦是通过暗示习练者互助的过程中，提高自身幸福指数。以上动作均为调畅神志。

（3）改善气血运行

心主血脉，在《诸病源候论》导引法动作屈伸、松紧变换特点的指导之下，以相对缓慢的速度通过大幅度的肢体动作促进肢体气血的运行，五指分开、握拳等动作可促进手指末端阴阳两经的交会，以达到助心行血的功效。

（4）调节相关脏腑

中医理论讲求整体观念，心与其他四脏紧密相关，第二式通过存想天地，效法天地，动作以上下为主，呼吸配合动作，改善心肺功能。第三式以八段锦"调理脾胃须单举"为基础，增加了

《诸病源候论》中提膝关节的动作，在调节气机升降的同时，对下肢血液的运行起到促进作用，从而调节心脾两脏。这套导引术参考《诸病源候论》中虚劳候、风病候、腰背病候、脏腑病候动作，共有八节，动作简单、路线清晰、属于中低等强度的有氧运动。坚持练习可以增强脏腑功能，促进气血运行，排解身体毒素，令人精神愉悦，身心健康。

基于《诸病源候论》编创的健心导引法，虽以心作为主要调节脏器，但五脏作为一个整体，亦对其他脏腑有良性调整作用；具体论之，每一脏腑气血和调，则可发挥其正常生理功能；整体言之，五脏作为整体，每一脏腑发生病变，均会累及其他脏腑，反之，各脏腑生理功能正常，则五脏和谐，病不得生。基于编创的功理功用，该导引法可选择应用于心血管疾病与某些情志疾病的辅助治疗，从而丰富中医非药物疗法的内容与形式。

二、应用健心导引法的思考与实践

健心导引术是在《诸病源候论》导引法研究的基础上，结合中医学理论，应广大群众对导引法的需求，对导引法推广和应用的一次有益尝试，为更好地推广中医导引法打下了坚实的基础。健心导引法编创之后，得到了较好的推广应用。2013年9月，2958人集体展示健心导引术，创造了新的吉尼斯世界纪录。

中医导引法作为独具中医特色的非药物疗法之一，是中医学的精粹。该养生方法历史悠久、内容丰富，流传广泛。《灵枢·病传》中记载"余受九针于夫子，而私览于诸方。或有导引行气、乔摩、灸、熨、刺、焫、饮药。之一者可独守耶，将尽行之乎？"即在当时导引已作为与"乔摩、灸、熨、刺、焫、饮药"并列的独立中医传统治疗方法。《金匮要略方论》有云"四肢才觉重滞，即导引、吐纳、针灸、膏摩，勿令九窍闭塞。"指出可用导引法治疗"四肢重滞"初期症状。隋·巢元方的《诸病源候论》不载方药，而以"补养宣导法"附着在各证候之后，更是表明了这一点。

慢病的发生发展与不良生活方式紧密相关，而健康的生活方式包括适量运动、合理饮食、规律起居、情志条畅等，这些方面紧密相连，互相影响。导引作为中医疗法的非药物治疗手段，是身体与精神结合的锻炼方式，能够充分舒展肢体、匀细柔长呼吸、放松心情，坚持练习，有助于养成良好生活方式，并能起到调畅情志、强身健体，抵御外邪，防病治病的作用。作为中医"治未病"的重要组成部分，对中医导引法的深入研究和应用具有一定意义。

第九章　桩功与静功

习练导引养生法需要三调合一，由动入静，动静结合。八段锦属于站式以动为主的方法，二十四节气导引养生法在坐姿基础上进行导引的方法，六字诀是以呼吸吐纳为主配合简单导引动作的方法，此外桩功与静功也是中医导引学的重要内容。

桩功广义上包括动桩和静桩两种形式。动桩也称为活桩，主要涉及一般的导引套路练习和单式反复练习，而静桩则特指站桩，是导引习练者通过摆定固定架势或循环运动固定架势，并辅以相应的练功心法，以达到多种习练效果。本节所说的桩功多指静桩。

站桩功就是模仿植物，人站在那里，让气血流动。这就是我们说的远观近择、取象比类。古人就是通过这种方法，通过观察，然后总结，上升到理论，理论再反过来指导实践。

静包括两个方面，一是外形之静，没有伸臂抬腿，弯腰侧身等肢体的动作；二是内心之静，没有纷繁芜杂的思绪，精神集中，神与气合，神与脉合，气息归元。静功的练习方法也有很多，按照流派，医家、儒家、道家、佛家皆有丰富的方法。按照作用，可大致分为以保健为目的和以治疗为目的。以保健为目的的方法可以分为两类，一是周天搬运法，通过特定姿势和呼吸调节使全身气脉运行起来，二是归一清净法，不通过呼吸吐纳、气脉搬运的过程，而用"修观想"达到直接入静的一种练功方法。以治疗为目的的有脏腑小练形、各种存想法。

第一节　桩　　功

桩功是导引术的基本功之一，具有深厚的文化底蕴和广泛的实践价值。桩功的历史悠久，不同流派都有其独特的桩功练习方法。例如，少林拳和太极拳中有蹲马步的桩功训练，形意拳有三体桩，大成拳则把站桩功作为重要的基础功法。

一、桩功的习练功效

桩功的习练功效主要包括以下几个方面：

1）稳根固基：通过站桩练习，可以增强下肢力量，提高身体的稳定性，为武术技击打下坚实基础。

2）通经活络、调气和血：桩功练习有助于疏通经络，调和气血，促进身体健康。

3）增力长劲、强筋壮骨：长期坚持桩功练习，可以显著增强肌肉力量，使筋骨更加强健。

4）养神温精、去拙化灵：桩功不仅是一种身体锻炼，更是一种心灵的修养，有助于提升精神状态，去除心中的杂念。

5）修身养性、开智生慧：通过桩功的习练，可以达到修身养性、开发智慧的效果，提升个人的整体素质。

二、桩功的习练方法与要领

桩功的习练方法因流派而异,但一些基本的要领是相通的。以下是一些通用的习练方法与要领:
1)保持静站姿势:站桩时,身体保持直立或微蹲,双脚与肩同宽或稍宽,脚尖向前或微内扣。
2)放松身心:全身放松,特别是肩、背、腰、胯等部位的肌肉群,使重量自然下沉至脚部。
3)以意领气:通过意念引导气息在体内流动,感受气感在身体各部位的传播。
4)调整呼吸:采用自然呼吸或腹式深呼吸,使呼吸与站桩动作相协调。
5)保持姿势稳定:在站桩过程中,尽量保持姿势的稳定不变,避免因身体晃动而影响习练效果。

三、常用桩功

代表桩法有抱元桩、浑一字桩、圆桩、弓步桩、虚步桩、马步桩、三体式桩等,下面以抱元桩为例进行说明。

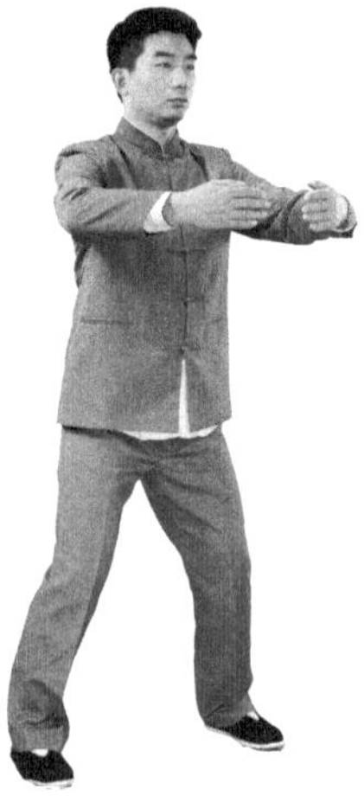

抱元桩(图9-1)是一种传统的养生功法,其核心理念在于"抱元守一、养护精气神",旨在通过特定的站桩姿势和呼吸方法,达到培补元气、强化体质、疏通经络、调和阴阳的目的。

抱元桩有三式,分别对应上、中、下三处丹田。

站立时,两脚分开与肩同宽,脚尖向前或微向内扣,两膝微屈,重心落在两腿之间。双手自然下垂,然后缓缓抬起,环抱于胸前,掌心向内,手指相对,仿佛抱住一个无形的球。同时,含胸拔背,沉肩坠肘,全身放松,呼吸自然。

抱元桩的呼吸以腹式呼吸为主,即吸气时腹部隆起,呼气时腹部内收。在站桩过程中,保持呼吸的均匀、细长和深缓,有助于更好地聚气、养气和运气。

抱元桩是一种简单易学、效果显著的传统养生功法。通过正确的练习方法和坚持不懈的努力,习练者可以从中获得健康和快乐。

图9-1

四、桩功习练的注意事项

1)适度适量:根据自己的身体状况和习练水平,合理安排习练时间和强度,避免过度劳累。
2)持之以恒:桩功习练需要长期坚持才能取得显著效果,因此要保持耐心和毅力。
3)注重心法:桩功不仅仅是身体锻炼,更是心灵的修养。在习练过程中要注重心法的运用和体会。
4)遵循指导:在习练过程中遇到问题时应及时请教老师或专业人士,避免盲目习练导致身体受伤。

总之,桩功是导引的重要基本功之一,具有广泛的习练价值和深厚的文化底蕴。通过科学合理的习练方法和持之以恒的努力,可以达到强身健体、修身养性的效果。

第二节　归一清净法

一、预　备　式

【动作】

1）选择适宜的姿势盘坐（自然盘、散盘、单盘、双盘均可），老年人或身体原因不能盘坐者，可以正坐在凳子上（图9-2）。

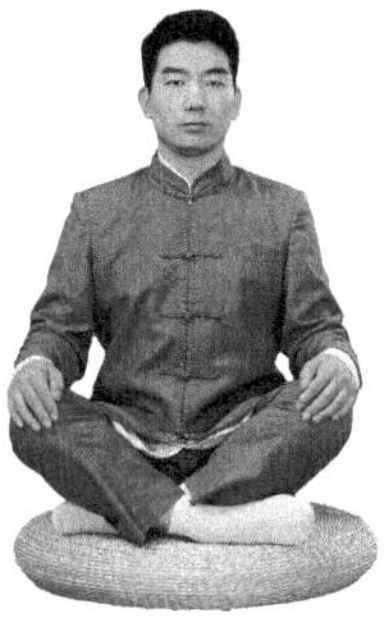

2）准备一个直径约3～5厘米的白纸片，放在两个膝关节之间的位置，其高度约与膝关节同高。

3）两手虎口交叉相握，右手大拇指紧贴在左手掌心的劳宫穴上，其余四指自然握在左手背上，两掌心向下，这个手型称为"太极印"，置于小腹之上或盘着的腿上。

4）坐好之后，随意长呼两三口气，借以放松肢体关节与五脏六腑。操作合度，便可初步感受到轻松愉快。

图9-2

【要点】

1）脊柱竖直，但又要放松。方法是将两肩微向上耸，则每块脊椎骨自然重叠笔直，松紧合度。

2）两手握好之后，把两肘尖微微向前"飞开"二三分，有如鸟雀张翅欲飞的样子。然后再将下颌微微向内"勾"一点，使头正颈直。这样就会很自然地达到含胸的标准。

3）两眼上眼皮如帘下垂，微露一线之光，或将两眼轻轻地闭上。任督通后，两眼自然闭合，如有吸力一般。

4）口唇轻闭，牙齿扣拢，舌尖自然轻轻地抵在上门牙根与上牙龈的交接处。

【作用】

此姿势可以使人身心合一，达到精神放松的状态。

二、如法修观

【动作】

按上法准备后，全身放松，思想集中在两膝之间纸片的位置，即旧说的"牛眠之地"。两眼从残留的一丝微缝向下成45度角，观看此处或者两眼全闭而用意识透过眼帘，内视此处。

【要点】

要不松、不紧、不盯。默默地观照着那一片"牛眠之地"，久而久之，便可达到真正入静的目的。

三、静观其变

【动作】

在观纸片所在的"牛眠之地"时，在意识集中状态下，有时会看到蒙蒙水雾的白色"雾气"，或间杂出现如天空星际闪烁的小亮光点，而又会时时变幻各种颜色。有时会看到该处出现青、赤、黄、白、黑等各种颜色的"云气"或光。

【要点】

出现不同颜色的光感是练功者体内脏腑气脉盛衰情况的自然显现而出现的幻觉，可谓"虽幻亦真"。由于每个人的气脉盛衰不同，所观见的颜色、景象也有差别。此时不要"著意分别""见景生心""心随景转"，应任其千变万化，而采取不理不睬的态度。不管他颜色如何，掌握好它的规律，一经下手入门，得着经验，则一得永得，不会退转，进入清静境界。

四、观光修静

【动作】

经过较长时间练习，各种颜色渐渐退尽，只见白光，白色的程度也由"蒙蒙如雾"的景象，逐渐进步如"月光皎洁"的白光，仿佛一轮明月悬照在面前，白光皎月当空，遍体清凉，烦恼与痛苦皆不复存在。

【要点】

当白光出现时，要求意念集中，只要静静地观察那片白光就行了，这时可以忽略纸片的存在。如果在观白光中有青、赤、黄、黑等杂色的光突然出现，则用制色法的"吙字诀"，对准那些杂色撮口抵舌向它一吹，将杂色吹散，仍然只留下白光。但不可多吹和乱吹。如果观见紫色烟雾缭绕，颜色鲜明、娇艳、柔和、不似光线强烈或者观见金光时，千万不要"吹"它，它一样能使人入静，得到高度休息。

五、忘身化光

【动作】

观见白色光辉稳定之后，开始把意念与它合而为一。意想"光即是我，我即是光，我光不二，光我如一"，那白光即会与自己的身躯合而为一。

【要点】

1）先是感到白光接近自己，两手两腿不复存在，而自觉化光，融于无物，久久锻炼，渐渐遍及全身，自觉通体光明，空无一物，不知道自己的身躯在何处，唯觉如一轮明月，恬静生辉，又像电灯泡，光艳明朗，纹丝不动。

2）这即是《老子》"孔德之容，唯道是从。道之为物，唯恍惟惚。恍兮忽兮，其中有物；忽兮恍兮，其中有象；窈兮冥兮，其中有精；其精甚真，其中有信。"练到这般地步，即旧说"坐忘"或"忘身"的火候，也就是真正的清静境界。

六、收　　功

【动作】

1）停止练功时，先把意念与光色分开，不再集中在光上，则光色即会自行消逝，身躯便自然显现出来。这时睁开双眼，慢慢环顾四周，便知我身现在何处，知道我现在已收光出定。

2）运目，活动一下眼珠，让它做顺时针转动和逆时针转动。

3）叩齿：前部、后部牙齿各叩36次。

4）赤龙搅海：舌头在口腔内不住搅动，接触上、下、内、外牙龈。

5）鼓漱：用津液（口水）漱口。

6）吞津：将津液分成3～5口吞下，意送丹田。

7）搓手，熨目，浴面，梳头，挤按睛明穴、眉弓，按揉太阳穴、四白穴、迎香穴等。

8）用大拇指、食指（鹤嘴劲）提天城穴（耳尖），捏地廓穴（耳垂）。

9）鸣天鼓：两手心紧捂两耳，十指斜抱后脑玉枕部位，食指置于中指上，然后顺势向下一滑，用力敲击后脑勺，耳内只听"咚"的一声，如此敲击24下。

10）搓腰眼至热。

11）全身轻轻地拍打一遍。

12）轻轻咳嗽或大喊一声，练功到此结束。

上述收功动作，亦可用于八段锦、六字诀等导引法的功后导引，可以选择其中几式即可。

【作用】

1）归一清静法是不通过呼吸吐纳、气脉搬运的过程，而用"修观想"达到直接入静的一种练功方法，可以养阴清热除烦，令人精神集中。

2）该方法采用"养阴潜阳"的练功方法，对阴阳两虚的人都能适应，尤其适用阴虚、火热之证，有怕热，甚或常出汗，夜间盗汗，小便不利等症状。

3）该方法练成之后，即可一得永得，永不退转，又安全稳妥，不出偏差。

第三节 存想法

存想法在古代文献中常称为"存、思、度"等，指的是通过默想、存念某些特定场景或颜色消除杂念，防治疾病的方法。存想法在《黄帝内经》《备急千金要方》《诸病源候论》《遵生八笺》等经典著作中都有较多应用。

《素问·刺法论》中讲解通过存想五色气用于防疫。唐代的孙思邈等均有对于存想的论述。《备急千金要方·养性·调气法第五》："徐徐定心，作禅观之法，闭目存思，想见空中太和元气，如紫云成盖，五色分明，下入毛际，渐渐入顶，如雨初晴，云入山，透皮入肉，至骨至脑，渐渐下入腹中，四肢五脏，皆受其润，如水渗入地。若彻，则觉腹中有声汩汩然。意专存，不得外缘，斯须，即觉元气达于气海，须臾则自达于涌泉，则觉身体振动，两脚踡曲，亦令床坐有声拉拉然，则名一通，一通二通，乃至日别得三通、五通，则身体悦怿，面色光辉，鬓毛润泽，耳目精明，令人食美，气力强健，百病皆去。"唐司马承祯《天隐子》中对存想的论述："存谓存我之神，想谓想我之身。闭目即见自己之目，收心即见自己之心。心与目皆不离我身，不伤我神，则存想之渐也。"堪称为经典。

《诸病源候论》导引法中也对存想法有丰富的应用，全书中专门论述存想的条文有10余条，主要存想的内容有"五脏色、四海神、大雷电、天地、青龙、白虎、日月星辰"等，针对的病候有"胁痛、鬼邪候、温病、心腹痛"。其中对于胁痛候，其方法为："卒左胁痛，念肝为青龙，左目中魂神，将五营兵，千乘万骑，从甲寅直符吏，入左胁下取病去。"在温病的防治方面，则可以"存心念四海神名三遍……东海神名阿明，南海神名祝融，西海神名巨乘，北海神名禺强……常存心为炎火如斗，煌煌光明，则百邪不敢干之。可以入温疫之中。"在《诸病源候论》中，存想法除了单独成文以外，更重要的是与导引法相结合。通过存想，促进肢体动作和行气。如风偏枯候"以背正倚，展两足及指，瞑心，从头上引气，想以达足之十趾及足掌心。可三七引，候掌心似受气止。盖谓上引泥丸，下达涌泉是也。"风冷候"安徐看气向下，知有去处"。风身体手足不随候"调和气息，莫思余事，专意念气。徐徐漱醴泉者，以舌舐略唇口牙齿，然后咽唾"。

对于存想法，《素问》遗篇云："今世有《素问亡篇》及《昭明隐旨论》，以谓此三篇，仍托名王冰为注，辞理鄙陋，无足取者。"的确，这些方法在瘟疫预防过程中已经不再应用，不过存想正体现了中国古代内求的思想。通过既定的图像或内容，让我们充分关注自己的内心世界和身体感受，目前西方新兴的心理神经免疫学也可以阐释存想法的深刻道理。

神经内分泌系统和免疫系统这两个原本被认为是相互独立的系统，目前的研究越来越发现二者之间的联系非常紧密。当人体遇到外在刺激之后，心理因素引起喜怒哀乐等情绪变化。除此之外，这一刺激还通过神经系统和内分泌系统作用于免疫系统，引起生理上的变化，如生气时血压升高、心跳加速。这被称为心理免疫学。在心理应激过程中，下丘脑会释放促肾上腺皮质激素释放激素（CRH），引发垂体促肾上腺皮质激素（ACTH）的释放，ACTH再作用于肾上腺，引发糖皮质激素的合成与释放。从而改变代谢平衡和免疫功能。在免疫系统中存在20多种神经内分泌肽类和它们的mRNA，而免疫细胞上有绝大部分神经内分泌肽类的受体。

也有学者研究"存想"对疑难病如肿瘤的疗效。采用了随机对照试验，实验组想象自己漫步在海滩上，海水轻柔地漫过脚面等美好的场景。然后想象免疫细胞杀死癌细胞，癌细胞被海水冲刷掉。该研究发现，心理行为干预可以提高NK细胞活性。另有研究发现，通过放松训练、意想等方法营造积极的心境状态可以使免疫功能各个方面得到提高。有研究表明"关爱及慈悲"的想法可以提高免疫能力，反之，"挫败及愤怒"的想法可以降低免疫能力。诸多研究表明，心理行为干预对免疫功能的改善和恢复具有非常显著的作用，也为中医传统的存想法其作用的机理提供了证明。

存想的目的是排除杂念，保持正确积极的想法，其方法分为以一念代万念，或以念治念，其中以一念代万念的方法如意守丹田、存念涌泉，重点在某一个部位或穴位。以念治念的方法如存想五脏的颜色、存想雷电等不是固定的点，而是某些场景，通过想象这些场景来达到调节精神的目的。

相对于单独通过存想法来防治疾病，在实际应用中，将存想和呼吸、肢体动作结合起来的方法最为广泛，这也是实践"调心、调息、调身"三调合一的重要方法。在中医导引法中，这个方法的应用非常广泛和充分。根据不同的证候，通过存想辅助行气、散气，如针对风身体手足不随候，可采用以下方法："每引气，心心念送之，从脚趾头使气出。引气五息六息，一出之为一息，一息数至十息，渐渐增益，得至百息、二百息，病即除愈。"这在现代易筋经、五禽戏等导引法中应用广泛。

通过对存想法的研究，明确存想的作用原理和应用方法，可以继承和发展存想的理论和方法，更好地服务于临床实践。

静功在治疗和保健两方面，在配合动功的基础上，是可以提高其有效程度的。同时动功和静功的配合，其比例要恰到好处，就一般练功的规律而言，初步练功的人，应当先从动功入手，练过一些时期，再进入练静功阶段，慢慢在"由动入静"的规律之下，把动功逐渐减少，静功相应增多。再慢慢把静功方法掌握好，运用得极其纯熟，进步到只是运用"内动"而达到"入静"的真正清静境界，而身体健康的程度能够提高。

第十章 经典导引法选介

一、峨眉十二庄

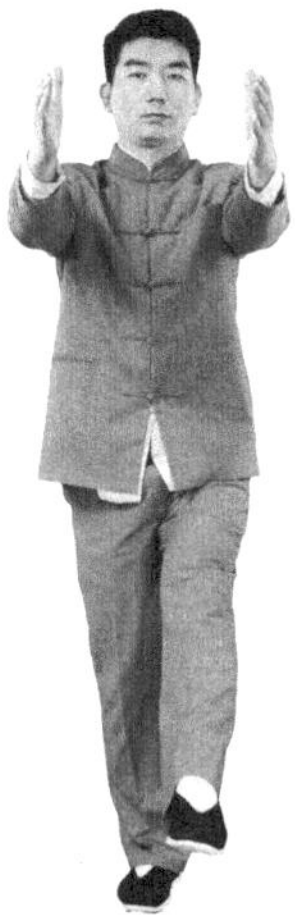

峨眉十二庄全称是峨眉气脉内景十二庄（图10-1），它是近代较早公开的优秀传统导引法，在中医界、武术界都颇负盛名。近年流行的导引养生功、鹤翔庄、形神庄等许多功法都吸取了它的部分内容。

峨眉十二庄是由南宋末年峨眉山金顶光相寺白云禅师所创，迄今已有八百余年的历史。峨眉十二庄作为峨眉派镇山之宝，历代亲传秘授，传世几百年来，一直未在民间广为流传。加以其功法细密，练习难度较大，故在某种程度上说已濒临失传。原山西省中医研究所名老中医周潜川医师（1907～1971年），早年因病求治于峨眉十二庄第十一代传人，得道高僧永严法师，病愈后即拜其为师。法师授予峨眉秘传气功功法及医术精要，并赐法名"镇健"。此为峨眉传统气功秘术传于俗人之始，为峨眉气功广传于世开了先河。

周潜川医师曾先后在川、浙、沪、京等地行医，后应山西省人民政府的邀请，受聘于山西省中医研究所，从事中医临床及人体经络、中医中药的研究，并率先开展了"南药北移"、丹医丹药以及民间草药的运用与研究等多项工作。1959年，他响应党挖掘、整理、继承、发扬祖国医学宝库的号召，从养生和保健的角度出发，编写三本普及性气功著作。即《气功药饵疗法与救治偏差手术》《峨眉十二庄释密》和《峨眉天罡指穴法》，其中《气功药饵疗法与救治偏差手术》一书经香港翻版，更名为《气功药饵疗法全书》，在东南亚一带广为流传。但因峨眉十二庄精深细密，练习者各就所需选练庄架，进度次第各有不同，加之又缺乏老师亲传，故能全面练成高功夫者尚不多见。

图10-1

峨眉十二庄包括天字庄、地字庄、之字庄、心字庄、游字庄、鹤翔庄、旋风庄、拿云庄、大字庄、小字庄、幽字庄、冥（明）字庄共十二套庄法。关于其具体练法可以参见《峨眉十二庄释密》。

1. 象天则地，圆空法生

峨眉十二庄是从天人相应、天人合一的观点出发，通过对自然界天、地、风、云变化和鸟兽飞行奔竞姿态的观察，在中医气化论、经络论的基础上，依据人体气脉运行和生理变化规律而创立的优秀功法。它吸收了医、道两家导引、吐纳、按跷的特长和佛家禅修的优点，将气功、武术、医药、禅修、道学有机地融为一体。

峨眉十二庄以天、地两庄为首。天字庄象天，天大而圆，在上为阳；地字庄象地，地阔而空，在下为阴。天地阴阳交泰，万物滋生。天、地庄配伍锻炼，发挥圆空妙用，能使人体内外、阴阳、升降、开阖协调，起到强身健体、延年益寿的功效。天、地两庄是十二庄的基础，以后的各庄各式都是从此演绎变化而来，以象征天地化生万物之意。因此，天、地两庄要着意操练，才能深刻体会，收到效果。

古人象天法地、远观近择，把功法的基本理论定在"圆""空"上，认为一切的练功方法都是由圆和空生出来的。在客观的条件下，内圆则观"空"之用，因为圆的体积大，容积也大，故能受盛吐纳；外圆则观"实"之用，因为外表圆则灵活，划线和划点无所障碍，故能循环转动；圆而又空，则能发挥一种活泼自在、吐纳运行、变化无穷的作用。

2. 由动归静，动静兼修

峨眉十二庄以静为体，以动为用，以圆、空为法，以炼心为要。心静则神凝气聚、真气内守、养生延年；心动则真气发动，既可与人治病，又可御敌自卫。养生则以动静相因、动中求静为体，以气脉平和为用；御敌则以静守为体，以心灵手快、刚柔相济为用，重以静制动、以柔克刚、随机应变，而于分寸之中克敌制胜。

峨眉十二庄是根据动静自然、相因相循的理论创立的一套优秀功法。功法动作刚柔相济、动静结合、左右对称、上下兼顾、前后呼应、内外一致。主张动功与静功并重，不可偏废。认为动功是静功的前奏和基础，先练习动功以通经络、活气血、调神志，然后再练习静功，可起到水到渠成、事半功倍的效果，从而走上了由动归静，安全速效的正道。

峨眉十二庄中幽字庄、冥字庄属静功，其余各庄均为动功。其动功以静为体，以动为用，静功则以炼心为主，以呼吸、外观、内视为用。动能蠕动脏腑，促进气血运行，营养内外机体；静则神与气脉相合，纳气归元，充实丹田。

3. 三乘九步，次第严格

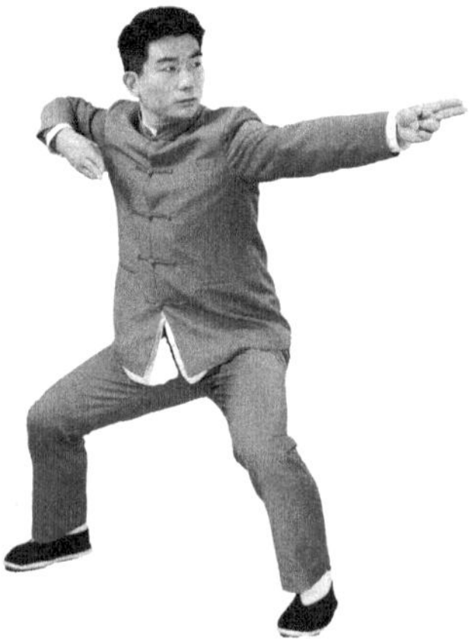

峨眉十二庄是庄架动作、呼吸吐纳与意念相结合的功法，其中每个庄式都具有严格的次第，分为三乘练法，九重次第，九九归一而功成圆满。要求练功者必须循序渐进，步步提高，不可心浮意躁、超越次第。需要功夫火候到家，自然而然顺势上练，才能体会其中的作用。所谓"功到自然成"，完全是在顺应自然的规律下，去追求功夫的进步和次第的升华。如蛇形蛹动就分为硬力、柔力、内劲等不同练法（图10-2）。

图10-2

现将峨眉十二庄的三乘练法简介如下。

初乘练法为"神与庄合"。要求练功时把意念集中在庄架动作的操作上，一举一动都要符合标准，不可马虎，更不可随意加以改动。二乘练法为"神与气合"。练功者在把庄架动作练好的基础上，开始加练"嘶""嘿""嘘""唏"等多种吐纳运气的口诀。此时即要求练功者把意念集中在这些口诀的操作上。三乘练法为"神与脉合"。经过前两步功夫的锻炼，气血运行畅旺，丹田真气充盈。此时，练功者自觉丹田内有热流产生，并由阴跷、从尾闾，沿脊柱上行。这股热流古人称为"脉"，脉所流行的路线称为"脉道"，亦即经络。这时，练功者需把意念集中在"脉"上，意随脉走，神合脉行，切不可随便用意念引领，以免发生偏差。

实践出真知，体验得功夫。峨眉十二庄以"道法自然"为原则，以神与庄全、神与气合、神与脉合为方法，随着练功者自身气脉的自然变化而稳步前进，勿忘勿助，水到渠成，自然会达到新的境界，悟到新的方法。

4. 辨证练功，灵活运用

峨眉十二庄以练习天字庄、地字庄为基础，以后的进度则需以各人身体阴阳虚实的不同而具体发展。如哪种体质该先练哪一庄，其次、再次又该加练哪一庄，逐渐增加，按先后次序直至把十二个庄法全部练完。绝不可以千人一功、千病一法，死板地练功，否则必然是事倍而功半，甚则有害而无益。

峨眉十二庄虽然只有十二套固定的练功方法，但就如同数字一至九能进行加、减、乘、除运算一样，可以任意拆练，变化无穷，以适应各自的需要。这种灵活运用的练功方法，是有很深的内景理论基础的，进而为练习峨眉天罡指穴法、纽丝拳、峨眉剑、峨眉棍等打好基础。

5. 文武两式，养生制敌

峨眉十二庄的每一式都可应用为文武两式，文可祛病强身、益寿延年，并可用于治病救人；武可御敌防身、降魔卫道。也就是说，峨眉十二庄的每一式都同时为习练内功、气功按摩、武功招数奠定了基础，日后若得名师指点，即可豁然开朗、随心所欲。这也就是练习峨眉十二庄比练习许多流行功法更复杂、更细致而不可随意简化的原因。

兹以"虎爪劲"一式为例：虎爪劲是天字庄、地字庄以及小字庄中的一个正式架子。它的架势是将五指伸直，各指的末梢两节呈强度屈曲，拇指与其余四指呈对握状，力贯指尖，形如虎爪，故得名。此式在功法操作中，可将由手三阴经运行到掌心及指尖的内气，通过十指井穴转移到手臂的阳面，以练手三阳经，使阴阳气机皆得同练。常练此式，还可使两掌及十指的内力大增。导引按摩则常用此式的耙法、钩法、抓法治疗头部及四肢的疾病。在武功方面则属于一种擒拿法，其中千斤闸、顶劲和裹法是最厉害的手法，以此手法擒拿住对方的手足不易解脱，同时还可变换其他手法点穴取人。有些练功出偏的患者会手舞足蹈，不能自控，此时可急用虎爪劲先将其制服，然后再分经导引或投以药物治疗，则可收到立竿见影、事半功倍的效果。

二、易筋经

易筋经是我国古代流传下来的健身养生方法（图10-3），在我国传统导引法和民族体育发展中有着较大的影响，千百年来深受广大群众的欢迎。易筋经源自我国古代导引法，历史悠久，流传广泛。关于其具体练法拟专书详述，本节主要阐述易筋经的特点。

1. 动作舒展，押筋拔骨

本功法中的每一势动作，不论是上肢、下肢还是躯干，都要求有较充分的屈伸、外展内收、扭转身体等运动，从而使人体的骨骼及大小关节在传统定势动作的基础上，尽可能地呈现多方位和广角度的活动。其目的就是要通过"拔骨"的运动达到"伸筋"，提高肌肉、肌腱、韧带等软组织的柔韧性、灵活性和骨骼、关节、肌肉等组织的活动功能，达到强身健体的目的。

2. 柔和匀称，协调美观

本功法动作要求上下肢与躯干之间、肢体与肢体之间的左右上

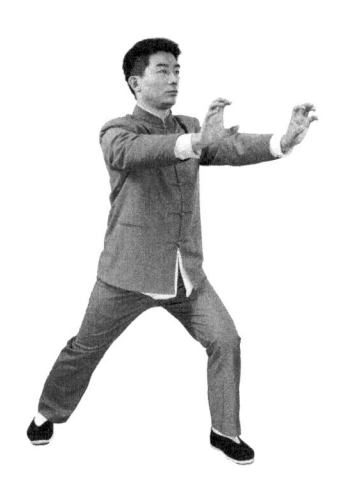

图10-3

下，以及肢体左右的对称与非对称，都应有机的整体协调运动，彼此相随，密切配合。易筋经动作舒展、连贯、柔畅、协调，动静相兼。同时在精神内含的神韵下，给人以美的享受。

3. 与中医脏腑、经络理论密切融合

易筋经源自中国古代导引法，是根据中医学脏腑、经络理论创编的，对全身气脉的锻炼，阴阳的平衡都有独特的理论和方法，在松静自然、形神合一中完成动作，达到健身、防病、延年、益寿的目的。其口诀如下。

（1）韦驮献杵第一势

立身期正直，环拱手当胸，气定神皆敛，心澄貌亦恭。

（2）韦驮献杵第二势

足趾挂地，两手平开，心平气静，目瞪口呆。

（3）韦驮献杵第三势

掌托天门目上观，足尖著地立身端。力周髋胁浑如植，咬紧牙关不放宽。舌可生津将腭抵，鼻能调息觉心安。两拳缓缓收回处，用力还将挟重看。

（4）摘星换斗势
只手擎天掌覆头，更从掌内注双眸。鼻端吸气频调息，用力收回左右眸。

（5）倒拽九牛尾势
两腿后伸前屈，小腹运气空松。用力在于两膀，观拳须注双瞳。

（6）出爪亮翅势
挺身兼怒目，推手向当前。用力收回处，功须七次全。

（7）九鬼拔马刀势
侧首弯肱，抱顶及颈。自头收回，弗嫌刀猛。左右相轮，身直气静。

（8）三盘落地势
上腭坚撑舌，张眸意注牙。足开蹲似踞，手按猛如拏。两掌翻齐起，千斤重有加。瞪睛兼闭口，起立足无斜。

（9）青龙探爪势
青龙探爪，左从右出。修士效之，掌平气实。力周肩背，围收过膝。两目注平，息调心谧。

（10）卧虎扑食势
两足分蹲身似倾，屈伸左右骸相更。昂头胸作探前势，偃背腰还似砥平。鼻息调元均出入，指尖著地赖支撑。降龙伏虎神仙事，学得真形也卫生。

（11）打躬势
两手齐持脑，垂腰至膝间。头惟探胯下，口更啮牙关。掩耳聪教塞，调元气自闲。舌尖还抵腭，力在双肘弯。

（12）掉尾势
膝直膀伸，推手自地；瞪目昂头，凝神壹志；起而顿足，二十一次；左右伸肱，以七为志；更作坐功，盘膝垂眦；口注于心，息调于鼻；定静乃起，厥功维备。

三、内养功

内养功是传统养生导引的基本功种之一（图10-4），具有广泛的健康益处和深厚的文化底蕴。内养功是以宁静大脑、调养锻炼内脏为主的一种功法，强调通过特定的呼吸方式、默念字句和意守方法来达到调理身体、养生保健的目的。

内养功有广义和狭义之分。广义上，它指的是传统导引功法中以锻炼自身精气神为主，具有静心宁神、调理内脏、培补元气作用的功法。狭义上，则特指刘贵珍倡导的导引气功疗法的一种。刘贵珍内养功源于传统气功，并经过刘贵珍的整理和创新，形成了具有独特特色的气功疗法。本节重点对刘贵珍内养功进行详细介绍。

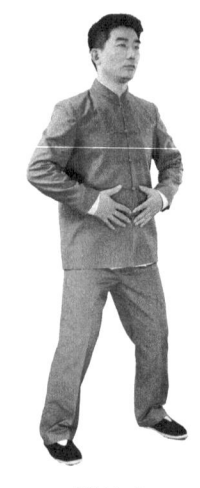

1. 起源与背景

内养功的渊源可以追溯到明末清初，经过多代传承，最终由刘贵珍在刘渡舟先生的亲授下，结合自己多年的练功与临床实践，整理而成。刘贵珍本人在1940年因患严重胃溃疡等多种慢性病，通过练习内养功而得以治愈，这也成为他后来推广内养功的重要动力。

图10-4

2. 功法特点

1）呼吸锻炼：内养功强调腹式呼吸，通过调整呼吸来锻炼内脏器官，达到调理身体的目的。常用的呼吸法包括"吸—停—呼""吸—呼—停"以及"吸—停—吸—呼"等多种方法，使练功者在呼吸的过程中达到大脑静、脏腑动的状态。

2）意守方法：内养功注重意守，即练功时将意念集中于身体某一特定部位，常用的意守部位包括丹田（脐下一寸五分处，气海穴附近）、膻中（两乳之间，膻中穴为中心的区域）以及脚趾等。意守具有集中精神、排除杂念的作用，是气功疗法中的重要手段。

3）姿势要求：内养功的练功姿势多样，包括仰卧位、侧卧位、端坐位、站位和盘腿五种。初学者一般以卧式为宜，随着练功的深入，可逐渐过渡到坐式和站式。姿势的选择以自然舒适为要，以便练功者能充分放松。

3. 健康益处

刘贵珍内养功在调理身体、增强健康方面具有显著的效果。它可以通过调理气血、滋阴补肾、舒筋活络等方式，改善人体的内环境，提高机体的免疫力，从而达到预防和治疗疾病的目的。据临床报道，内养功在治疗胃下垂、子宫脱垂、男子生殖系统疾病、糖尿病、肿瘤、高血压等多种慢性病方面均有较好的疗效。

4. 注意事项

1）循序渐进：练功时应循序渐进，根据自身情况选择合适的练功姿势和呼吸方法。

2）持之以恒：内养功需要长期坚持才能取得显著效果，练功者应保持耐心和毅力，持之以恒地练习。

3）避免过度：练功过程中应避免过度劳累和过度追求效果，以免对身体造成不良影响。

4）饮食调养：在练功期间，还应注意饮食调养，多吃补气血的食物和富含维生素C的食物，避免食用刺激性食物和生冷寒凉类食物。

四、放 松 功

放松功是一种专门用于放松身心的功法（图10-5），它通过对身体、呼吸、心理的主动调节，达到解除身心紧张状态、消除疲劳、恢复体力和精力的效果。以下是对放松功的详细介绍。

1. 定义与特点

（1）定义

放松功是静功的一种，通过大脑思维意识的放松，把身体调整到自然、轻松、舒适的状态，以消除身体和大脑的疲劳，恢复体力和精力。

（2）特点

侧重精神内守，意导气行，与慢细匀长的呼吸配合。具有安全有效、不受环境条件地点限制、易学易练易见效等特点。

2. 历史渊源

放松功是近代人在继承古人静坐意守的基础上发展起来的一种功法。虽然古代并无"放松功"之名，但有类似的习练内容，如《苏沈良方》中的"静守""静坐"等。此外，近代丁福保介绍的"松弛法"，以及美国的"渐进性放松疗法"、日本的"松弛反应"、苏联的"自我暗示、放松训练法"等，都与放松功有相似之处。

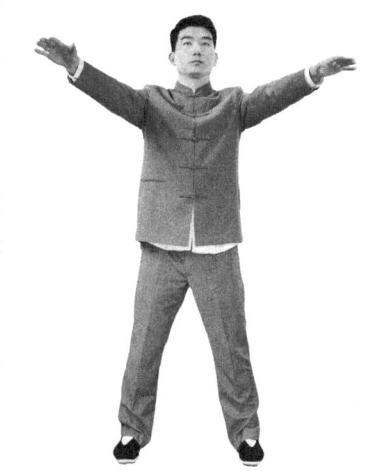

图10-5

3. 基本方法与步骤

（1）准备阶段

1）安神宁志：放下工作，调整心理状态，轻闭两目几分钟。

2）呼吸：采用自然呼吸或腹式呼吸，逐步调整到平稳、缓慢、细长、均匀的状态。

3）姿势：卧位、坐位、站位皆可，初练功者采用仰卧或坐式较易放松，练功熟练者可在各种姿势中练习。

（2）练功过程

1）意念：意想身体从上到下，按序进行分段放松。常用的放松顺序有：头→颈→肩→上臂→肘关节→前臂→腕关节→手→胸背→腰腹→髋关节→大腿→膝关节→小腿→踝关节→脚。也可采用三线放松法，即将身体划分成两侧、前面、后面三条线，自上而下依次放松。

2）默念"松"字：意念每移到一处，默念"松"字，并意想该部位像海绵一样松开变大，并借助意想"松"的动力向外扩散。每个部位连续做3次。

3）体会感觉：细细体会"松""变大"的感觉，以及放松后的轻松舒适感。

（3）收功

做完放松练习后，将意念收回，观想肚脐内丹田处，意守3～5分钟结束。

4. 功效与作用

1）消除疲劳：放松功对消除身体和大脑的疲劳有显著效果，特别适用于脑力劳动者和体力劳动者。

2）促进睡眠：对于难以入睡、失眠患者，放松功可以帮助入睡。

3）增强体质：放松功能疏通经络，促进气血运行，协调脏腑功能，从而增强体质。

4）防治疾病：临床实践证明，放松功对一些疾病有较好的治疗作用，如高血压、冠心病、青光眼、神经衰弱、胃肠病、哮喘等。同时，它还能缓解考试前的紧张情绪，减轻焦虑、抑郁等心理问题。

5. 注意事项

1）练功前要放下工作，调整心理状态，避免一边练功一边想事情。

2）练功时要顺其自然，不要刻意纠正身体姿势或呼吸节奏。

3）收功时要缓慢起身，待气血运行逐渐恢复到生活状态后再做其他事情。

4）在公共场合或遇到雷雨天气习练放松功时，不宜入静太深以免受到干扰。

综上所述，放松功是一种简单易学、效果显著的身心放松方法。通过坚持练习放松功，可以达到消除疲劳、促进睡眠、增强体质和防治疾病的效果。

五、太　极　拳

太极拳是一种集颐养性情、强身健体、技击对抗等多种功能于一体的中国传统拳术（图10-6）。以下是对太极拳的详细介绍。

1. 历史渊源

太极拳起源于中国传统儒、道哲学中的太极、阴阳学说，并结合易学的阴阳五行之变化、中医经络学、古代的导引术和吐纳术而形成。太极拳流派众多，其中陈氏太极拳是最具代表性的流派之一。太极拳在1949年后被国家体育运动委员会统一改编，作为强身健体之体操运动、表演和体育比赛用途。改革开放后，部分太极拳流派还原了原本面貌，再分为比武用太极拳、体操用太极操和太极推手。

2. 特点与风格

1）内外兼修：太极拳不仅注重外在的拳法动作，更强调内在的精气神习练。

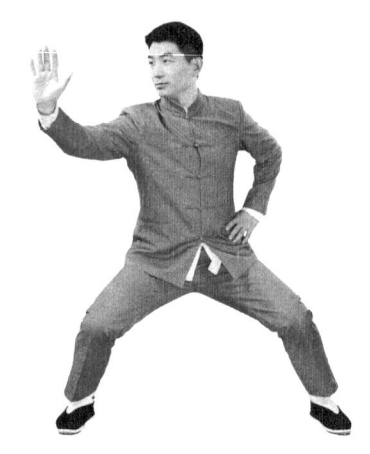

图10-6

2）刚柔相济：太极拳的动作看似缓慢柔和，实则蕴含刚劲之力，"刚""柔"相互渗透、相互转化，注重以柔克刚、以静制动。

3. 主要流派

太极拳流派众多，常见的有陈氏、杨氏、武氏、吴氏、孙氏等派别，各流派之间既有传承关系，又各有自己的特点。

1）陈氏太极拳：以刚健有力、朴实无华著称，注重腰裆劲和缠丝劲的运用。

2）杨氏太极拳：动作舒展大方、轻灵圆活，注重意气引导和身体各部位的协调配合。

3）武氏太极拳：起源于清朝咸丰年间，由武禹襄所创，以小巧紧凑著称。

4）正念太极拳：将心理学正念的理论和方法与太极拳相融合，提高习练效果，有助于促进身心调节。

4. 功效与作用

1）锻炼身体：太极拳的动作缓慢而连贯，能够调动全身肌肉参与运动，增强肌肉力量、提高身体柔韧性和协调性。

2）调节呼吸：通过深呼吸和慢呼吸的调节方式，太极拳能够增强肺活量、改善血液循环和降低血压。

3）缓解压力：太极拳的柔和动作和舒缓节奏有助于放松身心、缓解压力和调节情绪。

4）提高专注力：太极拳的练习需要全神贯注地关注每一个动作和细节，从而培养人的专注力和耐心。

5）增强免疫力：太极拳能够改善身体的微循环和新陈代谢，从而调节身体的免疫力和抵抗力。

5. 练习注意事项

1）选择适宜的地点和时间：避免在空气污浊或过于嘈杂的环境中练习太极拳；同时要根据个人体质和天气情况选择合适的练习时间。

2）做好准备工作：在练习前要进行适当的热身活动以避免受伤；同时要穿着宽松舒适的运动服装和鞋子以便更好地完成动作。

3）注重动作规范：在练习太极拳时要注重动作的规范性和准确性；同时要遵循太极拳的呼吸方法和节奏要求，以更好地发挥功效。

4）避免过度劳累：在练习太极拳时要根据自己的身体状况和能力水平进行适度的锻炼；避免过度劳累和过度运动以免对身体造成损害。

六、五 禽 戏

五禽戏是中医仿生导引法的一种（图10-7），模仿虎、鹿、熊、猿、鸟五种动物，可以活动筋骨、疏通气血、防病治病、养生延年。五禽戏由东汉医学家华佗创制，在西晋时陈寿所著《三国志·华佗传》记载："吾有一术，名五禽之戏，一曰虎，二曰鹿，三曰熊，四曰猿，五曰鸟，亦以除疾，并利蹄足，以当导引。"南北朝时期范晔在《后汉书·华佗传》中的记载与此基本相同。五禽戏得到历代中医养生家的重视，南北朝名医陶弘景《养性延命录》用文字描述了五禽戏的动作，明代周履靖的《夷门广牍·赤凤髓》、清代曹无极的《万寿仙书·导引篇》和席锡蕃的《五禽舞功法图说》等著作中，都以图文并茂的形式，比较详细地描述了五禽戏的习练方法。

在流传过程中，五禽戏形成多个流派，有的重点模仿五禽神态，以内气运行为主，重视意念锻炼，如五禽气功图；有的结合拍打、按摩，甚至融入拳法，如五禽拳；还有以舞蹈形式出现的，如五禽舞等。从古代仿生导引的特点和华佗提倡的"体欲小劳"来看，五禽戏是从导引动作、呼吸和神态三方面相结合的自我导引锻炼方法。

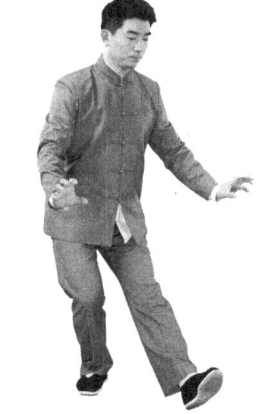

图10-7

1982年，原卫生部、教育部和原国家体委发出通知，把五禽戏等中国传统健身法作为在医学类大学中推广的"保健体育课"的内容之一。2003年，国家体育总局把重新编排后的五禽戏等健身法作为"健身气功"的内容向全国以及海外推广。不同学者从对生理生化指标的改善、慢性病防治等不同角度对五禽戏进行了深入研究，证实五禽戏不仅使人体的肌肉和关节得以舒展，而且有益于提高脏腑功能，促进组织器官的正常发育。五禽戏或其改良方法也被应用于慢性阻塞性肺疾病、代谢综合征、骨质疏松、腰背痛、颈椎病、抑郁症等疾病的辅助治疗。

五禽戏的习练顺序为虎、鹿、熊、猿、鸟，其中每一"戏"共有2个动作，整套功法共10个动作，分别为虎戏（虎举、虎扑）、鹿戏（鹿抵、鹿奔）、熊戏（熊运、熊晃）、猿戏（猿提、猿摘）、鸟戏（鸟伸、鸟飞）。

七、十二段锦

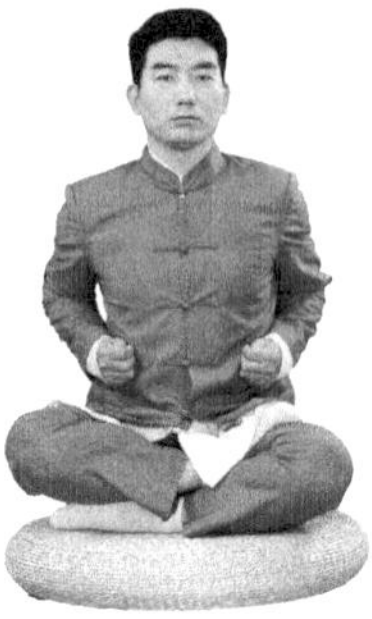

十二段锦又称"坐式十二段锦"（图10-8），是中国古代坐式导引养生方法的代表，受到明代、清代众多医学家、养生家的大力推崇。它吸收了中国传统文化的精华，将医疗、运动、养生有机地结合起来，以提高生命质量、完善生命状态为基本目标，提倡通过自我的运动、锻炼，来达到身、心的和谐统一。十二段锦的养生思想，系统反映了中国传统养生道法自然、内外兼修的锻炼原则，尤其是对于放松身心有良好作用。

十二段锦由十二段动作组成，动静结合。其中，静功锻炼内容包括入静、冥想等，动功锻炼内容包括坐式运用及自我按摩。练习时呼吸、导引、意念相互配合，动作柔和、自然、顺畅、形神兼备。全套动作简单清晰，易学易练。长期坚持锻炼可有效地增进身体健康，起到防病强身的作用。

图10-8

其动作名称如下。

预备式；第一式：冥心握固；第二式：叩齿鸣鼓；第三式：微撼天柱；第四式：掌抱昆仑；第五式：摇转辘轳；第六式：托天按顶；第七式：俯身攀足；第八式：背摩精门；第九式：前抚脘腹；第十式：温煦脐轮；第十一式：摇身晃海；第十二式：鼓漱吞津。

附：《遵生八笺》十二段锦歌诀

闭目冥心坐，握固静思神。叩齿三十六，两手抱昆仑。左右鸣天鼓，二十四度闻。微摆撼天柱。赤龙搅水津，鼓漱三十六，神水满口匀。一口分三咽，龙行虎自奔。闭气搓手热，背摩后精门。尽此一口气，想火烧脐轮。左右辘轳转。两脚放舒伸，叉手双虚托，低头攀足顿。以候神水至，再漱再吞津，如此三度毕，神水九次吞，咽下汩汩响，百脉自调匀。河车搬运毕，想发火烧身。金块十二段，子后午前行。勤行无间断，万疾化为尘。

八、伸展功

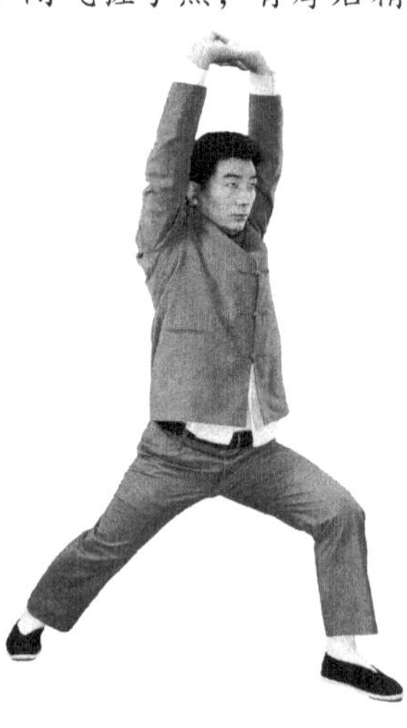

伸展功是笔者在修习易筋经、二十四节气导引术、峨眉十二庄的基础上，为让初学者练习导引术达到动作标准和伸展顺畅，根据学员需要编创的伸展性的热身运动（图10-9）。能让全身关节、肌肉、各个部位都得到充分伸展，这样练习会达到事半功倍的效果。

该方法融入了峨眉、青城学术流派的很多思想，也参考了瑜伽的习练术式，为了有别于其他伸展的功法，也称为"峨眉伸展功"或

图10-9

"青城伸展功"，在多年的导引教学和导引修习当中，笔者一直把"伸展功"作为每次练功前必备的热身动作，也把它作为每天早上起床之后的必修课程。这个运动也受到了国内外许多导引学习者的推崇。详细内容请另参见《唤醒你的身体——中医形体导引术》一书。

九、马王堆导引术

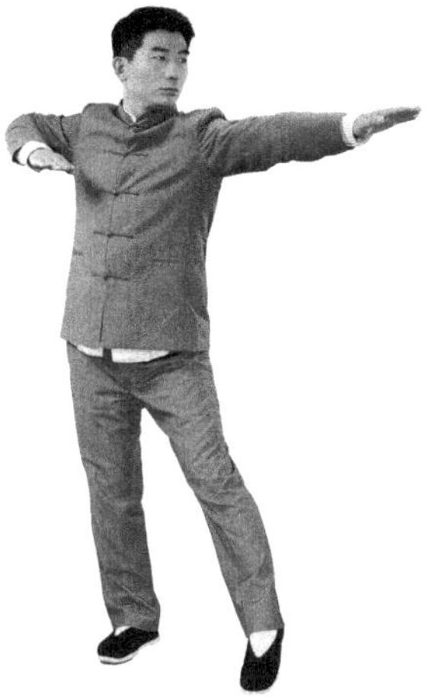

马王堆导引术根据湖南长沙马王堆汉墓出土的《导引图》，在中医理论和运动医学理论指导下编创而成（图10-10）。该导引法以循经导引、行意相随为主要特点，围绕肢体开阖提落、旋转屈伸、抻筋拔骨进行动作设计，是一套古朴优美、内外兼修的功法，集修身、养性、娱乐、观赏于一体，动作优美，衔接流畅，简单易学，安全可靠，适合于不同人群习练，具有祛病强身、延年益寿的功效。

其动作名称如下。

预备式；第一式：挽弓；第二式：引背；第三式：凫浴；第四式：龙登；第五式：鸟伸；第六式：引腹；第七式：鸱视；第八式：引腰；第九式：雁飞；第十式：鹤舞；第十一式：仰呼；第十二式：折阴；收式。

图10-10

十、一分钟导引法

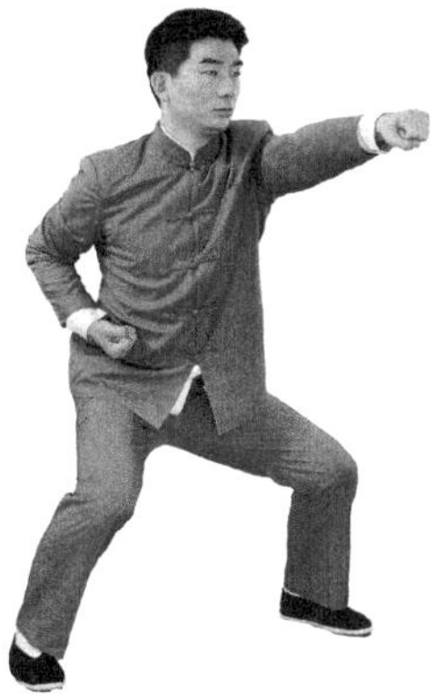

一分钟导引法又称为易行养生操，该方法专门针对苦于没有时间锻炼的人士而设计，只需要一分钟，包括一分钟伸展操、一分钟呼吸法、一分钟冥想术、一分钟拍打法、一分钟五禽拳（图10-11）。这五个小套路各具特色，伸展操偏重形体伸展拉伸，呼吸法着重练习呼吸吐纳，冥想术重在调节精神，拍打法是一种自我按摩的方法，五禽拳借助爪、拳、掌、指、勾等手法及弓、马、虚、仆、歇等步法的各种组合变化，起到强身健体、开智生慧，训练和增进思考能力、注意力、平衡力、毅力及耐力的功效。

本方法综合了气功、武术的特征，体现了国医、国学、国乐的内涵与精髓，调养身心，增强体能，回归灵境。本方法虽然只有一分钟，但却是精华，可以让我们从物能依赖型转变到"物能、心能、体能"三者的平衡。一分钟导引法是非常适合在上班族和中小学中推广的导引法。本节收录动作名称如下。

图10-11

一分钟伸展操：①预备姿势；②扩胸运动；③伸展运动；④腹背运动。
一分钟呼吸法：①鼻吸口呼；②仰头呼吸；③抬臂呼吸；④捧气灌顶；⑤收势静养。
一分钟冥想术：①"木"式；②"火"式；③"土"式；④"金"式；⑤"水"式。
一分钟拍打法：①头面拍打；②腰背拍打；③腿部拍打；④腹部拍打；⑤上肢拍打；⑥胸腹拍打。
一分钟五禽拳：①青龙探爪；②鹰击长空；③寒鸡独立；④猛虎穿林；⑤虎踞龙盘。

十一、虎 步 功

虎步功是峨眉专修导引法之一（图10-12），外练腰腿，内练肾肝，以补助其余动功的不足，而寻取专门的疗效。综合它的功用，是专练"下元虚损"的一种动功。所谓下元虚损，如阴虚火逆的高血压病，肾虚的腰痛，因肝虚而导致的血不养经的腿痛，因阴虚而导致的上热下寒，虎步功都有很好的治疗和保健功效。

其动作名称如下。

第一式：预备式；第二式：腿分八法；第三式：左弓右箭；第四式：腿分八法；第五式：右弓左箭；收式。

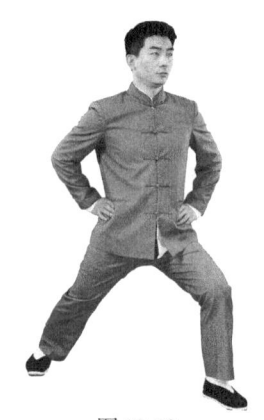

图10-12

十二、天竺国按摩法

天竺国按摩法见于唐代孙思邈的《备急千金要方》，是一套十八式导引和按摩相结合的方法（图10-13）。"天竺"为古印度名，有关此法是否源于印度学术界尚有不同意见，"药王"孙思邈是佛学、道学的集大成者，从他的学术背景看，有可能继承印度有关康复的手段，也有人认为，该导引术可以在道家的导引法中找到类似动作，推断冠以天竺，只是托名。

本导引法适用于中老年人养生保健或多种慢性病患者的自我调摄，尤适用于软组织劳损和肢体关节病变的治疗，如颈椎病、肩周炎、腰肌劳损、风湿性关节炎、类风湿关节炎、坐骨神经痛、脊椎骨质增生、椎间盘突出症等。如果是全身性疾病，以全套操练为宜；局部病变，则可有针对性地选练几式，如颈项疾病，可选练第十、十四式；胸胁疾病，可选练第二、六、九、十式；肩臂疾病，可选练第一、五、六、七、十二式；腰腿疾病，可选练第三、四、九、十五、十六、十七、十八式等。

十三、老子按摩法

老子按摩法，作为一种古老的导引术，源自唐代名医孙思邈所著的《备急千金要方·按摩法》（图10-14）。该法不仅在中国传统医学中占有重要地位，还被多种养生医学典籍如《圣济总录》《居家必备》《遵生八笺》等收录，在不同典籍中可能有所变名，如"太上混元按摩法"或"老子导引四十二势"。以下是对老子按摩法的详细介绍：

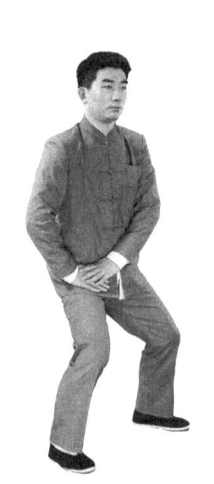

图10-13

1. 历史背景与来源

老子按摩法最初记载于唐代孙思邈的《备急千金要方》中，该书是孙思邈在公元652年所撰，共三十卷，其中卷二十七"养性"部分对养生保健有深入研究。

2. 主要内容与特点

动作数量：老子按摩法共包含49个动作（也有说法为35式），虽名为"按摩法"，实则主要内容是肢体运动，属于古导引术范畴。

动作特点：动作简单实用，可根据练习者的具体情况和条件选择运用。通过一系列肢体的运动以及拍击、按摩等动作，达到理气活血、疏通经络、防病治病的功效。

3. 具体动作示例

由于老子按摩法动作较多，以下仅列举部分代表性动作。

1）两手捺髀，左右捩身：两手按住大腿，上体向左右扭动多次（具体次数可能因版本不同而异，如三七遍或二七遍）。

2）两手抱头，左右扭腰：两手抱住头项，向左右扭腰多次。

3）两手相叉，托心前：两手相叉，掌心向胸，进行推挽动作多次。

4）两手反叉，上下扭肘：两手反叉，上下运动使两肘扭动，做无数次，单

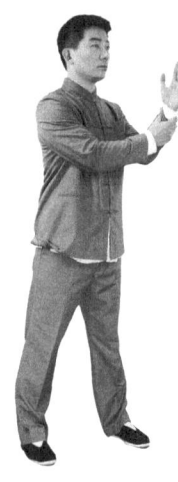

图10-14

独练习可做十次呼吸的时间。

5）舒脚直反，顿伸手：舒展脚部并反向用力，同时伸手顿足多次。

4. 总结

老子按摩法作为一种古老而有效的导引术，通过一系列肢体运动达到养生保健、防病治病的目的。其动作简练实用且富有变化性，适合各年龄段人群练习。在练习过程中应注意动作规范、自然流畅并遵循相关注意事项以确保练习效果和安全。

十四、诸仙导引图

诸仙导引图为明代罗洪先《万寿仙书》卷三所载（图10-15）。因其共有四十九种功诀，故后人又改此功法为《仙传四十九方》，该方法的特点是每幅图为一位古代仙人做导引法，图旁附有中药方，充分体现了药物与导引相结合的特点，而且其方法与仙人的形象风格相联系，是中国传统文化、中药方剂学、中医导引学相互融合的结晶。

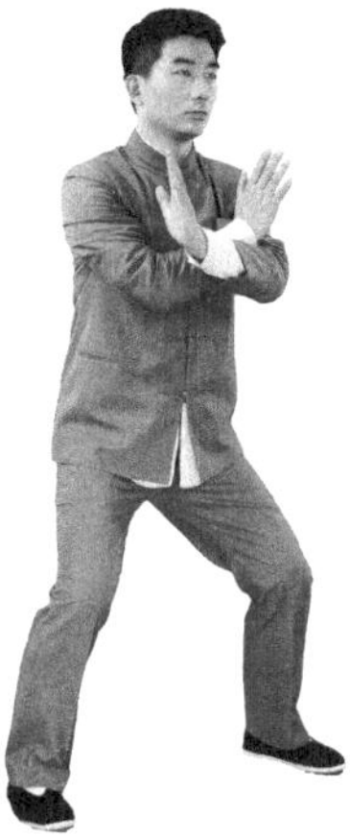

其名称分别为：李老君抚琴法、太清祖师尊形法、徐神翁存气开关法、铁拐仙指路法、何仙姑久久登天法、白玉蟾虎扑食形法、丘长春搅辘轳法、马丹阳周天火候法、张紫阳捣砣法、黄花姑王祥卧冰法、汉钟离鸣天鼓法、赵上灶搬运息精法、虚静天师睡法、李栖蟾散精法、张真奴神注法、魏伯阳破风法、薛道光摩髎形法、葛仙翁开胸法、王玉阳散痛法、麻姑磨疾法、张果老抽添火候法、陈自得大睡功法、石杏林暖丹田法、韩湘子活人心形法、昭灵女行病法、吕纯阳任脉法、陈希夷降牛望月形法、孚佑帝君拔剑法、徐神祖摇天柱形法、陈泥丸拿风窝法、曹国舅脱靴法、曹仙姑观太极图法、尹清和睡法、孙玄虚乌龙探爪形法、高象先凤张法、傅元虚抱顶形法、李弘济玩月法、铁拐李靠拐法、玉真山人和肾膑法、李野朴童子拜形法、蓝采和乌龙摆角法、张天梦金乌独立法、夏云峰乌龙横池法、郝太古托天形法、刘希古猛虎施威法、孙不二姑摇旗形法、常天阳童子拜观音法、东方朔捉拇法、彭祖明目法。

图10-15

十五、睡　　功

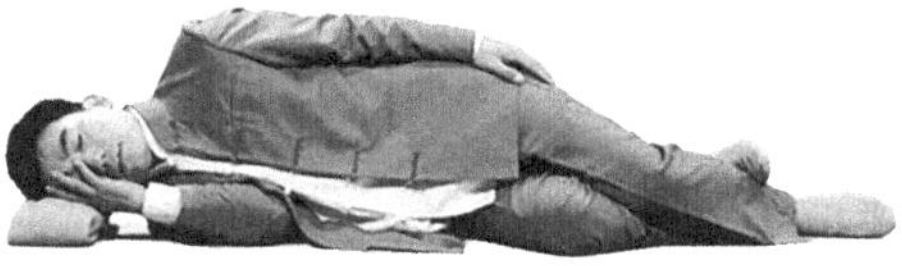

睡功是一种方便法门，亦即一种调和气脉，适应环境变化的方法（图10-16）。对于练习导引法是一种辅助功夫，人人可练，操作容易，持久有效。

睡功源远流长，产生于人类的社会工作中，劳动之后感觉疲劳，需要通过睡眠休息恢复体力和精神。在不断的休息实践中，提炼精华和诀窍，总结而成睡功，因此睡功历史悠久。孔子说"曲肱而枕之，乐亦在其中矣"，即是睡功的方法。以睡功习练而著名者，当首推华山隐士陈抟，曾高卧华山，一睡数日不起，后竟于睡中得道。陈抟传道于火龙，火龙传于张三丰，并作《蛰龙吟》以表之，中曰："田南（即陈抟）一派俦能继？邋遢道人张丰仙。"据传，陈抟老祖整理出一套系统的睡功功法，传于华山。明代周履靖从民间辑得，收入《赤风髓》一书中。

图10-16

睡功常用的方法是龟息式，其动作如下：①侧身而卧；②屈肘弯肱；③屈膝蜷股；④足胫相依；⑤念寄耳根；⑥降龙伏虎；⑦附枕而眠。

练睡功很容易入睡安眠，如果因练功而有睡意，则顺应自然，而就练功姿势睡去，不必勉强继续练功。如此练成习惯，睡熟醒来，仍旧是原来姿势，蒙蒙翻身，也会照样。

十六、脏腑小练形

脏腑小练形又称为中医脏腑导引术、脏腑的音符，是一种专门针对人体肝、心、脾、肺、肾这五大系统进行专门锻炼和修养的方法（图10-17）。这种方法的特点是简单直接、开门见山、单刀直入，直接针对相应的脏腑进行形、气、神三个层次全方位的练习，具有强壮脏腑、调畅气血、心身并练的作用。脏腑小练形中含有导引练形、吐纳行气、观想存神等内容，有特色的是运用了特定的手印和吟诵口诀的方法，也是分别针对"人身三宝"形、气、神的习练方法。中国传统文化对健康的定义是形、气、神的协调统一，其中气是联系形和神的纽带，是一种特殊的物质、能量、信息，它既能与物质世界相合，也能与精神世界沟通。

练习小练形时，身体及两手按照特定的姿势，口中吟唱特殊的音符，心中默想、静听，使身、口、意"三密相应"而发生独特的作用和功效。这套关于五脏的专门导引术，将五脏音符的唱诵与形体导引结合起来，是一种古老的养生方法。蕴含了中国传统文化、生命哲学以及儒学、道学、佛学、医学、武术、太极、养生等许多内容的理论和方法。

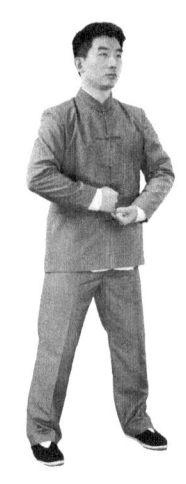

图10-17

古代养生家和医家发现不仅声音本身有很大的作用，不同的发音和音调还可以具体对应到每个脏腑，利用不同的发音和音调可以调和相应的脏腑器官。中医五脏导引术中吟唱的音符既是来源于五脏的音符，同样也可以反过来作用于五脏（表10-1）。

表10-1 中医脏腑小练形中音符与五脏的对应关系

五脏	肝	心	脾	肺	肾
五音	角3	徵5	宫1	商2	羽6
音符	GE（歌） WO（喔）	ZHEN（真） DENG（登）	GONG（宫） GUO（果）	SHANG（商） ANG（昂）	肾主闭藏，不宜用音符振动

五脏的"音符"，旧说属于秘而不外传的"咒语""真言""梵音"的范畴。不过这种音符，是古人以辨证和物质为基础，以五行、五脏各自本性所发出的"声"作为音韵的格律，如心脏的音符，是以心脏和火性所发的"笑声"作为音韵的格律，其音符发音为"ZHEN"和"DENG"，这种音韵和曲调均发自心脏，有它的物质根源，所以能够直达心脏，单独对心脏施行直接的练功而收到相应疗效。关于脏腑小练形的具体操作方法，详参《五脏的音符——中医五脏导引术》。

十七、叫 化 功

叫化功，据说这个功法是古代叫花子发现总结出来的（图10-18）。乞丐们在饥寒交迫中，饮食既不卫生，又不规律，最容易脾胃不好，为了抵抗消化不良和寒冷的侵袭，在经验累积之下，整理出了这套对改善脾胃功能、调节睡眠很有效果的方法，对肠胃消化不良、蠕动迟缓、大便秘结、腹胀胃满、慢性溃疡、呃逆嗳气吞酸等有很好的作用，而且这个方法可以在饥饿和饱餐之后练习。

叫化功歌诀如下：叫化助运丐帮功，下蹲靠墙头支撑，平冲降逆止反酸，一嘶一嘿气机通。

动作路线如下。

1）选择一面垂直于地面的光滑的墙壁。

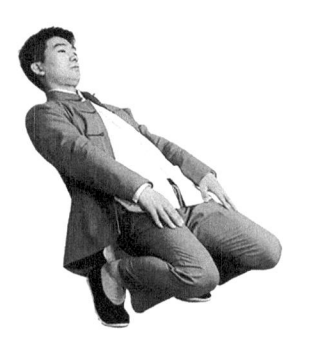

图10-18

2）身体直立，后头和背部保持中正，头、背、臀、腿靠紧墙壁。

3）两脚开立与肩同宽，双腿伸直，脚跟距离墙壁大概半个脚的距离。

4）缓缓下蹲，上身仍旧贴着墙，尽量蹲到臀部与小腿、脚跟相接触，其间双手放在膝盖上，手臂自然下落。

5）头向后靠墙支撑，上身保持不动，膝关节向前顶，腰部挺直，脚跟抬起，身体躯干和大腿部在一条直线上，两臂由膝盖自然向上滑至大腿部，同时吸气发"嘶"。

6）保持膝关节向前顶的动作两三秒，呼气发"嘿"，同时膝关节回收恢复下蹲靠墙的姿势。

7）身体直立，后头和背部保持中正，靠紧墙壁缓缓站起。

8）身体条件允许时，在发完"嘿"字诀，恢复下蹲靠墙的姿势以后，两臂收起，两掌向前推，顺势将身体直立起来。

胃属于六腑之一，主要生理功能是受纳和腐熟水谷，其特点是传化物而不藏，以通为顺，以降为和。脾胃位在身体的中央，是气机升降的枢纽。脾主运化、升清，能够化生气血滋养全身。脾胃气机升降的正常是全身气机升降出入的基础，也是气血化生的必要条件。叫化功首先是下蹲的动作，这是一个向下的动作，会给气机下降的势能，使上逆的胃气得以恢复。靠墙头支撑，膝关节向前顶的时候，躯干部伸直，位于中部的胃脘能够得到一个很好的拉伸。随后膝盖回收，身体按原路线缓缓靠墙升起，失调的脾气也得以随之上升，脾胃逆乱的气机可以得到缓解。

"嘶"字诀扣齿而吸气入内，把真气升上膻中，是升的过程，先将脾气和清气固定在身体相对偏上部的位置，"嘿"字诀则是降的过程，张口平舌而呼气外出，把刚刚吸入的气下降丹田，吐出浊气，和降胃气。脾胃互为表里之脏，通过一嘶一嘿，能够平冲降逆，协调脾升胃降的功能，合乎脾胃的生理特点，缓解反酸造成的不适。

十八、敬慎山房导引图

《敬慎山房导引图》是清代关于日常实用导引方法图集，共有二十四幅彩图，图旁有文字，以问答的形式说明动作和功用（图10-19）。在图和文字的关系上，是以图为主，其旁以文字作讲解，图四周无框，纸张洁白，颜色丰富，绘图者按照明朝人的梳妆打扮，配合练功的卧榻座椅，也是明式家具，所绘人物均为男性，有青年、壮年、老年，这也提示各种功法的适应人群。图线清晰，摹写精细，人物动作逼真，配以简洁的文字，相辅相成。这二十四幅图表示二十四种导引功法，其中有治病作用的导引法十六种，其他八种以强身健体作用为主。

动作名称：子日种子法；补益元气法；祛湿消肿法；消食导滞法；固护元精法；固肾止遗法；祛风散寒法；养血除痹法；培补元神法；补虚止嗽法；理气解郁法；养营防衰法；默运养心法；通经祛病法；强腰止痛法；摩腹止痛法；止晕定眩法；保养正气法；健脾补肾法；保真还童法；活血祛瘀法；补气宁神法；融会正气法；补益气血法。

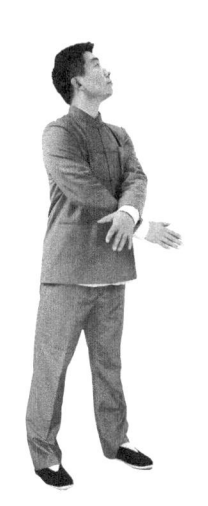

图10-19

下篇　灵活运用篇

第十一章　导引法的临床应用

中医导引法，是一种具有鲜明中医特色的非药物养生疗法，也是中医学的精粹。《灵枢·病传》中记载"余受九针于夫子，而私览于诸方。或有导引行气、乔摩、灸、熨、刺、焫、饮药。"这说明了"导引行气"是一种独立的医疗方法，与"乔摩、灸、熨、刺、焫、饮药"并列，是中医传统的治疗方法之一。汉·张仲景所著《金匮要略方论》中"四肢才觉重滞，即导引、吐纳、针灸、膏摩，勿令九窍闭塞。"就是用导引法治疗"四肢重滞"——邪气袭扰经络、腠理的初期症状。隋·巢元方的《诸病源候论》不载方药，而以"补养宣导法"附着在各证候之后，更是表明了这一点。

1. 中医导引法在疾病预防中的应用

导致人体患病的几个重要因素为饮食不节、情志劳倦、外感六淫等。生活方式不当是现代人致病的主要原因，而健康的生活方式包括适量运动、合理饮食、规律起居、调节情志等方面，这些方面相互联系，互相影响。导引法是身体和精神相结合的锻炼方式，在锻炼过程中，要求肢体得到充分舒展、呼吸匀细柔长、心情愉悦放松。坚持练习导引法，能够调畅情志，强健身体，增强抵御外邪的能力，帮助形成良好的生活方式，从而起到预防疾病的作用，也是中医"治未病"思想值得宣传并得以有效推广的方法之一。

在中医"治未病"这一学科领域，其理念包括未病先防、已病防变、瘥后防复三个方面，而未病先防这一方面，面向的大部分人群是亚健康人群。

2. 中医导引法在疾病治疗中的应用

隋代巢元方所著《诸病源候论》，是中医史上现存的第一本专门论述疾病分类、病因病机和证候的中医学典籍，书中记载导引术287条，却未载方药，而是运用导引法来治疗疾病，因此可被称作一部中医"导引治疗学"专著。古时人们便运用导引法治疗疾病，而现今更是有众多医者采用导引法治疗各类疾病。

（1）内科疾病的治疗

中医认为，传统导引法能柔筋健骨、养气壮力，具有行气活血、协调五脏六腑之功能。例如八段锦，现代研究证实，八段锦能加强血液循环并改善神经体液调节功能，对腹腔脏器有柔和的按摩作用，对神经系统、心血管系统、消化系统、呼吸系统及运动器官都有良好的调节作用，是一种较好的体育运动。

导引法对中风患者也有较好的治疗效果，导引法更是对诸如感冒、便秘、肠易激综合征、视疲劳、糖尿病等疾病同样有很好疗效，同时练习导引法时，要求全身放松，有利于精神的调摄，使精神内守，当患者处于良好情绪时，更有利于接受训练所产生的生物学效应。

（2）骨科软伤疾病的治疗

在各类骨关节伤病中，导引法应用非常广泛，因为骨关节伤病多数情况下与长期的劳损相关，而导引法的动诸关节、调节气血，对肌肉劳损、关节损伤有较好的效果。如现代多发的颈椎病，给患者及其家庭带来精神和身体上的痛苦，而适当的颈椎导引经济、有效，简单易学，对身体副作用小，适用范围广泛。导引法同样对肩周炎、膝关节骨性关节炎、腰肌劳损等骨关节疾病有非常好的疗效，患者自主运动练习导引法，可调畅体内气机，营养经络关节肌肉，有效改善骨关节周围循环，温煦关节、肌肉软组织，达到活跃气血、松解粘连、活利关节、理经整复、镇痛消炎、恢复关节活动功能的目的。

（3）其他疾病的治疗

导引法非常强调心、息、身三调，其中"调心"是非常重要的一部分，即通过练习导引法，调摄人的精神意识、思维活动。所以对于神经精神性疾病，导引法也有一定的疗效，在失眠的治疗过程中，导引法可通过调整人体脏腑气血功能，达到自我催眠，从而明显改善失眠者的睡眠状况。练习导引法有利于中枢神经系统功能的改善，有助于提高受试者心脏功能，调节血脂、血压、心率。

导引法还用于中晚期癌症、老年痴呆、精神疾病、感染、儿科疾病的辅助治疗，并在慢性病康复和提高生活质量方面都有较好的效果。

3. 中医导引法在养生保健中的应用

中医养生与中医学的发展一脉相承。养生，又称摄生、道生、保生、养性、养慎等，即通过各种方法预防疾病，延长生命。中医导引法是我国古代劳动人民在长期和疲劳、疾病、衰老进行斗争的实践中，逐渐摸索、总结、创造出来的一种强身健体、调畅情志、治疗疾病、养生保健的方法，有着广泛的群众基础。数千百年来，它对中华民族的健康、繁衍起到重要的作用。中医导引运动养生有"动以养生，静以养神"之说，主张动静结合，形神共养，刚柔相济。"生命在于运动"是人所共知的保健格言，它说明运动能锻炼人体组织器官的功能，促进新陈代谢，增强体质，防止早衰。"恬惔虚无，真气从之，精神内守，病安从来"说明只要精神宁静、神气安和、恬淡寡欲，就可以真气调顺、益寿延年。因此，人们在养生保健时应注重养神，运用一些独特的运动方式来锻炼、调节人体的神经系统的功能，这有利于人体生理、心理的健康。

中医学认为，阴阳分别代表自然界内相对的双方，《黄帝内经》记载"生之本，本于阴阳"，说明人的形成和生长发育的规律离不开阴阳。在人体正常生理状态下，阴阳相对平衡，如果出现一方偏衰，或一方偏亢，人体的正常生理功能就会紊乱。导引法作为中医的一部分，其机理与中医是一致的。例如，五禽戏在运动中追求"物我合一"的生命境界，体现了"天道自然"和阴阳、气血调和的中医思想。太极拳、易筋经、八段锦等导引法，根据中医的整体观念，阴阳五行学说，强调外练"身法""步法"，内练"精""气""神"，注重精神、意识、气息的锻炼，通过内练，培养人体的元气、正气，改善人体内在各系统和器官的功能，做到以内助外、以外促内、内养外修、内壮外强，能够达到调和阴阳，调畅身心，从而达到防治疾病的目的。所以中医导引法在疾病的预防、治疗及养生保健方面都有重大意义。

随着现代医学、中医学的发展，在中医导引法的应用当中，还存在许多问题，特别是在具体疾病的针对性导引应用研究方面，如八段锦对糖尿病、高血压、亚健康、高脂血症、精神疾病等均有一定的治疗作用，但缺乏针对性，没有体现中医辨证论治的精髓。因此，中医导引还要向着科学化、规范化的方向发展，同时需要更多临床研究，来更好地指导中医导引法的应用。

第一节 导引法的主要功效

导引术的主要功效可以归纳为以下几个方面。

1. 加强气化作用

导引术通过各种锻炼活动，加强人体的气化作用，即促进人体内的气体交换、食物消化、血液循环、津液运化、废物排泄等生理新陈代谢过程。这一过程有助于维持人体内部环境的稳定和平衡。

2. 平衡阴阳

人体生命活动的正常进行，依赖于机体在不断运动和变化中保持阴阳能动的平衡。导引术通过运动来调节人体阴阳，使之恢复并维持动态平衡状态。当人体阴阳调和时，生命活动旺盛，不易生病；反之，则可能减弱生命活动，导致生病甚至死亡。导引术的作用在于"盛则泄之，虚则补之"，通过运动调节使阴阳达到平衡。

3. 调和气血

中医学认为，气为血帅，气行则血行，气滞则血滞。导引术主要通过运动肢体和呼吸吐纳等手段，促进体内新旧气血的交换，从而调和气血。这一过程有助于改善血液循环，提高身体的营养供应和废物排出效率。

4. 疏通经络

经络是人体气血运行的通道，也是五脏六腑各系统之间相互制约的通道。导引术的功法根据经络的作用，通过特定的动作和呼吸方式，疏通经络，以达到防治疾病的目的。经络的顺畅有助于保持人体的各种通道畅通，使生命活动正常进行。

5. 培育真气

真气是清气、谷气和元气相合而成，是人体的营养之气，用以进行生命活动。导引术的各种功法都有促消化、培育真气的作用。通过导引术的锻炼，可以增强脾胃功能，提高食物的消化吸收效率，从而培育更多的真气以供生命活动所需。

6. 扶正祛邪

人体内存在着一种抗御外界邪病入侵的力量，叫"正气"，而体内存在的致病因素叫"邪气"。导引术通过锻炼可以增强人体的正气，提高机体的抗病能力，从而扶正祛邪，预防和治疗疾病。当正气占上风时，疾病就难以产生或促使已经产生的疾病会向痊愈的方向转化。

7. 其他功效

1）放松身心：导引术的动作和呼吸方式有助于放松身心，缓解紧张和焦虑情绪。

2）增强免疫力：通过促进气血循环和经络疏通，导引术可以增强人体的免疫力，提高机体抵抗疾病的能力。

3）促进睡眠：对于失眠患者来说，导引术可以通过调节身心状态，帮助改善睡眠质量。

4）延缓衰老：导引术通过促进身体各系统的协调运作和代谢平衡，有助于延缓衰老过程。

综上所述，导引术是一种具有多种功效的养生健身方法，通过锻炼可以加强人体的气化作用、平衡阴阳、调和气血、疏通经络、培育真气、扶正祛邪等，从而达到强身健体、预防和治疗疾病的目的。

第二节 导引法的适应证与禁忌证

导引法作为一种古老的养生和治疗手段，其适应证与禁忌证在中医文献中多有记载。以下是对导引法的适应证与禁忌证的详细阐述。

1. 适应证

导引法通过肢体的运动和呼吸的配合，有意识地疏导气血沿经络顺畅地运行，以达到舒筋、活血、养气、怡神、健身的效果。其适应证广泛，包括但不限于以下几个方面。

1）筋骨疾病：如颈椎病、肩周炎、肩背部筋膜炎、梨状肌综合征、肱骨外上髁炎、足跟痛、踝关节扭伤等。导引法通过特定的动作和呼吸方式，可以疏通经络，调畅气血，从而治疗这些筋骨疾病并缓解疼痛。

2）内脏疾病：导引法也被用于治疗内脏疾病，如心脏病、肝病、脾病、肺病等。通过特定的导引动作和呼吸方法，可以调和脏腑功能，改善内脏状况。例如《黄庭内景五脏六腑补泻图》中提到的五脏导引法，就是针对五脏疾病设计的导引练习。

3）慢性病及亚健康状态：导引法对于慢性病及亚健康状态也有很好的调理作用。如高血压、糖尿病、肥胖、慢性胃病、慢性肠炎、中风后遗症、妇科病等，患者可以通过长期的练习，增强体质，提高免疫力，从而改善病情。

4）精神情志类疾病：导引法还可以改善神经系统疾病的症状，如神经衰弱、失眠等。通过导引练习，可以放松身心，缓解紧张情绪，改善睡眠质量。

2. 禁忌证

虽然导引法具有广泛的适应证，但并非所有人都适合练习。以下是一些导引法的禁忌证。

1）急性扭挫伤：急性扭挫伤的患者在一天内不宜进行导引练习，以免加重损伤。恢复阶段应循序渐进。

2）有出血倾向：如严重贫血、白血病、血小板减少等有出血倾向的患者，应避免练习导引法，以免引发出血。

3）孕妇：孕妇的腹部、腰骶部不宜进行导引练习，以免对胎儿造成不良影响。

导引法适应人群广泛，但在练习前应根据自身健康状况进行评估，并遵循专业人员的指导，避免可能的风险。

第三节　导引药饵疗法——导引与医药、饮食相结合的综合疗法

导引与医药、饮食相结合的综合疗法，简称导引药饵疗法，此法是一种结合了导引术（一种通过肢体运动和呼吸配合来调理身体的养生方法）与中药饮食疗法（利用中药材和食物的特性来调理身体的养生方法）的综合养生疗法。这种疗法强调身心并重，通过内外的协调与配合，达到增强体质、预防疾病、延缓衰老的目的。导引药饵疗法是在《气功药饵疗法与救治偏差手术》一书提出的气功药饵疗法的基础上发展而来的。

药，是指药物；饵，又称为食饵、服饵，也就是现在所说的饮食疗法。导引药饵疗法就是运用药物疗法、饮食疗法、导引疗法进行治病或保健，它属于一种综合性的疗法。

东汉末年著名的医学家、养生家华佗，不仅在外科方面有所创造，而且在药饵、气功、针灸等方面都有很高的造诣。据《三国志·魏书·方技传》载，华佗不仅传出了"久服去三虫，利五脏，轻体，使人头不白"的服饵方法"漆叶青黏散"，而且在《庄子》"吐故纳新、熊经鸟伸"的基础上，依据自身的实践体会，模仿虎、鹿、熊、猿、鸟等动物的习性，创立了著名的养生功华佗五禽戏，并且一直流传到今天。可见，华佗是一位集药、饵、气功疗法于一身之大成者。另外，诸如晋代著名的医药学家、导引学家葛洪以及唐代的"药王"孙思邈，明代的杰出医学家李时珍等，也都非常重视药、饵、气功的综合疗法。

导引药饵疗法，是导引、药物、食饵三者在高度配合的原则下，根据不同的对象而灵活运用的方法。它绝不是导引、药物、食饵三者简单地相加。因此在临床具体运用中，药饵疗法与导引疗法要相互配合，根据患者不同的生理、病理情况而各有侧重。有些病需以导引疗法为主，药饵疗法为辅（如某些老年性疾病等）；也有些病人则可能相反，甚至有的病人只宜采用药物治疗；有的病则要求重视食饵疗法（如糖尿病）。

将药物疗法（包括中西药物）、食饵疗法（甚至现代营养科学）与导引疗法辩证地、科学地配合运用，一定会相得益彰，在临床上也一定会取得更加令人满意的疗效，并且对于它们各自的发

展、完善和提高也将会起到积极的推动作用。

1. 导引药饵疗法的优势

1）身心并重：导引术注重身体的运动和呼吸的配合，而中药饮食疗法则强调内在的营养和调理。两者结合可以内外兼修，达到更好的养生效果。

2）个性化调理：根据个人的体质、年龄、性别、病情等因素进行辨证施食和导引练习，可以制定个性化的调理方案，更加精准地调理身体。

3）综合效果显著：导引术与中药饮食疗法相辅相成，可以产生协同效应，提高养生效果。例如，在练习导引术的同时食用具有相应功效的中药材或食物，可以加速身体的恢复和调理过程。

2. 注意事项

1）咨询专业人士：在进行导引药饵疗法前，最好咨询专业的中医师或营养师的建议，确保方案的科学性和安全性。

2）适量为宜：无论是导引术还是中药饮食疗法，都需要适量进行。过量练习或食用可能会导致身体不适或营养失衡。

3）持之以恒：导引药饵疗法需要长期的坚持才能看到显著的效果。因此，需要保持耐心和恒心，持之以恒地进行调理。

导引药饵疗法是一种结合了导引术与中药饮食疗法的综合养生疗法。通过身心的协调与配合以及个性化的调理方案，可以达到增强体质、预防疾病、延缓衰老的目的。然而，在进行该疗法时需要注意咨询专业人士、适量进行以及持之以恒。

第十二章　五脏病导引药饵疗法

第一节　肝病导引药饵疗法

肝病导引药饵疗法是一种针对肝病患者设计的综合治疗方法，它结合了导引术、药物治疗和饮食调理三种手段，旨在通过内外兼修的方式，促进肝病的康复和肝脏的健康。

《黄帝内经》曰："肝者，将军之官，谋虑出焉。"肝对于我们的生命而言，就像一个带领千军万马的将军，指挥调配、发号施令。肝禀东方太乙真木之气，为五行生化之先。在五行属木，为魂之居、血之藏、筋之宗。其形如悬瓠（悬挂的葫芦），色如缟映绀（青红色），气脉主升，拟效飞龙之用，性喜风摇善动而又能静，肝体阴而用阳，在卦为震，在方向为东，在人身则居于右而出于左，故经云"左肝"。肝在志为怒，在液为泪，在体合筋，其华在爪，在窍为目。

肝的主要生理功能是调畅气机、调畅情志、贮藏血液、调节血量。

肝脏系统疾病的主要症状有眩晕、眼花、颠顶痛、乳房痛、两胁痛、少腹痛、阴囊疼痛、关节不利、筋挛拘急、抽搐、四肢麻木、急躁易怒等。

肝脏疾病的主要证型及分类有肝阳上亢、肝阳有余、肝阴不足、肝气不足、肝血不足、肝气郁结、肝气横逆、肝气上逆等。

肝脏在五行生化的理论中属木，最容易招致风邪而发生疾病，尤其是全身疼痛的证候，都与肝脏有关。现代人由于物质生活水平的提高，长期处于快节奏、高压力的工作环境等，人们的心理健康已经成为一个不可忽视的问题，这些情志方面的问题在中医看来也与肝的关系最为密切。至于肝脏硬化或肝脏肿大等疾病，就更为难治了。除医药治疗之外，若能同时配合肝脏小练形的口诀练功，则可收到事半功倍的效果。

在养生导引、功夫修持方面，凡诸抻筋拔骨、导引按跷、疏泄浊气、调和血行，种种动功下手，皆从肝木起手。肺肝之气血乃后天之龙虎，凡动功操修，皆需要呼吸与动作恰当配合使气血调和，阴阳平衡而运化，此即调伏龙虎之诀，也是龙虎相交之法，动功之效果，操持合度，则必然是呼吸调匀、气血畅达，引发循经缠度，经脉气化交注，进而由动归静，动静无碍。

1. 导引术在肝病治疗中的作用

对于肝脏的这些问题，有很多相应的方法进行调节，《杂病源流犀烛》一书记载"肝气滞涩保养法"："凡人气旺则血荣而润泽，气绝则血枯而灭形，故气虚弱滞涩而成病。如滞于肝，则肝气不顺，或搠胁而疼，或成疝证，或传目疾，或成疯患，诸风掉眩，皆属于肝也。春月木旺，宜常嘘吸为补泻之法，和其肝气，勿食诸肝，以免死气入肝，伤其魂也。宜烧苍术香，清晨饮屠苏酒、马齿苋，以祛一年不正之气。大抵阳春初升，景物融和，当眺览园林，寻春郊外，以畅春生之气。"并记载了相关导引法："可正坐，以两手相重按髀下，徐缓身左右各三五度，又可正坐，两手拽相叉，翻覆向胸三五度，此能去肝家积聚风邪毒气。肝之积，曰肥气。在左胁下，状如覆杯，有足，似龟形，久则发咳呕逆，脉必弦而细，宜肥气丸、增损五积丸，皆肝家气血两虚，肝气不和，逆气与瘀血相并而成，治法宜和肝散结。"本文介绍肝脏导引的方法。

肝脏导引术可以习练六字诀的"嘘"字诀、八段锦"攒拳怒目增气力"、五禽戏"虎戏",还可以配合练习峨眉十二庄的"天字庄、拿云庄、游字庄、旋风庄、小字庄、幽字庄"的部分动作,以及太极拳的"云手"、少林达摩易筋经十二式中的"青龙探爪"等,可以起到事半功倍的效果。

对于一般肝病,无论寒热虚实,都可以练习这套肝脏导引术。

肝脏肿大,没有腹水,合并气逆上者可以在练习肝脏小练形的基础上配合练习松静功并意守足大趾。

肝气横逆,横克脾胃,临床以脾胃症状为主的,根据急则治其标、缓则治其本的原则,应先治脾胃,所以可先练习或者加练脾脏导引术和胃腑导引术。

导引术作为一种传统的养生方法,通过特定的肢体动作和呼吸配合,可以达到疏通经络、调和气血、增强体质的效果。对于肝病患者而言,导引术的作用主要体现在以下几个方面:

1)改善肝脏微循环:导引术的动作可以引导气血流向肝脏,改善肝脏的微循环,促进肝细胞的修复和再生。

2)缓解肝区不适:肝病患者常伴有肝区疼痛、不适等症状,导引术可以通过特定的动作缓解这些症状,提高患者的舒适度。

3)增强体质:长期练习导引术可以增强患者的体质,提高身体的免疫力,有助于抵抗肝病的侵袭和复发。

2. 中药治疗在肝病治疗中的重要性

中药治疗是肝病治疗的重要手段之一。中医理论认为,肝藏血,主疏泄,有喜条达而恶抑郁的特性。肝病病机主要有肝血亏虚、肝血瘀滞、肝气郁结、肝火上炎等,中医根据肝病病机,采用相应的中药进行治疗。常用的治疗肝病中药包括柴胡、五味子、白芍、当归、青葙子、甘草等,这些中药具有疏肝解郁、敛阴生津、养血柔肝、清热解毒等功效。这些中药可以有效改善肝脏功能,预防和缓解肝病症状。

3. 饮食调理在肝病治疗中的辅助作用

饮食调理是肝病治疗不可或缺的一部分。合理的饮食搭配可以为肝脏提供充足的营养支持,促进肝细胞的修复和再生。对于肝病患者而言,饮食调理的原则主要包括以下几个方面。

1)高蛋白、高维生素饮食:肝病患者应多吃富含蛋白质和维生素的食物,如瘦肉、鱼类、蛋类、豆类、新鲜蔬菜和水果等。这些食物有助于修复受损的肝细胞,提高肝脏的代谢功能。

2)低脂、低糖饮食:肝病患者应避免摄入过多的脂肪和糖分,以免加重肝脏负担。建议选择清淡、易消化的食物,如粥、面条、蒸蛋等。

3)适量补充矿物质和微量元素:肝病患者应适量补充矿物质和微量元素,如钙、铁、锌等。这些元素对于维持肝脏的正常功能和促进肝细胞的修复具有重要作用。

肝脏的功能失调宜食粳米、牛肉、大枣、葵子、生姜、橘皮、胡麻、李子、韭菜、葱白、洋葱、木瓜、决明子、车前子、车前草、荠菜、沙参、苹果、鸡肝、鸭肝、猪肝、牛肝、蜂蜜、饴糖、鳖、甲鱼、七星鱼、甜萝卜、白菜、干贝(即瑶柱)、冬苋菜等。

4. 肝病导引药饵疗法的实施步骤

1)评估病情:首先,医生会对患者的病情进行全面评估,包括肝病的类型、病情严重程度、身体状况等。根据评估结果,制定个性化的治疗方案。

2)制定导引术计划:根据患者的身体状况和病情特点,制定合适的导引术计划。计划应明确导引术的动作、呼吸配合、练习时间和频率等。

3)选择药物治疗方案:根据肝病的类型和病情严重程度,选择合适的药物治疗方案。医生会开具相应的处方药物,并指导患者正确用药。

4)制定饮食调理方案:根据患者的饮食习惯和身体状况,制定个性化的饮食调理方案。方案应明确食物种类、摄入量、烹饪方式等。

5）综合实施治疗：在医生的指导下，患者按照制定的导引术计划、药物治疗方案和饮食调理方案进行综合治疗。同时，患者需定期回医院复查肝功能等指标，以便医生及时调整治疗方案。

5. 注意事项

1）遵循医嘱：患者在进行肝病导引药饵疗法时，应严格遵循医生的指导和建议。不得擅自更改治疗方案或增减药物剂量。

2）注意休息：肝病患者应注意休息和避免过度劳累。保证充足的睡眠时间和良好的睡眠质量有助于肝脏功能恢复。

3）避免饮酒：乙醇对肝脏具有直接的毒性作用，肝病患者应避免饮酒以免加重病情。

4）保持心情愉悦：心情愉悦有助于肝脏的健康和康复。患者应保持积极乐观的心态面对疾病和治疗过程。

总之，肝病导引药饵疗法是一种针对肝病患者设计的综合治疗方法。通过导引术、药物治疗和饮食调理的综合作用，可以促进肝病的康复和肝脏的健康。然而，该疗法的实施需要在医生的指导下进行，并遵循相应的注意事项以确保治疗的效果和患者的安全。

第二节　心病导引药饵疗法

《素问·灵兰秘典论》："心者，君主之官也，神明出焉。"心对于我们的生命而言，就像国家的皇帝那么重要。心是身体中最重要、最复杂的一个脏腑系统。

心为神之居、血之主、脉之宗。是精神之所出，全身血脉之所主，起着主宰生命活动的重要作用。心在五行属火，故称为"火脏"。脏为阴，腑为阳，故心为脏中之阳脏，亦即阴中之阳脏。古传口诀"心性本柔顺，离虚内含阴，是故虽阳卦，言像反女身"，对治之法就是锁心猿、守心入静。

心的主要生理功能是主血脉、主神志。心在志为喜，在液为汗，在体合脉，其华在面，心之神在瞳仁，以舌为苗，心之气聚离宫，在五味中主苦，在气脉方面主降。

心是"君主之官"，"其脏坚固，邪不能客"。即使在今天，中西医对心脏病，仍然感到难治。如果运用恰当的医药治疗，再配合适宜的食饵疗法、气功疗法，则可大大提高疗效。

心脏系统疾病常见的主要症状有心悸怔忡、心脏抽痛、心烦、失眠多梦、健忘、喜笑不休、谵语发狂或痴呆、表情淡漠、昏迷、心前区憋闷疼痛、面色苍白无华、脉结代等。

心脏系统疾病的主要证型有心气不足、心气有余、心血亏虚、心血瘀阻、心阴亏虚、心阳不足、心阳上亢、心神不足、水气凌心、七情伤心、热入心包、真神离脏等。

心脏导引术的主要作用为养心安神、促进气血循环。

心病导引药饵疗法是一种针对心脏疾病的综合调养方法，它结合了导引术、中药治疗和饮食调理三种手段，旨在通过身心并治的方式，促进心脏功能的恢复和整体健康状况的改善。以下是对该疗法的详细阐述。

1. 导引术在心病治疗中的作用

导引对心脏病患者具有积极的辅助治疗作用。具体来说，可以发挥以下作用。

1）促进血液循环：导引术的动作可以促进血液循环，增加心脏的血液供应，有助于改善心肌缺血等状况。

2）缓解心脏压力：通过呼吸调节和放松身心，导引术可以减轻心脏的负担，缓解心脏压力，有助于心脏功能的恢复。

3）增强体质：长期练习导引术可以增强患者的体质，提高身体的免疫力，有助于抵抗心脏疾病的侵袭和复发。

心脏导引术可以从以下导引动作中进行选择，八段锦中的"摇头摆尾去心火"、六字诀的"呵"字诀、五禽戏的"猿戏"，可以配合练习峨眉十二庄的"天字庄、拿云庄、心字庄"中的部分动作，以及太极十三式的"排云掌"，少林达摩易筋经十二式中的"韦驮献杵、摘星换斗"等。

盗汗者，睡前做20～30次深呼吸。可以配合外治法，用五倍子、凌霄花、紫花地丁等药，共研细粉，有条件者另加麝香少许，拌匀，用温热水或唾液调和如龙眼大小的丸贴在神阙穴，外用胶布固定。

阵发性的心动过速，可闭气念"吽"（hōng）字诀，或捏住鼻子闭气，念"吽"字诀，即可改善心跳过速。

2. 中药治疗在心病治疗中的重要性

中药治疗在心病治疗中占据重要地位。中医理论认为，心藏神，主血脉，为君主之官，统领五脏六腑。心的功能异常，会影响五脏六腑的功能活动。心病病机主要有心神不足、躁扰心神、血不养心、心脉瘀阻等，中医根据心病病机，采用相应的中药进行治疗。常用的治疗心病的中药包括丹参、人参、石菖蒲、远志、柏子仁、麦冬、莲子心、茯神等，这些中药具有活血化瘀、补气养阴、清心除烦、养心安神等功效。它们可以有效改善心脏功能，预防和缓解心病症状。

3. 饮食调理在心病治疗中的辅助作用

合理的饮食调理对心脏病患者同样至关重要。心脏病的饮食调养原则主要包括低盐、低脂、清淡易消化，同时注重营养均衡。具体建议如下。

1）低盐饮食：食盐摄入过多会增加心脏负担，因此心脏病患者应限制每日食盐摄入量，一般不超过6克。

2）低脂饮食：减少高脂肪和高胆固醇食物的摄入，如肥肉、动物内脏等。适量摄入富含不饱和脂肪酸的食物，如鱼类、坚果等。

3）清淡易消化：选择清淡易消化的食物，避免辛辣刺激和油腻重口味的食物。多吃新鲜蔬菜和水果，补充膳食纤维和维生素。

4）适量补充蛋白质：适量摄入优质蛋白质，如瘦肉、鱼类、豆类等，有助于心脏功能的恢复。

调节心脏功能，宜吃赤小豆、李子、韭菜、薄荷茶、菖蒲茶、麦冬、天冬、莲子肉、鸡蛋、苦菜、竹叶芯、生地酒、小麦、羊肉、杏子、薤白、沙棘等。

常用而又简易的食谱方有赤小豆粥、莲子羹、菖蒲茶鸡蛋、神仙蛋、百花膏、沙棘汁等。

4. 心病导引药饵疗法的实施步骤

参照本章第一节"肝病导引药饵疗法的实施步骤"（含评估病情、制定导引术计划、选择药物治疗方案、制定饮食调理方案、综合实施治疗）。

5. 注意事项

1）控制体重：体重增加会加重心脏的负担。

2）戒烟戒酒：烟草中的烟碱可使心跳加快、血压升高（过量吸烟又可使血压下降），而且吸烟还是造成心绞痛发作和突然死亡的重要原因。过量的乙醇摄入能降低心肌的收缩能力。对于患有心脏病的人来说，酗酒不仅会加重心脏的负担，甚至会导致心律失常，并影响脂肪代谢，促进动脉硬化的形成。

3）合理饮食：应有合理的饮食安排。高脂血症、不平衡膳食、糖尿病和肥胖都和膳食营养有关，所以，从心脏病的防治角度看营养因素十分重要。原则上应做到"三低"，即低热量、低脂肪、低胆固醇。

4）适量运动：积极参加适量的体育运动。维持经常性适当的运动，有利于增强心脏功能，促进身体正常的代谢，尤其对促进脂肪代谢，防止动脉粥样硬化的发生有重要作用。

5）规律生活：养成健康的生活习惯。生活有规律，心情愉快，避免情绪激动和过度劳累。

综上所述，心病导引药饵疗法是一种全面、综合的心脏病调养方法。通过导引术、中药治疗和饮食调理的综合作用，可以有效促进心脏功能的恢复和整体健康状况的改善。然而，该疗法的实施需要在医生的指导下进行，并遵循相应的注意事项以确保治疗的效果和患者的安全。

第三节　脾病导引药饵疗法

脾，是人身体中一个重要枢纽，气血的生化、饮食营养的运化、心肾功能的调节、肝肺功能的调节都与脾有着紧密的联系。脾胃也是人体的后天之本，气血生化之源。

脾为谏议之官，知周出焉。在五行属土，在方位为中央，在八卦为坤。脾得坤土之气，为土之精，为先天己土，与后天艮土（胃）皆主生化，彰显土之厚生博大。

脾脏的主要生理功能是运化水谷、运化水液、主升清、主统血。脾在志为思，在液为涎，在体合肌肉、主四肢，在窍为口，其华在唇。

脾病的常见证型为脾气不足、脾阳不足、水湿中阻、阴实中满、脾不统血等。常见的症状有腹满、胀、痛，食少、便溏、四肢倦怠、黄疸、脱肛、崩漏、紫癜等。

脾胃是人体气机升降出入的枢纽。脾胃纳运动能正常，水谷精微物质充盛，则营卫协调，五脏安和，机体功能正常；若脾胃气机升降失调，或升降太过，或升降不及，或升降反作，则不仅消化功能发生紊乱，而且将波及其他脏腑，变生多种病证。对于脾胃系统病证，调理气机升降是最常用的治疗方法。

调理脾胃也是抗衰老的关键，脾胃强健，则饮食正常，气血津液滋生有源，五脏六腑精神得养，既可防病，又能抗衰。调理脾胃应遵循虚则补之，实则泻之的原则，努力做到补而不壅，泻不伤正。

脾的作用非常重要，有运化功能，故传统导引术强调"三五归一"的炼土方法。又将其比喻为意马，言其难于驯伏。脾又被称为"黄婆"，位于五脏之中间，对于心与肾、肝与肺具有调节作用。如果脾脏有病，就会影响其余四脏的气化，因此，脾脏生病时，除了应当配合药物治疗外，即使在平时也应注意对脾的保健和养生，每天如法练功，还要注意调摄饮食。

脾病导引药饵疗法，是一种专为脾脏疾病患者设计的全方位调养方案。此疗法巧妙融合了导引术、中药治疗与饮食调理三大核心手段，旨在通过内外兼修，全面促进脾脏功能的康复，进而带动整体健康状况的显著提升。

1. 导引术在脾病治疗中的独特作用

在脾病的治疗过程中，导引术发挥着不可或缺的辅助作用。它能够帮助改善脾胃的运化能力，促进气血的充沛生成与顺畅循环，从而有效缓解脾虚、湿困等一系列症状。

脾脏导引术可以练习五禽戏的"熊戏"、十二段锦的"前抚脘腹、温煦脐轮"、六字诀的"呼"字诀等方法，可以配合练习峨眉十二庄的"地字庄、鹤翔庄、小字庄、幽字庄"中的部分动作，以及少林达摩易筋经十二式中的"九鬼拔马刀、三盘落地势"等。

这些方法可以单独练习，也可以组合起来练习，坚持锻炼，会对脾胃的消化功能起到很好的调节作用。

2. 中药治疗在脾病康复中的核心地位

中药治疗在脾病康复中占据着举足轻重的地位。中医理论认为，脾主运化，主升清，为后天之本、气血生化之源。脾脏病机主要有脾失健运、水湿中阻、脾不升清等，中医根据脾病病机，采用相应的中药进行治疗。常用的治疗脾病的中药包括党参、白术、茯苓、甘草、黄芪等，这些中药具有健脾益气、渗湿利水、燥湿和中等功效。它们可以有效改善脾脏功能，预防和缓解脾病症状，促进脾病康复。

3. 饮食调理在脾病治疗中的关键辅助

对于脾脏疾病患者而言，合理的饮食调理同样至关重要。脾病的饮食调养应遵循以下核心原则。

宜食易消化、营养丰富的食物，如小米、粳米、糯米、南瓜、红薯、山药、莲子等。这些食物富含碳水化合物、蛋白质、脂肪、维生素等营养素，既能为人体提供必需的能量和营养，又易于消化吸收，不会给脾脏带来额外负担。

忌食辛辣、油腻、生冷、不易消化的食物，如辣椒、生姜、大蒜、肥肉、油炸食品等。这些食物可能刺激胃肠道，加重脾脏负担，不利于脾病的康复。

适量摄入具有健脾益胃作用的食物，如红枣、桂圆、花生、芝麻等。这些食物具有健脾益胃的功效，有助于改善脾脏功能。

调节脾脏功能，宜服用大豆、猪肉、栗子、藿香、粳米、牛肉、大枣、葵子、柿子、饴糖、小米、陈仓米、糯米、蜂蜜、鲫鱼、鳝鱼、泥鳅、黄豆芽、薏仁米、茯苓糕、鸭肫干、鸡肫干、雁肫干、猪肚、牛肚、糯米草、苦竹笋、金针花、苦瓜、兰花根、侧耳根、饭焦等。

4. 脾病导引药饵疗法的实施步骤

参照本章第一节"肝病导引药饵疗法的实施步骤"（含评估病情、制定导引术计划、选择药物治疗方案、制定饮食调理方案、综合实施治疗）。

5. 注意事项

1）遵循医嘱：患者在接受脾病导引药饵疗法时，必须严格遵循医生的指导和建议，不得擅自更改治疗方案或增减药物剂量。

2）适量运动：脾脏疾病患者应根据自身状况选择适合的运动方式，如散步、太极拳等。适量运动有助于促进气血循环，增强体质，对脾病的康复大有裨益。但应避免剧烈运动和过度劳累，以免加重病情。

3）保持情绪稳定：情绪波动对脾脏健康有着显著影响。患者应努力保持情绪稳定，避免过度焦虑、抑郁等负面情绪对脾脏造成不良影响。

4）定期复查：患者应定期回医院复查脾脏功能等指标，以便及时了解病情变化和治疗效果。如有任何异常情况，应及时就医处理，确保病情得到有效控制。

第四节　肺病导引药饵疗法

《素问·灵兰秘典论》说："肺者，相傅之官，治节出焉。"肺对于我们的身体而言，就像国家的宰相，起着承上启下、上承下达、辅佐君主（心）、节制均衡、调治全身的重要作用。肺在五行属金，为魄之居、气之主。在五脏中，因肺居位最高，故又称为"华盖之脏"。

肺的主要生理功能是主气、司呼吸，主宣发肃降，通调水道，朝百脉、主治节。肺在志为忧、为悲，在液为涕，在体合皮，其华在毛，在窍为鼻。

肺脏系统疾病的常见症状主要有咳嗽气短、哮、喘、胸闷疼痛、声哑失音、动辄汗出等。

肺脏系统疾病的主要证型及分类有肺气不宣、肺失肃降、肺气不足、肺阴不足、阴虚火旺等。

人的衰老是一个缓慢渐进的退化过程，主要表现在五脏虚损，精气神渐减。其中，肺对人体衰老过程的影响不容忽视，因为生命之动气——宗气的生成与其密切相关。宗气并随着肺气的宣发肃降而升降出入布达于全身，滋养脏腑经络、四肢百骸、五官九窍、骨肉筋脉，是推动人体呼吸和循环的动力。故在研究延缓衰老这一问题时，重视调理肺气具有重要的临床指导意义。

在导引养生、练功修持方面，肺乃是人体与外界沟通的重要通道，所以很多功夫修持都从呼吸开始入手，这些都与肺的功能有关。所谓顺呼吸、逆呼吸、体呼吸、胎呼吸、闭呼吸、提肛倒气之法，夺天地之气、炼先后二天之气等，皆不能离开肺之作用。得呼吸之妙者，自知天人一气相通之理，且通身气脉通畅、毒病难侵。在内景功夫中，肺气常幻化为清净无染的"月轮"或者满天繁星、大地雾笼等象，借此可知肺气之虚实盛衰。

肺脏主持全身气分的均衡，后天的呼吸影响血脉运行的迟速。如果肺脏功能失调，影响气血灌溉全身，健康也会因此受到损害。同时肺脏对全身的气机运行而言，是以它为首的，在每天的寅时（早晨3~5时），阳开之际，领先先行，逐时流注，以至丑时（凌晨1~3时）到肝脏为止，周而复始，循环不已。因此，能在平时练功作保健之用，是很有必要的，并不仅是要等肺脏生病了之后才去练它。

肺病导引药饵疗法，是一种专为肺部疾病患者设计的全方位调养方案。此疗法巧妙融合了导引术、中药治疗与饮食调理三大核心手段，旨在通过内外兼修，全面促进肺部功能的康复，进而带动整体健康状况的显著提升。

1. 导引术在肺病治疗中的独特作用

在肺病的治疗过程中，导引术发挥着不可或缺的辅助作用。它能够帮助改善呼吸功能，增强肺部气体交换能力，从而有效缓解呼吸困难、咳嗽等一系列症状。同时，导引术还能促进全身血液循环，提高机体抵抗力，为肺部疾病的康复创造有利条件。

肺脏导引术可以配合练习峨眉十二庄的"天字庄、之字庄、拿云庄、游字庄、小字庄、大字庄"的部分动作，以及太极拳的"云手"、少林达摩易筋经十二式中的"韦驮献杵、青龙探爪"等。

2. 中药治疗在肺病康复中的核心地位

中药治疗在肺病康复中占据举足轻重的地位。中医理论认为，肺主气司呼吸，具有宣发和肃降功能，且肺为娇脏，开窍于鼻，与外界相通。肺病病机主要有肺气不足、肺失宣肃、肺燥失润、痰饮阻肺等，中医根据肺病病机，采用相应的中药进行治疗。常用的治疗肺病的中药包括黄芪、人参、麦冬、款冬花、桔梗、百合、杏仁、紫菀、射干、紫苏子、沙参、天门冬、白前、百部、贝母等，这些中药具有补气养阴、润肺止咳、宣肺解表、清肺化痰等功效。它们可以有效改善肺脏功能，预防和缓解肺病症状，促进肺病康复。

3. 饮食调理在肺病治疗中的关键辅助

合理的饮食调理对肺部疾病患者的康复同样至关重要。患者应遵循"三分治，七分养"的原则，通过科学的饮食调养，增强肺部功能。

对于实证肺病患者，建议少吃油腻、辛辣、生冷的食物，多吃清淡、易消化的食物，如梨、苹果、蜂蜜、银耳等。这些食物具有清热润肺、化痰止咳的功效，有助于缓解病情。

对于虚证肺病患者，则应多吃温补、滋养的食物，如核桃、杏仁、红枣、鸡肉等。这些食物能够补气养血、润肺止咳，为虚弱的肺部提供充足的营养和支持。

此外，中医还推荐一些具有润肺止咳功效的食疗方，如川贝炖雪梨、杏仁百合粥等。这些食疗方不仅味道可口，而且具有很好的辅助治疗作用，能够帮助患者更快地恢复健康。

调理肺脏功能，宜服食小米、鸡肉、桃子、葱白、麦、羊肉、杏子、薤、核桃仁、乌梅、牛乳、鸡蛋白、猪肺、天冬、麦冬、鱼肺、杏仁、生姜、白及、黑芝麻、百合、银耳、燕窝。

4. 肺病导引药饵疗法的实施步骤

参照本章第一节"肝病导引药饵疗法的实施步骤"（含评估病情、制定导引术计划、选择药物治疗方案、制定饮食调理方案、综合实施治疗）。

5. 注意事项

1）肺为娇脏，风寒之邪侵袭人体，首先犯肺，保护肺脏需要避开六淫。由此也可以得出吸烟、环境污染对于肺脏有很大的负面影响。

2）肺合皮毛，皮毛也是人体第一道防线，当锻炼出汗之后，毛孔打开，比平时更容易感受外邪，所以不能在天气异常变化时在室外锻炼，同时要避开过堂风。

3）肺在五志为悲，悲伤对肺脏的影响最大，日常应保持良好的精神状态，以保护肺脏功能不受影响。

综上所述，肺病导引药饵疗法是一种全面而有效的肺部疾病调养方法。通过结合导引术、中药治疗和饮食调理三种手段，可以内外兼修地促进肺部功能的恢复和整体健康状况的改善，为患者带来更好的治疗效果和生活质量。

第五节　肾病导引药饵疗法

肾病导引药饵疗法是一种针对肾脏疾病患者的全方位治疗与调养方法，它结合了导引术、药物治疗和饮食调理三大要素，旨在通过内外兼修的方式促进肾脏功能的恢复和整体健康状况的改善。

1. 导引术在肾病治疗中的作用

在肾病治疗中，导引术可以帮助改善肾脏的血液循环，促进新陈代谢，从而减轻肾脏负担，加速病情的好转。导引术还有助于缓解肾病患者常见的疲劳、水肿等症状，提高生活质量。

练习肾脏导引术，可以配合练习峨眉十二庄的"之字庄、心字庄、游字庄、鹤翔庄、小字庄"中的部分动作，以及太极拳、少林达摩易筋经十二式中的"卧虎扑食、打躬击鼓"等。

另外，针对肾脏还有一种专门的功法叫作虎步功。虎步功是动功的一种，为专练"下元"亏损的外功方法，对于腰肾的病症，具有专门的调理功效，而且有百利而无一弊。

2. 药物治疗在肾病康复中的作用

中药治疗是肾病康复中不可或缺的一部分。中医理论认为，肾藏精，主水，为先天之本，脏腑阴阳之根本。肾病病机主要有肾精亏虚、肾气不固、肾阴亏虚、肾阳亏虚、肾虚水泛等，中医根据肾病病机，采用相应的中药进行治疗。常用的治疗肾病的中药包括熟地、生地、肉苁蓉、巴戟天、山茱萸、牛膝、菟丝子、石斛、鹿茸、杜仲、泽泻、补骨脂等，这些中药具有滋补肾阴、温肾助阳、补肾填精、利水渗湿等功效。它们可以有效改善肾脏功能，预防和缓解肾病症状，促进肾病康复。

3. 饮食调理在肾病治疗中的辅助作用

合理的饮食调理对肾病患者同样至关重要。肾病患者的饮食应以清淡、易消化为主，避免摄入过多的盐分、蛋白质和脂肪。具体来说，患者应注意以下几点：

1）低盐饮食：肾病患者常伴有高血压和水肿等症状，因此需限制盐分的摄入。一般建议患者每日食盐摄入量不超过5克。

2）优质低蛋白饮食：肾病患者应摄入高质量的蛋白质，如鱼、肉、蛋、奶等，同时控制总量，以减轻肾脏负担。一般建议患者每日蛋白质摄入量控制在每公斤体重0.6~0.8克。

3）限制钾、磷摄入：高钾血症和高磷血症是肾病患者常见的并发症之一，因此需限制富含钾、磷的食物摄入，如香蕉、菠菜、坚果等。

4）增加膳食纤维摄入：膳食纤维有助于促进肠道蠕动，预防便秘，对肾病患者有益。建议患者多食用新鲜蔬菜和水果，以补充膳食纤维。

调补肾脏宜食鸡肉、桃子、葱、大豆、猪肉、栗子、藿香、腰子、柏子仁、牡蛎黄、牛肾、羊肾、牛鞭、黑豆、熟地黄、食盐、乌灵参、鹌鹑、麻雀、鸡肾草、鹿衔珠草等。

4. 肾病导引药饵疗法的实施步骤

参照本章第一节"肝病导引药饵疗法的实施步骤"（含评估病情、制定导引术计划、选择药物治疗方案、制定饮食调理方案、综合实施治疗）。

5. 注意事项

1）遵循医嘱：患者在接受肾病导引药饵疗法时，必须严格遵循医生的指导和建议，不得擅自更改治疗方案或增减药物剂量。

2）适度运动：肾病患者应根据自身状况选择适合的运动方式，如散步、太极拳等。适度运动有助于促进血液循环和新陈代谢，但应避免过度劳累以免加重病情。

3）保持情绪稳定：情绪波动对肾脏健康有一定影响。肾在志为恐，恐能伤肾，所以要避免惊吓。患者应努力保持情绪稳定，避免过度焦虑、抑郁等负面情绪对肾脏造成不良影响。

4）定期复查：患者应定期回医院复查肾脏功能等指标，以便及时了解病情变化和治疗效果。如有任何异常情况，应及时就医处理以确保病情得到有效控制。

避免乱服药物，很多药物需要肾脏代谢，常常服用会加重肾脏的负担；若服用的药物具有肾毒性，常常服用会对肾脏造成不可逆的伤害。常见会对肾脏造成伤害的药物包括消炎止痛药、显影剂、治疗癌症用的化药、抗生素及部分中药等。

肾病导引药饵疗法是一种全面而有效的肾病治疗与调养方法。通过结合导引术、药物治疗和饮食调理三大要素，可以内外兼修地促进肾脏功能的恢复和整体健康状况的改善。

第十三章　导引经典著作选介

一、《引书》

《引书》之"引"为"导引"的省称,成书于西汉早期的张家山汉简《引书》是目前发现最早的中医导引养生专著,亦是现存最早的记载黄帝与岐伯讨论医道的著作。这部书以黄帝和岐伯的对话形式,深入探讨了医学领域中的各个方面,如病因、病理、诊断、治疗和预防等。《引书》以阴阳五行哲学观念贯穿始终,指导临床疾病诊疗和养生康复。

《引书》还强调了人体的整体性,认为人体内各个器官、组织之间相互联系、相互影响,形成一种动态平衡。该书的内容是对导引术的文字解说和理论阐述,具有一定的概括性和抽象性。就其整体内容来看,第一部分论述四季养生之道,第二部分论述导引术式及其作用,第三部分讨论了致病因素、防治方法以及养生理论等问题。其中,四季养生之道表现为"顺时养生",篇首指出"春产(生)、夏长、秋收、冬藏,此彭祖之道也",即养生必顺应阴阳、昼夜、时令、季节,与《素问·四气调神大论》所载养生、养长、养收、养藏之道相得益彰,依靠天地氤氲而万物化醇,男女构精而万物化生,万事万物顺四时、应昼夜,遵循阴阳消长平衡的规律,便可与大自然进行正常的呼吸吐纳和饮食活动,从而维持正常代谢活动。此外,《引书》最主要内容是各种有针对性的导引术姿势,即以肢体动作为主,呼吸吐纳、按摩拍打、意想行气等为辅的综合性养生方法。书中共载导引术110种,除去重复者101种。其中述式者85种,用于治病有50种,仅述功用者16种。同时,《引书》"养治一体",共涉及病症四十余种,内科病如引内瘅、引肠澼、引腹胀、引心痛等;外伤病如引踝痛、引背痛、引肘痛、引项痛;五官科病如引目痛、引耳聋、引口痛等。除此之外,《引书》依据精气学说提出致病的三大因素:一因起居不能适寒暑,或感受了自然界的不正之气;二因饮食劳倦失于调养;三因情志不节损伤精气,过于喜乐则阳气乖张,过于愤怒则阴气盛行。明确提出了"爱气、节气"的预防疾病思想。

二、马王堆《导引图》

马王堆《导引图》是一幅珍贵的西汉时期文物,该图是1973年长沙马王堆三号汉墓出土的众多珍贵文物之一。该墓是西汉初期长沙国丞相利苍及其家属的墓葬,墓中出土了大量反映西汉时期社会生活和文化的珍贵文物。《导引图》作为其中最具代表性的文物之一,不仅展示了西汉时期人们的养生保健思想,还为我们提供了研究古代导引术的重要实物资料。

《导引图》共分上下四层,每层各绘有11幅小图,共有图像44幅。每幅小图中均绘有一个运动姿势的人像,有男有女,有老有少,人像高9~12厘米。图中展示了44种不同的导引方式,这些方式通过人体的基本动作来调节身体机能,达到养生保健的目的。其中31幅图像旁还标有文字,说明了该动作的名称及功用。

作为一幅工笔彩色帛画,《导引图》不仅具有极高的历史价值,其绘画艺术也达到了相当高的水平。图中人物形象生动逼真,色彩艳丽,展现了西汉时期绘画艺术的风采。《导引图》反映了西汉时期人们养生保健的一种医疗体育运动方式。导引术作为一种古老的健身方法，通过呼吸运动与躯体运动的结合来调节身体机能，达到强身健体的目的。这种思想对后世的养生保健产生了深远的影响。《导引图》为我们提供了研究古代导引术、医学、体育以及社会生活的重要实物资料。通过对该图的研究，我们可以更深入地了解西汉时期的社会文化和生活方式。《导引图》中的导引术不仅具有历史价值和文化意义，其养生保健思想和方法对现代人仍然具有重要的指导意义。随着人们对健康生活的追求日益增强，《导引图》中的导引术被越来越多的人关注和学习。此外，《导引图》作为一件珍贵的文物艺术品，也具有很高的收藏和观赏价值。它不仅是历史文化的见证者，更是人类智慧的结晶。

三、《黄帝内经》

《黄帝内经》对导引术的贡献主要体现在以下几个方面。

1. 理论基础的确立

《黄帝内经》作为中医经典著作，为导引术提供了坚实的理论基础。它详细阐述了人体的经络脏腑、气血运行等生理机制，为导引术通过调节身体机能达到养生保健的目的提供了科学依据。导引术在《黄帝内经》的理论框架下，逐渐发展成为一种系统的养生保健和治疗方法。

2. 导引术的推广与应用

《黄帝内经》不仅阐述了导引术的理论基础，还对其进行了广泛的推广和应用。在《黄帝内经》中，导引术被视为一种重要的防病治病手段，与砭、针、灸、药、按跷等疗法并列。这种推广和应用使得导引术在古代社会中得到了广泛的认可和接受，为后世导引术的发展奠定了基础。

3. 导引术功效的明确

《黄帝内经》对导引术的功效进行了明确的阐述。它认为导引术具有调营卫、消水谷、除风邪、益血气、疗百病以至延年益寿的功效。这些功效的明确为导引术在古代社会的广泛应用提供了有力的支持，也使得导引术在中医养生保健领域占据了重要地位。

4. 导引术实践的指导

《黄帝内经》还为导引术的实践提供了具体理论指导。它强调在导引术的锻炼过程中要注重呼吸配合、意念调控等方面，以达到更好的锻炼效果。这些指导原则不仅有助于正确地进行导引术锻炼，也为后世导引术的发展提供了重要的参考。

5. 对后世导引术发展的影响

《黄帝内经》对导引术的论述和贡献不仅体现在当时的社会中，更对后世导引术的发展产生了深远的影响。后世医家、养生家们在《黄帝内经》的理论基础上不断探索和实践，逐渐形成了多种流派和体系的导引术。这些导引术在养生保健、疾病预防和治疗等方面发挥了重要作用，为人类的健康事业做出了积极贡献。

综上所述，《黄帝内经》对导引术的贡献是多方面的，它不仅为导引术提供了坚实的理论基础和实践指导，还推动了导引术在古代社会的广泛应用和后世的发展。

四、《诸病源候论》

《诸病源候论》对导引术的贡献主要体现在以下几个方面。

1. 确立导引术在医学中的地位

《诸病源候论》是隋代巢元方等人编撰的一部中医病因病机专著，书中详细论述了内、外、妇、儿、五官等各科疾病的病因、病机和证候，但治疗部分并未涉及一方一药，而是列出了大量的导引疗法。这一做法在中医古籍中独树一帜，确立了导引术作为重要治疗手段的地位，使导引术从民间养生方法正式进入主流医学领域。

2. 丰富导引术的内容与形式

《诸病源候论》辑录了现已佚的"养生方导引法"或"养生法"共计289条，删去重复者后，实际记载导引法213种。这些导引法内容丰富多样，形式灵活多变，既有调身的内容（如坐、卧、立、行等各种姿势的变化），也有调息的内容（如一般呼吸、闭气不息、数息法、发声呼吸法等），还有调心的内容（如瞑心、静心等入静法，以意导气、意守、存想等意念活动）。这种三调具备的导引术，为后世导引术的发展提供了丰富的素材和参考。

3. 推动导引术的辨证施治

《诸病源候论》中的导引法体现了中医辨证施治的重要特点。书中多数病候介绍了多种导引法，最多的可达十几种。这种根据不同病症选用不同导引法的做法，使导引术更具针对性和实效性。同时，书中还强调了导引术的内调脏腑、外通经络的多重功效性，符合中医内外一体的理念。

4. 促进导引术的传承与发展

尽管《诸病源候论》本身并未直接推动导引术的广泛传播，但书中对导引术的详细记载和高度评价，无疑激发了后世医家、养生家们对导引术的兴趣和重视。在巢元方之后，历代医家不断对导引术进行探索和实践，逐渐形成了多种流派和体系的导引术。这些导引术在养生保健、疾病预防和治疗等方面发挥了重要作用，为人类的健康事业作出了积极贡献。同时，《诸病源候论》的流传也为后世研究导引术提供了重要的文献资料和参考依据。

综上所述，《诸病源候论》对导引术的贡献是多方面的，它不仅确立了导引术在医学中的地位，丰富了导引术的内容与形式，推动了导引术的辨证施治，还促进了导引术的传承与发展。这些贡献使导引术在中医养生保健领域占据了重要地位，并对后世医学产生了深远的影响。

五、《养性延命录》

《养性延命录》对导引术的贡献主要体现在以下几个方面。

1. 系统整理与传承导引术

《养性延命录》由南朝士族陶弘景所著，该书辑录了上自炎黄、下至魏晋之间的导引养生理论与方法，是道教史上对养生术的一次大总结。书中专门设有《导引按摩篇》，详细记录了导引术的具体内容和操作方法，使得导引术得以系统整理和传承。这不仅保存了汉魏晋时期的重要导引养生资料，还为后世研究导引术提供了宝贵的文献依据。

2. 强调导引术在养生中的重要性

陶弘景在《养性延命录》中多次强调导引术在养生中的重要性。他认为导引术是调节身体机能、预防疾病、延年益寿的有效手段之一。在《教诫篇》中，他总结了生活中的十个"养生大要"，其中导引术被列为重要内容之一，并且在顺序上列于言语、饮食、医药等之前，足见其对导引术的重视程度。

3. 提出形神兼修的养生原则

陶弘景在《养性延命录》中提出了形神兼修的养生原则，认为人的身体和精神是相互依存、相互影响的。导引术作为养形的重要手段之一，通过肢体的运动和呼吸的配合，可以调节身体机能、增强体质；同时，通过意念的调控和心灵的静养，可以达到养神的目的。这种形神兼修的养生方法不仅有助于身体健康，还有助于提高人的心理素质和生活质量。

4. 创新导引术的具体方法

陶弘景在《养性延命录》中不仅整理了传统的导引术方法，还创新了一些新的导引术方法。例如，《服气疗病篇》中详细记载了"长息法"的具体操作要领和治病功能，这种通过特定口形和发音的呼吸方法既可以作为日常生活中的保健措施，又可以在身体出现疾病的情况下进行治疗。此外，《导引按摩篇》中还收录了多种按摩引导的内容和方法，进一步丰富了导引术的内涵和外延。

5. 推动导引术在民间的普及与应用

《养性延命录》的广泛传播和应用推动了导引术在民间的普及与发展。由于该书内容翔实、方法简便易行且效果显著，因此深受广大人民群众的喜爱和推崇。导引术逐渐成为人们日常生活中不可或缺的养生健身手段之一，对提高人们的健康水平和生活质量产生了积极的影响。

《养性延命录》对导引术的贡献是多方面的，它不仅系统整理了导引术的理论和方法，并强调了其在养生中的重要性；还提出了形神兼修的养生原则，并创新了一些新的导引术方法；最终推动了导引术在民间的普及与应用。这些贡献不仅丰富了中医养生学的内涵和外延，还为后世研究导引术提供了宝贵的文献资料和参考依据。

六、《备急千金要方》

《备急千金要方》（又称《千金方》）对导引术的贡献是显著且深远的，主要体现在以下几个方面。

1. 全面论述导引术

孙思邈在《备急千金要方》中对导引术进行了全面而深入的论述。他强调了导引术在祛除病邪和防病养生方面的重要意义，并指出即使没有疾病，也应通过导引来预防疾病，保持身体健康。这种全面论述不仅提升了导引术在医学中的地位，也促进了导引术在民间的广泛传播和应用。

2. 整理与传承导引方法

孙思邈在《备急千金要方》中整理并传承了多种导引方法。他记载了前人在治病养生中运用的一些自我摩运、意气炼养以及肢体活动的导引方法，如老子按摩法、天竺国按摩法十八势等。同时，他还根据自己的实践经验对这些方法进行丰富和完善，使之更适合于临床操作。这些方法的整理和传承为后世导引术的发展提供了重要的文献资料和参考依据。

3. 强调导引术的综合作用

孙思邈在《备急千金要方》中不仅强调了导引术对形体的锻炼作用，还注重其对精神的调养作用。他认为导引术通过调身、调息、调心等方面的综合作用，可以达到形体与精神协调平衡的目的，从而实现祛病除邪和防病养生的效果。这种综合作用的强调使得导引术更加符合中医"形神合一"的养生思想。

4. 提出导引术的实践原则

孙思邈在《备急千金要方》中还提出了导引术的实践原则。他强调导引养生应该综合全面、动静功兼有，进行导引锻炼时还应选择适宜的地点和时间，以规避外界不良因素对身体的伤害。同时，他还特别指出对精神和形体的摄养都应把握"适度"的原则，避免过度锻炼或不当操作对身体造成损害。这些实践原则的提出为后世导引术的实践操作提供了重要的指导意见。

5. 推动导引术与医学理论的融合

孙思邈在《备急千金要方》中对导引术的论述不仅停留在实践层面，还深入到了理论层面。他将导引术与中医医学理论相结合，推动了导引养生与医学理论的融合过程。这种融合不仅提升了导引术的科学性和系统性，也为其在医学领域的应用和发展奠定了坚实的基础。

综上所述，《备急千金要方》对导引术的贡献是多方面的，包括全面论述导引术、整理与传承导引方法、强调导引术的综合作用、提出导引术的实践原则以及推动导引术与医学理论的融合等。这些贡献不仅丰富了中医养生学的内涵和外延，也为后世导引术的发展提供了重要的文献资料和参考依据。

七、《遵生八笺》

《遵生八笺》对导引术的贡献主要体现在以下几个方面。

1. 系统整理与传承导引方法

《遵生八笺》作为一部内容广博又切实用的养生专著，对导引术进行了系统整理和传承。书中不仅记载了多种传统的导引方法，还创新性地引入了一些新的导引术式。这些导引方法既有基于对人体结构和功能深入理解的经典术式，也有结合当时医学和养生理念的新创术式。通过这些方法的整理和传承，导引得以在更广泛的范围内传播和应用。

2. 强调导引术在养生中的重要性

高濂在《遵生八笺》中多次强调导引术在养生中的重要性。他认为导引术是调节身体气血运行、预防疾病、延年益寿的有效手段之一。书中不仅详细描述了导引术的具体操作方法，还阐述了其背后的理论基础和科学依据。这种对导引术重要性的强调，提升了导引术在养生领域的地位，也激发了更多人对导引术的兴趣和关注。

3. 提供丰富的导引图谱和示例

《遵生八笺》中收录了大量的导引图谱和示例，这些图谱和示例生动形象地展示了导引术的操作方法和效果。这些图谱不仅有助于读者更好地理解和掌握导引术的要领，还为后世研究导引术提供了珍贵的实物资料。通过这些图谱和示例的传播和应用，导引术得以在更广泛的范围内得到推广和普及。

4. 推动导引术与养生文化的融合

《遵生八笺》不仅是一部关于导引术的专著，更是一部全面阐述养生文化的著作。书中将导引术与饮食调养、起居安乐、药物服用、精神修养等多个方面相结合，形成了一个完整的养生体系。这种融合不仅丰富了导引术的内涵和外延，也推动了导引术与养生文化的深度融合和发展。通过这种融合，导引术得以在更广阔的领域内发挥其独特的作用和价值。

5. 提升导引术的国际影响力

《遵生八笺》不仅在国内广为流传，还在1895年被译成英文发行于国外。这一举措标志着导引术的影响力已经超越了国界，成为世界性的养生方法。通过《遵生八笺》的传播和应用，导引术得以在国际上得到更多的关注和认可，也为中华养生文化的国际传播和交流作出了重要贡献。

综上所述，《遵生八笺》对导引术的贡献是多方面的，包括系统整理与传承导引方法、强调导引术在养生中的重要性、提供丰富的导引图谱和示例、推动导引术与养生文化的融合以及提升导引术的国际影响力等。这些贡献不仅丰富了导引术的内涵和外延，也推动了导引术在更广泛的范围内得到传播和应用。

八、《保生心鉴》

《保生心鉴》对导引术的贡献主要体现在以下几个方面。

1. 系统整理与传承导引方法

《保生心鉴》由明代铁峰居士所著，书中对导引术进行了系统整理和传承。书中不仅包含了传统导引术的经典理论和方法，还结合作者自身的实践经验和理解，对导引术进行了深入阐述和发挥。这使得导引术在《保生心鉴》中得到了更加全面和系统的呈现，为后世研究和实践导引术提供了重要的参考依据。

2. 重点介绍二十四气导引图

《保生心鉴》中的一大亮点是重点介绍了二十四气导引图，分述了每个节气的导引方法及所治疾病。这种方法将导引术与二十四节气相结合，强调了顺应天时、调节脏腑和经络功能的重要性。通过针对不同节气的特点和人体状况制定相应的导引方法，使得导引术更加具有针对性和实效性。这种创新性的实践方法为后世导引术的发展提供了新的思路和方向。

3. 图文并重，简易实用

《保生心鉴》在阐述导引术时采用了图文并重的方式，既有文字描述又有图谱展示。这种表达方式使得导引术的操作方法更加直观易懂，便于学习和掌握。同时，书中的导引方法大多简便实用，适合不同人群根据自身情况进行选择和练习。这种简易实用的特点使得导引术在民间得到了广泛的传播和应用。

4. 对后世导引术发展的影响

《保生心鉴》对后世导引术的发展产生了深远的影响。书中系统整理和传承的导引方法、重点介绍的二十四气导引图以及图文并重、简易实用的表达方式都为后世导引术的发展提供了重要的参考和借鉴。此外，《保生心鉴》还强调了导引术在养生防病中的重要作用，提升了导引术在医学和养生领域的地位和影响力。

综上所述，《保生心鉴》对导引术的贡献是多方面的，包括系统整理与传承导引方法、重点介绍二十四气导引图、图文并重简易实用以及对后世导引术发展的影响等。这些贡献不仅丰富了导引术的内涵和外延，也推动了导引术在更广泛的范围内得到传播和应用。

九、《万寿仙书》

《万寿仙书》对导引术的贡献主要体现在以下几个方面。

1. 系统整理与传承导引功法

《万寿仙书》作为一部气功养生著作，对导引功法进行了系统整理和传承。书中不仅收录了历代名人的养生理论及功法要点，还详细记载了多种著名的导引功法，如六字诀、八段锦坐功等。这些导引功法经过作者的精心整理，导引术得以更加系统化和规范化，为后世提供了宝贵的导引功法资料。

2. 创新导引图诀处方

《万寿仙书》卷三所辑的"诸仙导引图"，是该书对导引术的一大创新贡献。这部分内容按不同病症开列不同的导引图诀处方，并附有方药汤剂。这种结合导引与药物的治疗方式，不仅丰富了导引术的应用范围，也提高了导引术的治疗效果。同时，"诸仙导引图"的图文结合形式，使得导引术的操作方法更加直观易懂，便于习练者学习和掌握。

3. 强调导引术在养生中的重要性

《万寿仙书》通过收录大量的导引功法和实践案例，强调了导引术在养生中的重要性。书中认为导引术通过调节呼吸、活动肢体等方式，可以达到调和气血、疏通经络、增强体质的目的，是预防疾病、延年益寿的重要手段之一。这种强调不仅提升了导引术在养生领域的地位，也激发了更多人对导引术的兴趣和关注。

4. 推动导引术与医学理论的融合

《万寿仙书》在整理和传承导引功法的过程中，也推动了导引术与医学理论的融合。书中结合中医经络脏腑气血理论，阐述了导引术的作用机制和锻炼效果，使得导引术的理论体系更加完善和科学。这种融合不仅有助于习练者更好地理解导引术的内涵和价值，也为导引术在医学和养生领域的应用提供了理论支持。

综上所述，《万寿仙书》对导引术的贡献是多方面的，包括系统整理与传承导引功法、创新导引图诀处方、强调导引术在养生中的重要性以及推动导引术与医学理论的融合等。这些贡献不仅促进了导引术的发展和普及，也提升了导引术在养生和医学领域的应用价值。

十、《内功图说》

《内功图说》对导引术的贡献主要体现在以下几个方面。

1. 具体动作说明与标准化

《内功图说》对导引术的基本动作进行了具体说明和标准化。在书中，作者对导引术的动作进行了详细的描绘和图解，使得导引术的动作更加规范化和易于学习。这不仅有助于导引术的普及和推广，也提高了导引术的锻炼效果。通过具体的动作说明，习练者可以更加准确地掌握导引术的要领，避免因动作不规范而带来的伤害。

2. 传承与整理导引术资料

《内功图说》在传承和整理导引术资料方面发挥了重要作用。该书辑录了大量的导引术资料，对导引术的历史、发展、流派、动作等方面进行了系统的整理和归纳。这不仅为后世研究导引术提供了宝贵的文献资料和参考依据，也推动了导引术在学术领域的研究和发展。

3. 推动导引术与内功习练的结合

《内功图说》还推动了导引术与内功习练的结合。在书中，作者强调了导引术与内功习练的内在联系，认为导引术是内功习练的重要手段之一。通过导引术的练习，可以调和气血、疏通经络、增强体质，为内功习练打下坚实的基础。这种结合不仅提升了导引术的养生效果，也促进了内功习练的发展。

4. 丰富导引术的理论体系

《内功图说》在丰富导引术的理论体系方面也作出了贡献。该书不仅描述了导引术的具体动作和操作方法，还深入探讨了导引术的理论基础和科学依据。作者从中医经络脏腑气血理论出发，阐述了导引术的作用机制和锻炼效果，使得导引术的理论体系更加完善和科学。这种理论体系的丰富不仅有助于习练者更好地理解导引术的内涵和价值，也为导引术在医学和养生领域的应用提供了理论支持。

综上所述，《内功图说》对导引术的贡献是多方面的，包括具体动作说明与标准化、传承与整理导引术资料、推动导引术与内功习练的结合以及丰富导引术的理论体系等。这些贡献不仅促进了导引术的发展和普及，也提升了导引术在养生和医学领域的应用价值。

十一、《气功药饵疗法与救治偏差手术》

《气功药饵疗法与救治偏差手术》这本书及其作者周潜川对导引术发展的贡献主要体现在以下几个方面。

1. 理论与实践的结合

周潜川在书中不仅深入探讨了导引术的理论基础，还结合自身的实践经验，对导引术的具体操作方法进行了详细阐述。这种理论与实践相结合的方法，使得导引术更加科学、系统，易于被习练者理解和掌握。同时，周潜川还强调了导引术在气功习练中的重要性，推动了导引术与气功习练的融合发展。

2. 导引术的创新与发展

周潜川在书中介绍了多种导引术的具体操作方法，并对传统导引术进行了创新和发展。他结合现代医学理论和自身的实践经验，对导引术的动作设计、呼吸配合、意念调控等方面进行了改进和完善，使得导引术更加符合人体生理特点和运动规律。这些创新不仅提高了导引术的锻炼效果，也丰富了导引术的内涵和外延。

3. 导引术在疾病治疗中的应用

周潜川在书中强调了导引术在疾病治疗中的应用价值。他认为导引术可以通过调节人体气血运行、疏通经络、增强体质等方式,达到预防和治疗疾病的目的。在《气功药饵疗法与救治偏差手术》中,他详细阐述了导引术在心脏病、肝脏病、脾脏病、肺脏病、肾脏病等多种病症治疗中的应用方法和效果,为导引术在医学领域的应用提供了宝贵的经验和参考。

4. 导引术的普及与推广

周潜川通过撰写《气功药饵疗法与救治偏差手术》等著作,将导引术的理论和实践经验广泛传播给大众。他的著作不仅受到了学术界的关注和认可,也在民间产生了广泛的影响。许多习练者通过学习和实践书中的导引术方法,获得了身体健康和心灵平静的双重收益。这种普及和推广工作不仅促进了导引术的传承和发展,也提高了人们对导引术的认识和重视程度。

《气功药饵疗法与救治偏差手术》及其作者周潜川对导引术发展的贡献是多方面的。周潜川通过理论与实践的结合推动了导引术的创新与发展,他还致力于导引术在疾病治疗中的应用以及导引术的普及与推广等工作,为导引术的传承和发展作出了重要贡献。这些贡献不仅丰富了导引术的内涵和外延,也提高了导引术在医学和养生领域的应用价值。

十二、《峨眉十二庄释密》

《峨眉十二庄释密》对导引术的贡献主要体现在以下几个方面。

1. 系统整理与传承峨眉十二庄导引功法

《峨眉十二庄释密》详细记录了峨眉十二庄这一传统导引功法,使得这一历史悠久、蕴含丰富养生智慧的功法得以系统整理和传承。峨眉十二庄作为峨眉临济宗气功中的12套修持气脉内景功夫练法,其内容丰富、体系完整,通过该书的介绍,使得更多人能够了解和掌握这一导引功法。

2. 阐述导引术的理论基础与科学依据

书中不仅描述了峨眉十二庄的具体动作和操作方法,还深入阐述了导引术的理论基础和科学依据。作者结合中医经络脏腑气血理论,对导引术的作用机制和锻炼效果进行了科学解析,使得导引术更加符合现代医学和养生的理念。这种阐述不仅提升了导引术的科学性,也增强了习练者对导引术的信心和兴趣。

3. 强调导引术在养生治病中的重要作用

《峨眉十二庄释密》强调了导引术在养生治病中的重要作用。书中指出,峨眉十二庄具有强健机能、保持快乐、对各种慢性疾病具有神奇的疗理保健作用等益处。通过坚持习练峨眉十二庄导引术,可以调和气血、疏通经络、增强体质,从而达到预防疾病、延年益寿的目的。这种强调不仅提升了导引术在养生领域的地位,也促进了其在医学和康复领域的应用。

4. 推动导引术与多种养生方法的融合

峨眉十二庄作为一套集炼气修脉、动静相兼的经典传承功法,其内涵丰富、兼容并蓄。书中不仅介绍了导引术的基本功法和操作技巧,还将其与中医、气功、武学、禅修等多种养生方法相结合,形成了独具特色的养生体系。这种融合不仅丰富了导引术的内涵和外延,也提升了其综合养生效果。

5. 普及与推广导引术

《峨眉十二庄释密》的出版和广泛传播,对于导引术的普及与推广起到了积极的推动作用。该书通过详细阐述峨眉十二庄的功法特点和养生效果,吸引了大量养生爱好者的关注和参与。同时,随着该养生功练习的大众化以及研究的深入,峨眉十二庄导引术的养生治病疗效逐渐显现,进一步提升了其在社会上的知名度和影响力。

综上所述,《峨眉十二庄释密》对导引术的贡献是多方面的,包括系统整理与传承峨眉十二庄导引功法、阐述导引术的理论基础与科学依据、强调导引术在养生治病中的重要作用、推动导引术与多种养生方法的融合以及普及与推广导引术等。这些贡献不仅促进了导引术的传承和发展,也提升了其在现代社会中的养生价值和影响力。

十三、傅山丹功导引系列

傅山丹功导引的内容十分丰富，形式也多种多样，主要是以傅山所传丹亭真人卢祖师、虚白真人陈冲素以及还阳真人郭静中三位仙师所传的心法为基础，并按照祛病第一、延年第二、成真第三、了道第四的传统学修次第，依次整理、出版与传授。兹将具体内容简介如下。

1. 傅山丹功导引经典传承系列

傅山丹功导引经典传承系列，是以挖掘、整理出的相关经典文献为主，采用影印、校勘、校释、白话等"文白对照"的出版形式，尽量保持"经典"的"原貌"。"傅山丹功导引经典传承系列"有以下几本，其中第一辑、第二辑已经出版。

第一辑《傅山手录〈丹亭真人卢祖师玄谈〉校释》、第二辑《傅山录〈丹亭真人卢祖师养真秘笈〉校释》、第三辑《傅山纂〈丹亭问答〉校释》、第四辑《傅山纂〈丹亭悟真篇〉校释》、第五辑《傅山抄录陈真人〈玄机口诀〉及〈规中指南〉校释》、第六辑《傅山纂〈丹亭问答·胎息论〉校释》。

2. 傅山丹功导引实修传承系列

傅山丹功导引实修传承系列，就是以实际习练和具体运用为主要目的，是以"身心"和"实践"作为真正的"传承"。"傅山丹功导引实修传承系列"有第一辑《傅山丹功导引疗法——〈丹亭真人卢祖师玄谈〉钩沉》、第二辑《傅山丹功导引秘录——〈丹亭真人卢祖师养真秘笈〉钩沉》、第三辑《傅山丹功导引释密——〈丹亭问答〉〈丹亭悟真篇〉钩沉》、第四辑《傅山丹功导引探玄——陈真人〈玄机口诀〉〈规中指南〉钩沉》、第五辑《傅山丹功导引拾遗》。

参 考 文 献

曹洪欣，2011. 中医养生大成[M]. 福州：福建科学技术出版社.
代金刚，2016. 中医导引养生学[M]. 北京：人民卫生出版社.
代金刚，2017. 跟代金刚一起练不累不痛不生病[M]. 北京：科学技术文献出版社.
丁光迪，1993. 诸病源候论养生导引法研究[M]. 北京：人民卫生出版社.
国家体育总局健身气功管理中心，2003. 健身气功：八段锦[M]. 北京：人民体育出版社.
国家体育总局健身气功管理中心，2003. 健身气功：六字诀[M]. 北京：人民体育出版社.
国家体育总局健身气功管理中心，2003. 健身气功：五禽戏[M]. 北京：人民体育出版社.
李经纬，1992. 中国古代医史图录[M]. 北京：人民卫生出版社.
刘朴，2008. 汉竹简《引书》中健康导引法的复原及特征研究[J]. 体育科学，28(12)：81-85.
刘天君，2005. 中医气功学[M]. 北京：中国中医药出版社.
刘完素，1985. 素问玄机原病式[M]. 南京：江苏科学技术出版社.
秋凤侠，2004. 抱朴子内篇注译[M]. 北京：中国社会科学出版社.
陶弘景，2002. 养性延命录[M]. 呼和浩特：内蒙古科学技术出版社.
王先谦，2005. 庄子集解[M]. 西安：三秦出版社.
吴巧灵，2012.《吕氏春秋·古乐篇》中的乐舞史料研究[D]. 上海：上海师范大学：16.
严世芸，2004. 中医学术发展史[M]. 上海：上海中医药大学出版社.
张灿玾，张增敏，2006. 隋唐五代医学文献发展概述[J]. 天津中医药大学学报，25(3)：122-125.
张家礼，2006. 金匮要略读本[M]. 北京：化学工业出版社.
张明亮，2011. 五脏的音符：中医五脏导引术[M]. 北京：学苑出版社.
张明亮，2014. 唤醒你的身体——中医形体导引术[M]. 北京：学苑出版社.
张明亮，2015. 二十四节气导引养生法[M]. 北京：人民卫生出版社.
张明亮，2022. 傅山手录《丹亭真人卢祖师玄谈》[M]. 北京：中医古籍出版社.
张志斌，程英，2010. 敬慎山房《导引图》考辨[J]. 中医文献杂志，(5)：1-3.
周潜川，1959. 气功药饵疗法与救治偏差手术[M]. 太原：山西人民出版社.
周世荣，1985. 谈马王堆导引图和《诸病源候论》中的导引术式[J]. 湖北中医学院学报，(2)：23.
邹忆怀，李宗衡，张华，等，2004. 王永炎教授"松"与"静"的观点在偏瘫康复中的应用[J]. 中国医药学报，(9)：540-541.